现代心胸外科治疗学

主编 段东奎 等

河南大学出版社
HENAN UNIVERSITY PRESS
·郑州·

图书在版编目（CIP）数据

现代心胸外科治疗学 / 段东奎等主编 . -- 郑州：河南大学出版社，2021.3
ISBN 978-7-5649-4596-1

Ⅰ . ①现… Ⅱ . ①段… Ⅲ . ①心脏外科学 – 治疗学②胸腔外科学 – 治疗学 Ⅳ . ① R654.05 ② R655.05

中国版本图书馆 CIP 数据核字（2021）第 041265 号

责任编辑： 林方丽
责任校对： 聂会佳
封面设计： 陈盛杰

出版发行：	河南大学出版社
地址：	郑州市郑东新区商务外环中华大厦 2401 号
邮编：	450046
电话：	0371-86059750（高等教育与职业教育出版分社）
	0371-86059701（营销部）
网址：	hupress.henu.edu.cn
印　刷：	广东虎彩云印刷有限公司
版　次：	2021 年 3 月第 1 版
印　次：	2021 年 3 月第 1 次印刷
开　本：	880 mm × 1230 mm　1/16
印　张：	11.75
字　数：	381 千字
定　价：	72.00 元

（本书如有质量问题，请与河南大学出版社营销部联系调换）

编 委 会

主 编 段东奎　黄向东　赵吉星　董祥翔
　　　　熊　伟　王青涛　魏　冬

副主编 邓港浩　伊斯拉木江·吐尔逊　吴伯勋
　　　　孙静雪　雷鹏飞　商宏伟　马静波

编 委 （按姓氏笔画排序）

　　　　马静波　解放军总医院第七医学中心（原陆军总医院）
　　　　王青涛　湖北医药学院附属襄阳市第一人民医院
　　　　邓港浩　东莞市人民医院
　　　　伊斯拉木江·吐尔逊　新疆医科大学第二附属医院
　　　　孙静雪　深圳市人民医院
　　　　　　　（暨南大学第二临床医学院，南方科技大学第一附属医院）
　　　　时　静　郑州人民医院
　　　　吴伯勋　西南医科大学附属中医医院
　　　　赵吉星　惠州市中心人民医院
　　　　段东奎　南阳市中心医院
　　　　黄向东　赤峰市医院（内蒙古医科大学赤峰临床医学院）
　　　　商宏伟　中国人民解放军联勤保障部队第九八三医院
　　　　董祥翔　扬州大学附属医院
　　　　雷鹏飞　深圳市人民医院
　　　　　　　（暨南大学第二临床医学院，南方科技大学第一附属医院）
　　　　熊　伟　武汉市第一医院
　　　　魏　冬　湖北医药学院附属襄阳市第一人民医院

前　言

心胸外科是临床医学重要的组成部分，也是外科学发展的热点、难点和临床新技术应用的亮点。随着科学技术的巨大进步，心胸外科从理论到实践，包括诊断措施、手术概念与技巧及围手术期处理等领域，均获得了跨越式发展。心胸外科手术数量和手术质量都较过去大幅度增加和提高，部分病种手术已经接近或达到世界先进水平。与此同时，心胸外科的许多观念也在发生变化，新技术、新理论层出不穷，然而对大多数工作在临床一线的中青年医师来说，尚缺一类便携式专科参考书。这类书既不像大型学术专著那样从基础到临床，庞杂繁复，查阅不便，又不至于像综合性的临床手册过于简单，不能满足临床诊断治疗细则的需要。鉴于此，我们特组织一批具有丰富经验的临床医师和学者，编写了此书。

本书简要介绍心胸外科的基础知识、基本理论和操作技术，内容包括胸部的解剖与生理、心胸外科疾病常见症状、心胸外科常规检查与特殊检查及心胸外科手术的麻醉等，详细阐述了心胸外科常见疾病，内容包括先天性心脏病、主动脉疾病、胸部大血管疾病、胸部损伤、纵隔疾病、胸外科手术并发症及防治等。

本书在编写过程中，借鉴了诸多心胸外科相关临床书籍与其他资料文献，在此表示衷心的感谢。由于本编委会人员众多，写作风格不尽一致，书中难免有不足之处，恳请广大读者见谅，并给予批评指正，以更好地总结经验，起到共同进步、提高心胸外科临床诊治水平的目的。

编　者
2021 年 3 月

目 录

第一章　胸部的解剖与生理 1
　　第一节　气管、支气管及肺 1
　　第二节　食管 4
　　第三节　纵隔 6
　　第四节　胸廓、胸膜及膈肌 8
　　第五节　心脏 11
第二章　心胸外科疾病常见症状 17
　　第一节　咳嗽与咳痰 17
　　第二节　咯血 20
　　第三节　胸痛 21
　　第四节　呼吸困难 26
第三章　心胸外科常规检查与特殊检查 29
　　第一节　心脏X线检查 29
　　第二节　心血管造影和DSA 32
　　第三节　超声心动图检查 34
第四章　心胸外科手术的麻醉 41
　　第一节　胸外科手术的麻醉 41
　　第二节　心血管手术的麻醉 48
第五章　先天性心脏病 66
　　第一节　房间隔缺损 66
　　第二节　室间隔缺损 71
　　第三节　房室隔缺损 80
　　第四节　三尖瓣闭锁 87
第六章　主动脉疾病 95
　　第一节　主动脉夹层 95
　　第二节　主动脉炎性疾病 102
　　第三节　主动脉假性动脉瘤 106
　　第四节　主动脉真性动脉瘤 108
第七章　胸部大血管疾病 114
　　第一节　胸主动脉瘤 114
　　第二节　胸腹主动脉瘤 122

第三节　胸内大血管损伤 …………………………………………………………………… 129
第八章　胸部损伤 …………………………………………………………………………………… 135
　　第一节　胸骨骨折 ………………………………………………………………………………… 135
　　第二节　肋骨骨折 ………………………………………………………………………………… 136
　　第三节　连枷胸 …………………………………………………………………………………… 137
　　第四节　肺挫伤 …………………………………………………………………………………… 139
第九章　纵隔疾病 …………………………………………………………………………………… 142
　　第一节　原发性纵隔炎 …………………………………………………………………………… 142
　　第二节　肉芽肿性纵隔炎 ………………………………………………………………………… 144
　　第三节　纵隔疝 …………………………………………………………………………………… 146
　　第四节　纵隔气肿 ………………………………………………………………………………… 147
第十章　心胸外科手术并发症及防治 ……………………………………………………………… 149
　　第一节　胸外科常见并发症 ……………………………………………………………………… 149
　　第二节　肺部手术并发症 ………………………………………………………………………… 168
　　第三节　食管贲门手术并发症 …………………………………………………………………… 172
参考文献 ……………………………………………………………………………………………… 183

第一章 胸部的解剖与生理

第一节 气管、支气管及肺

一、气管

呼吸系统主要是由气管、支气管和肺组成。前者为提供气体的通道，后者则为气体的交换场所。

(一) 气管的结构

气管的上端以环气管韧带与喉的环状软骨相连，下连两侧主支气管，它是由一系列软骨环，间以平滑肌纤维、黏膜和结缔组织构成的后壁略扁平的圆筒形管道。上平第 7 颈椎体上缘，向下至胸骨角平面分左、右主支气管。长度成年男性约 11 cm，女性稍短，管腔前后径小于横径，前者约 1.8 cm，后者约 2.0 cm，气管软骨呈 C 形，约占气管周径的 2/3，有 18～22 个，约每厘米有两个环。缺口对向后方。

气管壁由黏膜层、黏膜下层、软骨及肌肉层构成。黏膜上皮正常为假复层柱状纤毛上皮，黏膜下层菲薄，含有微血管、淋巴管和神经纤维，黏液腺丰富，开口于管腔，肌层多为弹性平滑肌，外膜为疏松结缔组织。

(二) 气管的分段和毗邻

气管依其所在部位，以胸廓入口为界分为颈段和胸段。颈段较短，沿颈前正中线下行，在胸骨上切迹处可以触及，气管可随颈部屈伸而上下移动，当颈屈曲时，气管几乎可以全部进入纵隔内。因此，气管袖状切除吻合术后常保持颈屈曲位。

颈段气管的前方有甲状腺狭部，两侧有甲状腺侧叶和颈大血管，后方有食管。胸段气管的前方有左无名静脉、主动脉弓和胸腺（小儿），后方紧靠食管。气管、食管沟内有喉返神经平行通过。

(三) 气管的血管、淋巴管和神经

气管的血供是分阶段性的，上段来自甲状腺动脉的气管支，下段则由支气管动脉的分支供血，大部分气管和食管的血供是共同的。另外气管两侧还有纵形血管链，如手术时广泛的分离并切断侧面血管链，容易引起气管缺血而坏死，因此一般气管的游离长度掌握在 1.0 cm 左右。

气管的淋巴引流丰富，前方和两侧有淋巴结群，与颈部、肺及支气管淋巴结交通。

气管的神经来自迷走神经的分支、喉返神经的气管支及交感神经。

二、支气管

支气管为气管的向下延伸，左、右各一支，两支气管之间夹角为 65°～80°，其大小与胸廓的形态有关。右主支气管短粗，长 2～3 cm，直径约 12～16 mm，它与气管的延长线夹角仅为 25°～30°，因此气管内异物易进入右侧支气管。左主支气管细长，为 4～5 cm，直径为 10～14 mm，与气管延长线间夹角为 40°～50°。右主支气管约在第 5 胸椎体高处经右肺门入右肺，左主支气管约在第 6 胸椎体高处，经左肺门入左肺。

右主支气管继续延伸发出二级支气管，即右上叶支气管、中叶支气管和下叶支气管，上叶和中叶开口之间的支气管部分称中间段支气管，1.7～2.0 cm，右侧肺动脉干跨过此段。二级支气管很快分支成为三级支气管，即段支气管，通向相应的肺段。临床以肺段的相应名称来命名各肺段的支气管（图 1-1）。

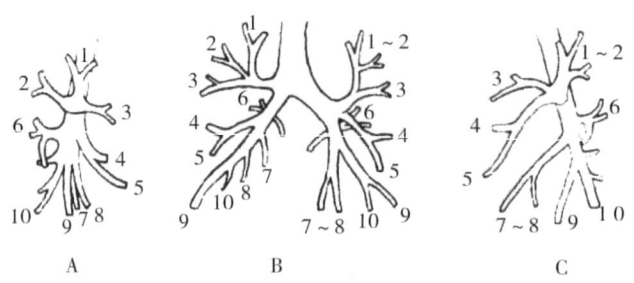

图 1-1　支气管及其分支
A. 右支气管侧位像；B. 支气管正立像；C. 左支气管侧位像

左主支气管分叉情形基本同于右侧，稍有不同的是：①左上叶支气管长度较右侧稍长约 11～16 mm；②上叶支气管发出后，从上叶支气管发出舌段支气管（类似右侧中叶支气管）；③上叶支气管发出后再向下很快发出下叶第 1 个分支，即背段支气管，此距离较短，仅约 0.5 cm。因此，左下叶支气管肿瘤手术不易作袖状切除。

三、肺

肺分左、右肺叶。左、右肺由斜裂分为上、下两叶，右肺上叶又被水平裂分为上、中两叶。

（一）肺门与肺根

肺门位于肺内侧面中部的凹陷处，内有支气管、肺动静脉、支气管动静脉及淋巴管通过，临床上称此处为第 1 肺门。各肺叶的肺叶支气管，动、静脉出入肺的实质处又成为第 2 肺门。出入肺门的诸结构借助结缔组织相连，并被胸膜包绕形成肺根。肺根结构的位置关系由前向后依次为肺上静脉、肺动脉、支气管。由上向下左右略有不同，即左侧为肺动脉、支气管、肺静脉；右侧为上叶支气管、肺动脉、中下叶支气管、肺静脉。左右肺下静脉位置最低，切开下肺韧带向上可见肺下静脉（图 1-2）。

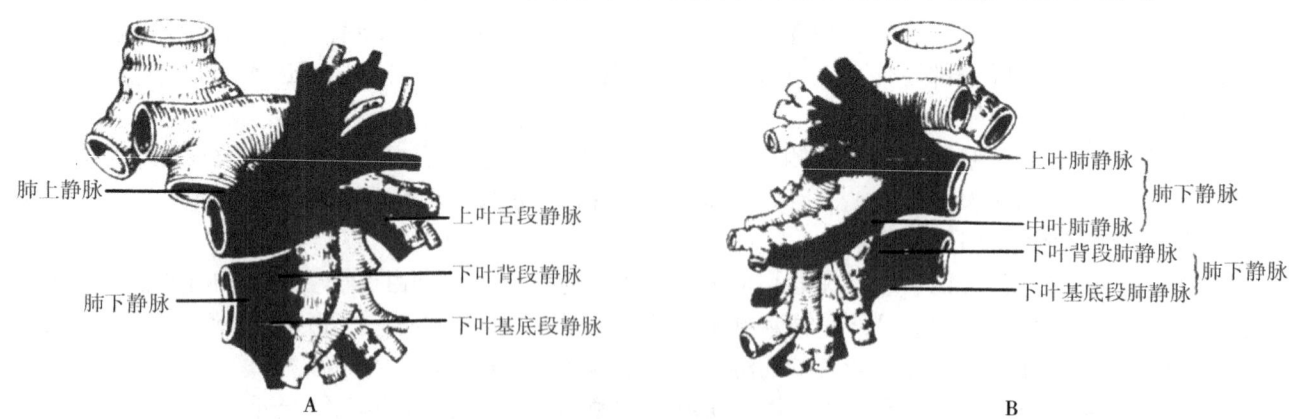

图 1-2　肺门结构
A. 左侧；B. 右侧

（二）肺段

按肺内第 3 级支气管及其动脉分布情况，将肺又分成小段，称为肺段。各肺段呈锥形，底部构成肺表面，尖端朝向肺门。因此肺段为较小的肺叶独立单位，肺静脉在肺段之间走行。临床上可以作肺段切除，采用的有舌段、背段切除。右肺叶分 10 段，左肺叶分 8 段（表 1-1）。

表 1-1　肺段的划分

右侧	左侧
上叶	上叶
1 尖段	1～2 尖后段
2 后段	3 前段
3 前段	
中叶	中叶
4 外侧段	4 舌上段
5 内侧段	5 舌下段
下叶	下叶
6 背段	6 背段
7 内基底段	7～8 前内基底段
8 前基底段	
9 外基底段	9 外基底段
10 后基底段	10 后基底段脉

（三）肺的血管

肺动脉干起于右心室，在主动脉弓下方分为左、右肺动脉。

左肺动脉较短，于左肺门顶部绕左上叶支气管上后方而进入肺裂。此后沿肺裂下行，沿途发出各基底动脉支进入相应的肺段。左侧肺动脉发出到上叶的分支变异较大，少则 2～3 支，多则 6～7 支，常见的是 4～5 支，而且各肺段动脉的发出程序也不恒定。舌段动脉有时为单支直接从左肺动脉发出，下叶的背段动脉 64% 为单支，34% 为双支，为下叶动脉之最高分支，在左侧其发出平面常高于舌段动脉支，因此在下叶切除时，背段动脉常需单独处理。总之，由于左肺动脉分支变异较多，手术时一定要先游离、暴露出一定的长度，再认清该动脉是否通向需要切除的肺叶，确认无误后再结扎、切断。

右肺动脉较长，在右上肺静脉上后方横行进入右肺门，随即向下弯行入肺裂，于肺裂下部分再分成几支基底段动脉支，进入右下叶基底段内。右肺动脉的分支变异较少。第 1 分支为前干，可为单支或双支，进入右上肺尖段及前段，于横裂根部右肺动脉发出后升支动脉进入右上叶后段。因该支发出后向上行走，故称为升支，有时升支可能自背段动脉发出（约 10%），术中要看清。右上肺动脉的解剖显露须切断右上肺静脉之后才清楚，术中往往先处理右上肺静脉，后处理右上肺动脉。中叶动脉和下叶背段动脉发出平面大致相同，几乎呈对应关系，因此作肺下叶切除时须先单独处理背段动脉，以保全中叶动脉。中叶动脉可以是单支，也可以是双支。

肺静脉系统由末梢小静脉支汇集成为肺段静脉，再由肺段静脉汇集成为肺叶静脉，然后汇集为两侧上、下肺静脉。左上肺静脉长为 1.0～1.5 cm，右上肺静脉长约 1.0 cm。两侧肺静脉均由肺门处进入心包，在心包内尚有少许行程，再注入左心房。各肺静脉走行、部位及分支均较恒定，两侧上、下肺静脉几乎均由三支汇合而成，处理肺上静脉时最好在分支平面结扎、切断比较安全，一旦意外出血，可先局部压迫，然后切开心包，于心包内解剖肺静脉控制出血。

（四）肺血管的心包内解剖

在心包内动脉的一圈大部有浆膜壁层心包覆盖，因此手术中这些纤维组织层必须切断以后血管才能游离。上、下肺静脉经过心包时有浆膜层包绕，通常后 1/3 圈不是游离状态的，心包内处理上、下肺静脉同样要先剪开这一层。上、下肺静脉分别注入左心房，而左侧肺静脉变异较多。通常有 1/4 入群汇成一个共同静脉干入左心房，在做左侧肺叶切除需心包内处理血管时要加以注意。

（五）肺的淋巴与神经分布

肺的淋巴分深、浅两组，分别汇合成淋巴管，最后回流至支气管肺门淋巴结。

肺的神经来自肺丛。该丛由迷走神经和来自胸 1～5 交感神经节发出的神经纤维组成。迷走神经的传入纤维形成呼吸反射弧的传入部分，传出纤维管理支气管平滑肌的收缩和腺体的分泌。交感神经的传出纤维管理支气管的扩张。

第二节 食管

食管为消化道的入口，主要功能是作为吞咽食物至胃的通道，同时在食管的上端和下端有括约肌功能，分别防止误吸及胃食管反流。

一、食管的走行

食管位于后纵隔内，始于第 6 颈椎水平，上起咽部，下端相当于第 10 胸椎处穿过膈肌，止于胃贲门。成人食管长约 25 cm，如加上门齿到咽的距离为 15～16 cm，全程长 40～41 cm，并随身高的不同略有改变。

临床上把食管划分为三段，食管有三个生理性狭窄，三个自然弯曲，有三处部位易发生憩室。

（一）分段

早年按照食管上下位置，以主动脉弓上缘和下肺静脉下缘平面为界分为上段、中段和下段。因临床检查很难确定下肺静脉的下缘，因此食管中、下段的划分常存在困难，且这两个部位的肿瘤切除在手术难度上和手术方式上均有不同，近年有人提出修改食管的分段标准，即：食管自入口（环状软骨下缘）至胸骨柄上缘为颈段，其下为胸段，胸段食管又分为上、中、下三段，胸骨柄上缘平面至气管分叉（隆突）平面为胸上段，气管分叉至贲门口平面的中点以上为胸中段，以下为胸下段（包括腹段食管）。从实用性上，新标准更趋向合理性。

（二）生理性狭窄

第 1 个狭窄是咽与食管相接处，是由环咽肌围绕造成的。管腔直径约 1.4 cm，距门齿约 15 cm，是食管的最窄处。第 2 个狭窄是由左主支气管和主动脉弓跨过食管的前壁和左外侧壁的压迹造成。管腔直径为 1.5～1.7 cm，距门齿约 22.5 cm。第 3 个狭窄位于膈肌食管裂孔处，是由胃食管括约肌功能造成的，该处管腔经测量为 1.6～1.9 cm，距门齿约 40 cm（图 1-3）。

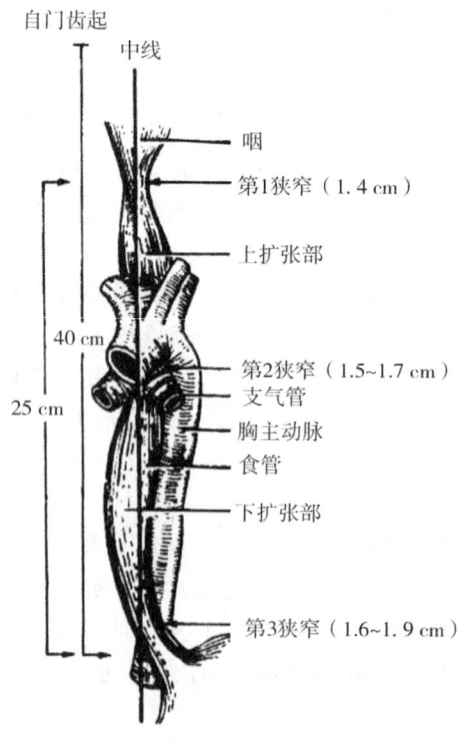

图 1-3 食管的解剖特点

（三）生理性弯曲

食管全程有3个自然弯曲，有3次偏离中线。起始端以下略偏左，在颈根部第2胸椎附近稍偏右，自第5胸椎以下又偏左，穿过膈肌食管裂孔与贲门相连，了解、掌握食管的走行有助于指导食管手术的径路。

由于解剖上的原因临床上有三个部位易发生憩室：咽与食管的交界处、膈上食管下段及食管中段的支气管旁。

二、食管的毗邻关系

（一）颈段食管

前方为气管，后方为覆盖于颈长肌的椎前颈筋膜。气管与食管的两侧沟内有左、右喉返神经。两侧有颈血管鞘相邻，内含颈动、静脉和迷走神经，并有相应的甲状腺及甲状腺下动脉，在颈部食管游离时应避免损伤动脉鞘及迷走神经的喉返支。

（二）胸段食管

胸段食管位于胸腔内后纵隔。在第5胸椎水平以上前方有气管，在气管分叉平面食管的右侧有奇静脉弓，左侧有主动脉弓底部和降主动脉。由此向下，食管位于心包及左心房的后方。气管分叉以下食管位于脊柱前，食管、脊柱之间含有奇静脉、胸导管、肋间血管及降主动脉。腹段食管穿过膈裂孔位于主动脉的前方，长为2～4cm，在腹腔内时，有腹膜（胃膈韧带）及筋膜覆盖，位于肝左叶的食管沟后方。前、后迷走神经干分别紧贴食管的前、后方。腹段食管的后部与膈肌脚、脾缘相邻，形成扁平细长的盲孔，是发生膈下感染不易充分引流的部位。

三、食管的血液供应

（一）食管动脉

颈段来自甲状腺下动脉的分支，胸段主要来自支气管动脉及降主动脉的分支，腹段来自胃左动脉分支。各动脉间虽有吻合支，但不丰富，故在做手术时不宜过多地游离食管。

（二）食管静脉

食管静脉与食管动脉伴行，上段注入甲状腺下静脉，中段主要流入奇静脉、半奇静脉，下段与胃底静脉相吻合。此部为门脉及体循环静脉的主要交通支，门静脉高压患者食管静脉扩张，破裂时可造成大出血。

四、食管的淋巴引流及神经分布

食管上端的淋巴管注入气管淋巴结和颈深淋巴结。食管中段的淋巴管注入气管、支气管淋巴结以及沿食管和主动脉周围排列的纵隔淋巴结。食管下段的淋巴管汇入沿胃小弯排列的胃上淋巴结，一部分食管淋巴结可直接入胸导管。

胸导管长约40cm，起于乳糜池，沿腹主动脉右后方向上，经主动脉裂孔进入胸腔，位于胸椎右前方，奇静脉与胸主动脉之间，至第5胸椎平面，在胸主动脉平面跨过脊柱左前方，继续上行，沿左锁骨下动脉内侧至颈部转向左下，注入左颈内静脉或左静脉角。胸导管接受膈肌以下所有器官和组织的淋巴液。左上肢、头颈的左半，胸壁、大部纵隔器官、左肺及左膈的淋巴也流入胸导管，胸部其余淋巴汇入右淋巴导管（图1-4）。

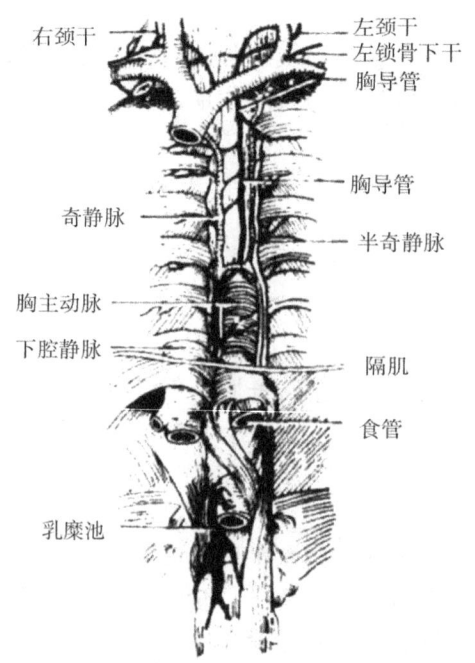

图 1-4 胸导管及其毗邻

食管的神经支配无外科重要意义，当施行食管切除时，喉返神经以下的迷走神经一般随同食管一并切除。

五、食管的结构

食管结构分 4 层：外层（纤维层）、肌层、黏膜下层及黏膜层。外层亦称纤维层，包括致密结缔组织的外膜。肌层由较厚的外层纵层及内侧环层组成。近食管的上端，纵形肌纤维在后方呈 V 形分开形成一薄弱处，咽部憩室即源于此。食管的上 1/4 部位肌层呈横纹状，以下渐为平滑肌替代，下 1/2 全部为平滑肌。食管下端环形肌较厚，但并无解剖上的括约肌。黏膜下层比较疏松，在吞咽时使黏膜层易于伸展，黏膜下层有食管腺，通过腺管开口于食管腔。黏膜层为浅灰红色的坚韧层，为非角化复层鳞状上皮。

六、食管与胃结合部

这个部位像咽、食管连接部一样，在非进食状态下时处于关闭状态。它的唯一生理功能是保证食物由食管到胃的单向流动，防止胃内容物反流入食管。从解剖结构上，食管与胃结合部自上而下可分为膈上段的壶腹区、食管下端狭窄高压区、前庭（腹内段）及贲门。其对贲门的抗反流作用具有生理作用的解剖因素有：①食管裂孔周围的膈肌角纤维吸气收缩时对食管下端有一种钳夹样作用；②食管下端增厚的肌纤维和来自胃底的内层斜形肌纤维相结合、交错，形成一种皱襞样的活瓣结构；③下段食管和胃底之间所形成的角，即 His 角，正常为 70°～110°；④膈食管膜以及在横膈处食管裂孔的膈食管膜结构；⑤食管下端的生理高压区，为 1.47～2.45 kPa（15～25 cmH$_2$O）；⑥吸气时腹段食管的正压作用。

第三节 纵隔

纵隔位于左右胸膜之间各器官与组织的综合体，左右胸膜腔以此作为分界。前至胸骨，后达脊柱，上方为胸廓入口，下为膈肌，两侧为左、右纵隔胸膜。

一、纵隔的分区

纵隔的分区有多种划分，有三区分区法、九区划分法和四区划分法，目前常用的是四区划分法。此法以胸骨柄下缘与第 4 胸椎间隙连线为界分为上下两区，然后再以心包为界将下纵隔分成前、中、后三区（图 1-5）。

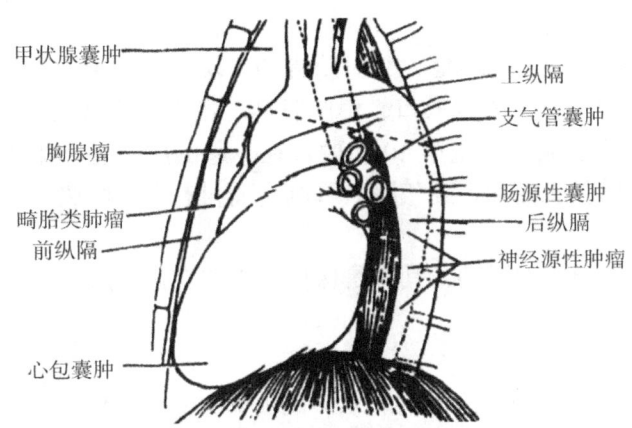

图 1-5　纵隔的分区及纵隔肿瘤的好发部位

根据疾病发生部位的统计结果与纵隔的划分区域有一定的发病规律，从而对疾病的鉴别诊断有很大帮助（表 1-2）。

表 1-2　纵隔分区解剖及好发肿瘤

	器官与组织内容	好发的纵隔肿瘤
上纵隔	自前向后有：胸腺、上腔静脉、主动脉弓及其分支、气管、支气管动脉、胸导管、副半奇静脉、迷走神经、喉返神经、膈神经、淋巴结、食管及交感神经节等	胸腺瘤、淋巴瘤、胸内甲状腺、甲状旁腺腺瘤
下纵隔		
前纵隔	胸腺、脂肪、淋巴和疏松结缔组织	胸腺瘤、生殖细胞肿瘤淋巴管瘤、脂肪瘤
中纵隔	心包和心脏、主动脉、气管分叉及主支气管、淋巴结等	心包囊肿、支气管囊肿、淋巴瘤神经源性肿瘤、肠系膜性囊肿
后纵隔	食管、降主动脉、胸导管、交感神经和周围神经	神经源性肿瘤、肠系膜性囊肿

二、纵隔的淋巴分布及引流

纵隔的淋巴结比较丰富，其引流方向由下向上、由外向内，一般分 7 组：气管旁，奇静脉或主动脉弓上、下肺门，气管隆嵴下，食管旁，汇总区及肺下韧带。肺的淋巴引流到相应的汇总区，进一步流向纵隔。经研究发现右肺的淋巴引流主要流向同侧上纵隔，对侧不常见；而左侧的肺淋巴引流既流向同侧，也流向对侧，左下肺叶的淋巴引流甚至更多流向对侧上纵隔，这在肿瘤淋巴转移时有意义。

三、纵隔的应用解剖要点

纵隔上方与颈部深筋膜下间隙相连，纵隔下方通过膈肌裂孔与腹膜后间隙相接。因此，在颈部深筋膜下间隙的渗血、感染，可延及纵隔，而纵隔的炎症、渗血也可延及胸膜后间隙。手术或外伤所致纵隔气肿，也可以蔓延到颈部和面部。

第四节 胸廓、胸膜及膈肌

一、胸廓

（一）形态特点

胸廓位于颈、腹部之间，由12块胸椎、12对肋骨和1块胸骨加上之间的连接组织构成两个横切面向上成肾形的腔。上下各两个口。上方为入口，由胸骨柄、第1肋骨及第1胸椎形成，比较狭小，和颈部相连。下方为出口，由剑突、第7肋至第10肋融合在一起的肋软骨、第11肋前部、第12肋骨及12胸椎体构成，比较宽大，借助膈肌面和腹腔相隔。胸廓内面衬有壁层胸膜。

（二）功能

胸廓的功能主要是担负肺通气的运动，其次是保护内脏并支撑上肢。

（三）表面解剖标志

1. 胸骨柄切迹

胸骨柄是胸骨上方的自然凹陷处，位于胸廓入口的前面，颈部气管的最低位，是作低位气管切开的位置。检查气管有无偏移可用手指在此处触诊。纵隔有气肿时此窝变浅、消失，有时此窝变浅，可能为上纵隔肿瘤前推所致。

2. 胸骨角

胸骨角为胸骨柄与胸骨体连接处的隆起。胸骨角是临床的主要标志。其主要意义有：①第2肋骨附着处，是体表计算肋骨序数的标志之一；②两侧胸膜在前纵隔正中线的相遇处；③胸骨角和第4、5胸椎椎间盘位于同一平面，此平面有主动脉弓的下缘和气管的分叉部，又是上、下纵隔的分界处。

3. 肩胛骨

肩胛骨内上角、肩峰及下角均易摸到，可作为标志。肩胛骨对第3胸椎水平；肩胛骨内上角对第2胸椎；上肢自然下垂时，肩胛骨下角位于第7肋间隙，相当于第8椎体平面。

（四）胸壁垂直线

为了对胸壁疾病检查或对胸部X片病灶部位判断，利用肋骨和胸骨的解剖标志，在胸壁上划分出以下垂直线，以便定位（图1-6）。

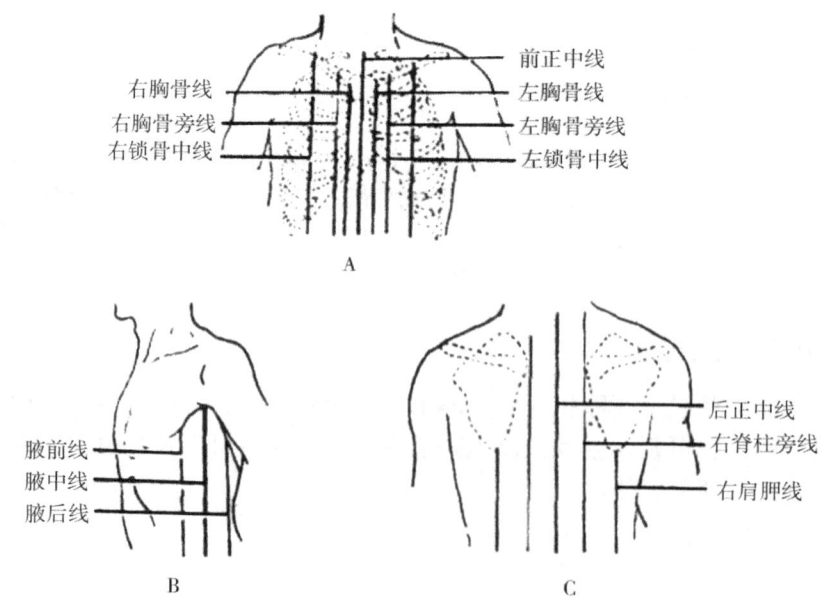

图1-6 胸部各垂直线
A. 前面；B. 侧面；C. 后面

(五)胸壁的主要结构

胸壁的主要结构包括骨骼支架、肌肉、神经、血管及胸膜。

1. 胸壁的骨性支架

胸壁的骨性支架包括胸椎、胸骨及肋骨。

（1）胸骨：为长形的扁平骨，位于前胸正中线，长度为 15～20 cm，由分别骨化的软骨前体而形成三部分：胸骨柄、胸骨体及剑突。胸骨柄上缘形成胸骨上切迹，下缘与胸骨体相连，相连处凸起形成胸骨角是主要的体表标志。此处骨质薄弱，胸骨骨折多发生在此处。胸骨体是胸骨的主要部分，下端和剑突相连。剑突形状不一，有的下端呈分叉状。

（2）肋骨：共12对，偶可见颈肋和腰肋。第1肋骨最短，第7肋骨最长，胸部手术中，从切口向上不易摸到第1肋，故常以第2肋为起点向下数。肋骨呈弓状弯曲，分头、颈、结节、角及体部，在其下缘内面有肋骨沟，以第3～9肋明显，肋间血管和神经沿此沟前行（图1-7）。

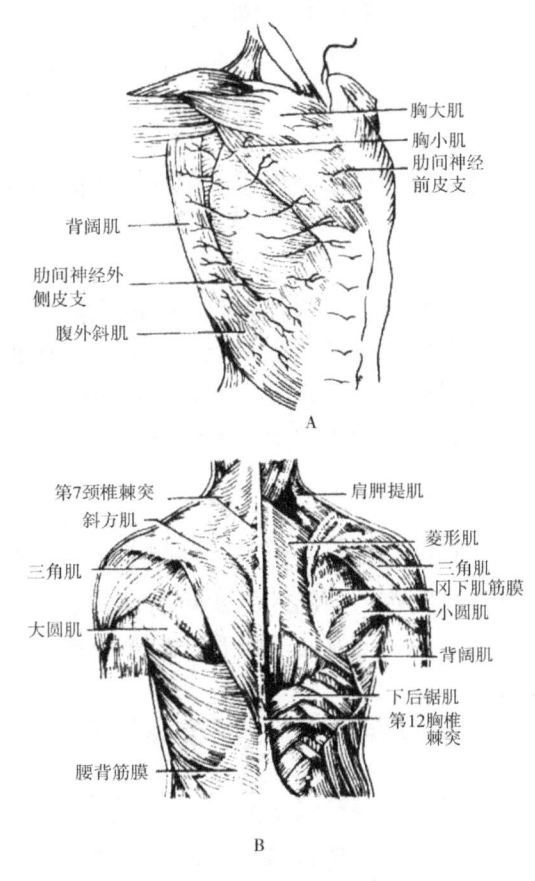

图 1-7 胸壁的肌肉
A. 侧面；B. 后面

2. 胸壁肌肉及筋膜

（1）胸壁的肌肉：覆盖在胸前外侧壁的肌肉有胸大肌、胸小肌；侧方有前锯肌；背侧有斜方肌、背阔肌、菱形肌、大圆肌、小圆肌、下后锯肌及骶棘肌等。以上肌肉主要作用是固定和运动颈、臂和躯干，有时亦辅助呼吸。胸部手术需切断某些肌肉，缝合时一定要对合整齐，术后尽早活动锻炼，争取更好地恢复功能。

胸大肌血运丰富，而背阔肌体积又较大，临床上常利用此肌修补胸壁的缺损，充填胸腔。

（2）胸壁的筋膜：胸壁的筋膜分深、浅两层。浅层位于皮下，深层覆盖在胸肌及胸背肌的表面，并伸入各块肌肉内形成每块肌肉的鞘，并和颈深筋膜、腹部筋膜相连。故当外伤致张力性气胸严重时可引起颈部、腹部和会阴部皮下气肿。

3. 肋间隙

肋间隙为胸外科常见手术的必经之路，每对肋间隙中含有肋间肌及神经、血管（图1-8）。

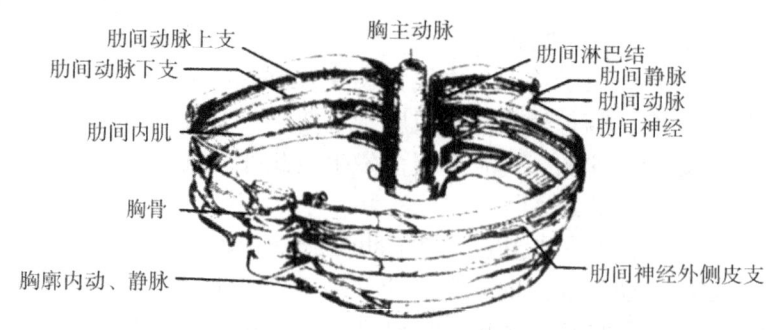

图1-8 肋间隙结构

肋间肌分两层：①肋间外肌位于外层，纤维方向斜向前下方，其作用是提肋助吸气，当切除肋骨剥离骨膜时，应遵循肋间外肌的方向，剥离上缘时由后向前，而剥离下缘时需由前向后，否则会感到困难，而且易伤及肋间血管、神经；②肋间内肌位于内层，肌纤维方向和肋间外肌相交叉，肋间神经和血管走行于该肌之间，其作用是助呼气；③胸横肌与肋间内肌、腹横肌属同一层次，位于胸壁的前面，其作用是收缩时可协助呼气。

4. 肋间神经

肋间神经为胸神经前支，穿出椎间孔后行于胸膜和后肋间隙之间，在后方一般走在二肋之间，位于动脉上方，至肋角处进入肋沟，至肋角向前侧转位到动脉的下方，走在肋沟中。神经沿途分出肌支供邻近的肌肉，达腋中线处分出外侧皮支到前侧及背部皮肤，本应继续前进，末支在距胸骨缘约1.0 cm处穿过肋间内肌和肋间外韧带成为前皮支，分布于正中线附近的皮肤，故开胸手术后常出现伤口前下方皮肤麻木，其原因在于此。

5. 肋间血管

（1）肋间动脉分前后两个来源，后肋间动脉自降主动脉每个肋间向左、右分别发出一支，沿肋下向前行，在腋中线前又分为两支，与来自胸廓内动脉的前肋间动脉吻合，前肋间动脉在每一肋间隙的上、下各有一支。因此在胸腔穿刺时，为了防止伤及肋间血管，如在肋角后方进针应在下位肋的上缘，在肋间隙前面进针应在上、下肋骨之间进行。

（2）肋间静脉同动脉伴行，前方汇入胸廓内静脉，后方汇合成奇静脉（右）及半奇静脉（左），然后注入下腔静脉。

（3）胸廓内动脉起自锁骨下动脉，距胸骨外缘1.5～2.0 cm处平行下降，位于肋软骨后肋间内肌及胸横肌之间，有两条静脉伴行，至肋弓处分为膈肌动脉与腹壁上动脉。做漏斗胸胸骨板翻转手术时，最好保留此动脉，以维持胸骨的血运；在胸骨旁做心包穿刺时，应紧靠胸骨边缘进针，以免损伤此血管。由于第2、3肋间隙较宽，临床需要做胸廓内动脉结扎时，多选择此平面结扎较方便。当用游离空肠代食管时，可考虑用此动脉和肠系膜血管吻合。

二、胸膜

（一）解剖特点

胸膜是一层薄的浆膜，有互相移行的内、外两层，内层包绕在肺的表面称脏胸膜，外层位于胸壁的内面称壁胸膜。两层间构成一潜在的腔隙称胸膜腔，平时仅为一薄层浆液所分开。壁胸膜和胸壁骨及肌肉之间尚有一层疏松的蜂窝组织和胸廓内筋膜，胸膜外的手术沿此层进行。

（二）胸膜的功能

胸膜具有分泌和吸收的功能，二者互为影响。胸膜每日可分泌600～1 000 mL液体，同等量的液体又被胸膜淋巴系统所吸收，红细胞亦可能被正常胸膜吸收。毛细血管静水压和胸膜腔负压均可影响胸膜的分泌和吸收功能。

三、膈肌

（一）解剖特点

膈肌呈穹隆状，界于胸、腹腔之间，两侧膈肌不在同一平面上，通常右侧高于左侧约 4.0 cm。膈的周围为肌形纤维，周围的肌纤维向中央集中移行为中心腱。膈肌肌肉起源于三部分，即胸骨部分、肋骨部分和腰椎部分。膈肌在发育过程中，各起始部之间常形成三角形的腔隙。在膈的腰部与肋部之间称腰肋三角，膈的胸骨部与肋骨之间称胸肋三角。此三角区内有腹壁上血管通过。在胸骨的后方两个外肌束之间有一不尽明显的裂孔称正中三角。所有三角皆为解剖上的薄弱处，膈疝可发生于此，其中的左侧腰肋三角为膈疝的好发部位，占 70%～80%。从腰肋三角处发生的膈疝称为胸腹裂孔疝或椎体旁疝（Bochdalek 孔疝）；从胸肋三角处发生的膈疝称为胸骨旁疝（Morgagni 孔疝）。

来自腰椎部分的膈肌以左、右角的形式起自上第 2～3 腰椎两侧及腰大肌上端的内侧弓状韧带和腰方肌上段端的外侧弓状韧带，在第 12 胸椎至第 1 腰椎处，左右两脚会合而成一深长的裂孔，即主动脉裂孔，内有主动脉和胸导管通过。当右侧角上升时，肌纤维形成一个逐渐的向前弯曲度和左角的部分肌束围成一孔，即食管裂孔，内有食管和伴行的迷走神经通过。从此孔发生的疝称食管裂孔疝，位于膈肌腱之右侧；第 8 胸椎平面有一腔静脉裂孔，内有下腔静脉和右膈神经通过（图 1-9）。

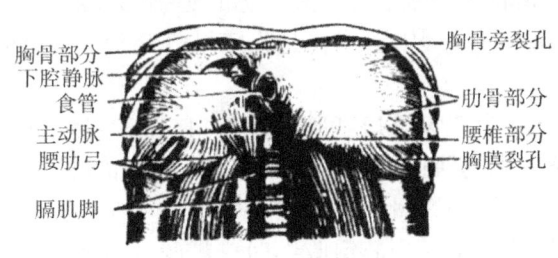

图 1-9 膈肌裂孔及膈疝的发生部位

膈的运动及感觉神经来自颈丛（颈 3、4、5）。左、右膈神经在心包左右两侧，经肺门前方下行到达膈肌，分成 3 支进入膈肌支配膈肌运动。正常平静呼吸时，膈肌上下移动 1～2.5 cm，膈肌总面积为 250～270 cm^2，每下降 1.0 cm 可增加胸廓容积 250～270 mL。

（二）膈肌的功能

膈肌除了分膈胸、腹腔以外，尚有下列功能：①协助肺通气，参与外呼吸过程；②有利于下腔静脉血液的回流：当膈肌收缩时，腹腔内压力升高，胸腔内压更低，增大了两部分的压力差；③膈肌食管裂孔膈肌脚纤维参与形成食管下端高压区的抗反流作用；④收缩时帮助增加腹压，有利于某些动作的完成，如喷嚏、咳嗽、咯痰、排便及分娩等。

第五节　心脏

一、心脏的解剖

（一）形态及位置

心脏位于胸腔内，居两肺之间、膈之上，其前面邻接胸骨和肋软骨，后面主要与食管相接触。心脏的 2/3 在正中线左侧，1/3 在正中线右侧。心脏外形如锥体形，基底部与大血管相连，顶部为心尖部。心房位于心室之上方，并向前呈三角形突出，突出部分分别为左、右心耳。

心脏大小约相当于自身的拳头，重 260 g 左右。国外有学者报道心脏重量与身高相关。正常成人心脏大小与年龄、性别、体重、体力活动有关。

心脏外形分为尖、底及前后两面。心底朝向右后上方，心尖向左前下方，于左侧第五肋间隙，锁骨中线稍内侧可触及心尖冲动。在心底部有大血管出入，对心脏可起固定作用。这些大血管的位置关系是：肺动脉在前，主动脉在后，右侧为上腔静脉，右后下方为下腔静脉，左后下方连接两对肺静脉。胸骨及肋软骨的后面称为胸肋面。后面平坦，附于膈上称为膈面。

心脏表面有一环形的冠状沟，冠状动脉沿此沟行走，将心脏分为上下两部分。上部分较小为心房，下部较大为心室。心室前、后两面也各有一条纵行的浅沟，均起始于冠状沟而止于心尖部，称为前室间沟、后室间沟，分别有前降支和后降支在此行走，前后室间沟为左、右心室在心表面的分界线。

（二）心脏各腔

心脏是一个中空的肌性器官，它由四腔构成，即右房、右室、左房、左室。心的左右被中隔分开，位于两心房之间的隔称为房间隔，两心室之间的隔称室间隔。正常时左右心房、心室之间互不相通。心房与心室间有房室口相通，分别为右房室口和左房室口。每一个房室口上附有瓣膜装置，右侧有三叶，称三尖瓣口；而左侧只有两叶，称为二尖瓣口。瓣叶组织内无心肌细胞，均由致密的纤维结缔组织构成，半透明且富有弹性。

1. 右房

房壁较薄，表面光滑。腔内面有4个重要标志，即上腔静脉入口、下腔静脉入口、冠状静脉窦口、卵圆窝。

上腔静脉口位于右房的上壁，下腔静脉口和冠状窦口位于其下壁。下腔静脉口边缘上存在一半月皱襞，在胎生阶段有引导下腔静脉经卵圆孔进入左房的作用。冠状静脉窦口位于下腔静脉口的内上方与三尖瓣口之间，其边缘也常由半月瓣部分掩盖，为心大静脉的延续膨大部分。卵圆窝位于房间隔下1/3偏后，为一卵圆形凹陷，在胚胎房间隔发育过程中形成，是临床导管穿刺最安全的地方。

2. 右室

略呈锥体形，尖端向下，基底为三尖瓣口和肺动脉瓣口。三尖瓣是心内膜构成的皱襞，它的游离缘垂入右室，并与腱索相连。右室腔面的肌束纵横交错并隆起，称为肉柱。部分肌束发达，增粗，明显突起，称为乳头肌。乳头肌的数量基本与瓣膜数量相等，右心室有3个（左心室2个）。乳头肌尖端移行为纤维性的腱索，分别与相邻的两瓣膜连接。当心室收缩时，瓣膜受压而关闭，由于腱索的牵引作用，可以有效地阻止血液向心房逆流。

右室左上方为右室流出道，又称肺动脉圆锥或漏斗部。流出道向左上延续为肺动脉，该动脉口的周边附有3个半月形瓣膜，称肺动脉瓣。

3. 左房

左房位于肺动脉及主动脉的后方。房壁内面光滑，两侧壁上各有1个肺静脉口。

4. 左室

左室亦呈锥形，尖向左下，底部有两个通口，右前方为主动脉口，瓣口边缘有3个半月形瓣膜，称主动脉瓣。半月瓣与主动脉壁之间形成窦，称主动脉窦（又称Valsalva窦）。于主动脉窦的中1/3处近动脉瓣游离缘水平有冠状动脉的开口。根据左右冠状动脉开口的位置，又将主动脉窦分别称为左冠状动脉窦（简称左窦）、右冠状动脉窦（右窦）和无冠状动脉窦（无窦）。室的左后方为左房室口，又称二尖瓣口，该瓣膜由前瓣和后瓣构成。此瓣口较右房室口小，为2～3指尖大，瓣口面积约为4～6 cm^2。左室壁较右室壁厚，其厚度约为右室的3倍。心室腔内肉柱发育良好，乳头肌和腱索亦比右室发达。

（三）心壁的构造

心壁分三层：心内膜、心肌层及心外膜，其中心肌层最厚，有强大的收缩功能。

（1）心内膜：心内膜是光滑的薄膜，被覆于心房、心室的内面，与血管的内膜相连续，由一层扁平上皮和少量结缔组织构成。心内膜在房室口和动脉口处分别折叠成瓣膜。

（2）心肌层：心肌层由心肌纤维构成，分为心房肌与心室肌。心房与心室的肌层互不连续，二者之间由位于房室口周围的纤维环隔开，心房肌与心室肌不会同时收缩。心室肌比心房肌厚，左心室肌又比右心室肌厚。

（3）心外膜：心外膜即心包的脏层，是一层光滑的膜，内含血管、淋巴及脂肪等。

（四）心脏的传导系统

心脏有节律地搏动，一方面受自主神经控制，另一方面具有自己的调节系统，即心脏传导系统。传导系统包括窦房结、结间束、房室结、希氏束（分左束支、右束支）和浦肯野纤维（Purkinje）等。

窦房结是心脏的正常起搏点，位于上腔静脉和右心房交接处的心外膜深处，其大小约 15 mm × 5 mm × 2 mm，多数呈细小的纺锤形。由结上发出纤维（结间束）分布到心房肌，并且与房室结相联系。

房室结位于冠状窦口与三尖瓣口之间的心房间隔内膜下，体积略小于窦房结，大小约 7.5 mm × 3.7 mm × 1 mm，呈扁长形，其后缘与心房肌细胞相连接，前缘形成房室束。从此结发出纤维构成希氏束进入室间隔，并在室间隔顶部分成左束支和右束支，两束支在行走过程中反复分支为浦肯野纤维，弥漫分布至心室肌的其他部位。

组织学显示结纤维含有少量的肌原纤维，比心肌细胞窄小。浦肯野纤维主要位于心内膜下层，其构造与心肌相似，细胞粗大，肌浆丰富，但横纹不明显。

（五）心脏的血管

心脏的血管包括动脉和静脉，其中营养心脏本身的动脉为左、右冠状动脉。

1. 冠状动脉

冠状动脉包括左、右冠状动脉，二者均为升主动脉的分支。

（1）左冠状动脉：从左主动脉窦发出后，经左心耳和肺动脉起始部之间向左前方走行，开始为一短的主干，随后立即分为两支。一支为左旋支，沿冠状沟向左向后走行；另一支为前降支，沿前室间沟下降直达心尖，多数可经过心尖终末于膈面的下 1/3 或中 1/3。左旋支及其分支主要分布并供血于左室前壁、侧壁、后壁、下壁及左心房。如果左旋支接近或超过房室交点并分出后降支时，亦可有分支供血到后室间隔和右心室后壁。前降支分支主要分布并供血于左室前壁、右室前壁和室间隔前面部分。

（2）右冠状动脉：从右心耳与肺动脉根部之间沿冠状沟向右后方走行，跨越右室侧面转入后室间沟（后纵沟）直到心尖。沿途发出分支主要分布供血于右心室前壁、侧壁、后壁及室间隔后面和右房（包括窦房结）。

窦房结动脉大多数来自右冠状动脉的第一个分支，少数来自左右冠状动脉分支的双重血液供应。

从冠状动脉侧支循环的研究报道中可见，侧支循环包括：冠状动脉系统与心腔相通；左、右冠状动脉之间的侧支吻合，如前降支通过 Vieussens 环与右冠状动脉吻合；前后降支之间的吻合；前降支与旋支吻合；以及冠状动脉与心外动脉吻合等。当冠状动脉发生阻塞时，副冠状动脉和侧支循环则具有重要的代偿作用。

2. 静脉

心的主要静脉与动脉伴行，大部分汇入位于冠状沟后部的冠状窦内，冠状窦开口于右心房，还有少数静脉直接注入右心房。

（六）心脏的神经支配

心脏受交感和副交感神经支配，交感神经纤维主要分布于窦房结、心房、房室结及各传导组织和心室部分。副交感神经纤维分布于房室结以上的传导系统，一般不支配心室。交感神经可使心率加快，心肌收缩力增强；副交感神经使心率变慢，房室传导延缓，正常时两者处于相互平衡状态。

（七）心包

心包为一锥形的纤维浆膜囊，包裹在心脏和大血管根部的外面，起防止心腔过度扩大的作用。心包分为纤维层和浆膜层，纤维层位于心包的外面，由坚韧的结缔组织构成。浆膜层是心包的内层，可以分为脏层和壁层。脏层附于心肌层的表面，也就是所谓的心外膜，壁层为心包的内面。脏壁两层之间为宽阔的心包腔。正常时，心包腔内含有少量浆液，10～20 mL，淡黄色，清亮，起润滑作用。

（八）与心脏相连的大血管解剖

与心脏相连的大血管有主动脉、肺动脉及上、下腔静脉和肺静脉。下面重点介绍主动脉和肺动脉。

1. 主动脉及其主要分支

主动脉由左室发出，先向上向右，再转向后左，绕左肺根部上方沿脊柱左侧下降，于第 12 胸椎水平时，穿过膈肌主动脉裂孔进入腹腔，于第 4 腰椎水平时分为左右髂总动脉。主动脉分 3 段，即升主动脉、主动脉弓和降主动脉。降主动脉又分胸主动脉和腹主动脉。

升主动脉长约 5 cm，于左室起始部略显膨大，内面含主动脉窦，是冠状动脉的开口之处。该动脉的左前方是肺动脉，右侧是上腔静脉，后方为右肺血管及右支气管。

主动脉弓位于第 2 胸肋关节后方，是升主动脉的延续，呈弓状弯向左下方至第 4 胸椎水平。主动脉弓顶部有三大分支发出，从右向左为无名动脉、左颈总动脉及左锁骨下动脉。动脉弓的前方为胸骨柄及胸腺，后方是气管与支气管分叉。

降主动脉于第 4 胸椎处向下延续，以膈肌为界分为上下两段：膈肌以上部分称胸主动脉，膈肌以下部分称腹主动脉。

腹主动脉的主要分支为脏、壁两支。壁支主要是 4 对腰动脉；脏支有成对的和不成对的两种。不成对的主要有腹腔动脉，位于第 12 胸椎水平；肠系膜上动脉，相当于第 1 腰椎高度；肠系膜下动脉，相当于第 3 腰椎高度。成对的主要有肾上腺动脉，起始点与肠系膜较一致，分为左右两支；肾动脉较粗大，于肠系膜上动脉起点稍下方发出；精索动脉细长，于肾动脉起点稍下方发出。

2. 肺动脉

肺动脉起始于右心室动脉圆锥，位于主动脉前方，随后弯向左后方，于主动脉弓下方分为左、右肺动脉入肺门到肺内。右肺动脉较左肺动脉为长，于肺门附近分成两支，一支入右肺上叶，另一支又一分为二，一支到右肺中叶，一支到右肺下叶。左肺动脉在入肺门时分为两支：一支入左肺上叶，一支入左肺下叶。

在肺动脉左右支分叉处，有一纤维索与主动脉弓相连，即动脉韧带，为胎生时动脉导管的位置。此导管可在婴儿出生后 1 年内闭锁，如果长期不能封闭，则为动脉导管未闭。

3. 肺静脉开口

肺静脉开口位于左房后壁两侧，左、右成对，各有两个肺静脉开口。

主肺动脉结构特点：主动脉和肺动脉主干均属近心大动脉，中膜以弹性纤维为主，管壁较坚韧而富有弹性，因而又称为弹性动脉。其结构分 3 层，即内膜、中膜和外膜。

（1）内膜由一层扁平的内皮细胞和一薄层疏松结缔组织以及内弹性膜构成。

（2）中膜最厚，由 50～60 层弹性纤维构成，弹性纤维之间含有少量平滑肌细胞和胶原纤维。

（3）外膜由外弹性膜分隔，较中膜薄，为疏松结缔组织，其间含有滋养小血管、淋巴管和神经。

二、心血管系统的主要生理功能

（一）血液循环

血液由心脏射出，经动脉、毛细血管和静脉，再返回心脏，周而复始地流动，称血液循环。在循环过程中，心脏为动力，血管为管道，血管内皮细胞则为血液和组织间的屏障。心脏有节律地收缩与舒张运动，称心搏。心脏收缩-舒张一次所需要的时间称为心动周期，正常成人，心动周期大约为 0.8 秒，其中收缩期约为 0.3 秒，舒张期约为 0.5 秒。整个血管系统依照循环途径可分为大循环和小循环。

大循环又称体循环，含有氧和营养物质的血液随着心室的收缩从左室流入主动脉，沿主动脉的各级分支到达全身的毛细血管，在毛细血管内血流与组织之间进行物质交换，把氧气和营养物质释放给组织，再把组织中的二氧化碳和代谢废物收回血液中，使动脉血变成静脉血，并沿各级静脉反流回右心房。血液在循环中，不断地将多余的水分及尿素等代谢物输送到肾脏，排出体外。

小循环又称肺循环，由大循环回心的静脉血，从右心房流入右心室，经肺动脉到达左右两肺，并沿肺动脉在肺内的各级分支进入肺泡毛细血管网，进行气体交换，释放出二氧化碳，吸进氧气，使静脉血转换成动脉血，再经一系列静脉血管汇入肺静脉出肺，流入左心房，继而再一次体循环开始。

（二）内分泌功能

心脏不仅具有兴奋功能与收缩功能，还具有内分泌功能。自 1984 年加拿大、美国和日本的科学家从大鼠和人的心房中提取、纯化出一组活性多肽以来，医学界对心脏功能有了新的认识。心脏能分泌多种肽类物质，包括心钠素（ANF）、血管紧张素、前列腺素、抗心律失常肽、内源性洋地黄素、心肌生长因子、降钙素基因相关肽（CGRP）等，具有激素样的强大生物活性，它们不仅可以影响和调节心脏的活动，同时还可以循环激素的形式，作用于远隔器官，调节血管运动和全身水、电解质平衡。

1. 心钠素

心钠素又称心房肽或称心房钠尿肽（ANP）。它是由心房合成、贮存、分泌的一种多肽类激素，其主要生理功能如下。

（1）对肾脏的作用：心钠素具有显著的利钠、利尿效应，是目前已知的最强的利钠、利尿剂。心钠素利钠、利尿的可能机制有三：一是通过增加肾小球的滤过率来实现其利尿作用；二是抑制肾素－血管紧张素－醛固酮系统的作用，心钠素能使肾素、血管紧张素和醛固酮的分泌减少；其三是抑制抗利尿激素的合成与释放，从而减少肾小管对水分的重吸收。

（2）对心血管系统的作用：最近的研究表明，心钠素具有舒张血管、降低血压、调节心脏功能和改善心律失常等作用。舒张血管机制可能是：心钠素能对抗血管紧张素Ⅱ、去甲肾上腺素以及组胺和5-羟色胺所引起的缩血管效应，从而较强地舒血管；降低血压机制可能是：心钠素的舒血管作用引起外周阻力下降，而且心钠素的利钠、利尿作用减少了血容量，从而引起回心血量减少、心搏出量减少。

2. 心脏的肾素－血管紧张素系统

近年来，肾素和血管紧张素原分子生物学研究有了较大进展，发现在心脏内有一个独立于肾脏的肾素－血管紧张素系统（RAS）。

RAS 的生理作用主要表现在以下几个方面：一是引起冠状血管的收缩以调节冠状循环；二是促进心内交感神经末梢释放儿茶酚胺，增强心肌收缩能力；三是促进心肌细胞蛋白质的合成，刺激心肌细胞生长，引起心肌肥厚。它在病理生理学中的意义是加重和诱发心肌缺血或灌注损伤，诱发心肌缺血所引起的室性心律失常。

3. 降钙素基因相关肽（CGRP）

CGRP 对心脏的效应，一般认为表现为正性变时、变力作用，其作用原理可能系反射性交感神经兴奋所致。CGRP 促进缺血心肌的功能恢复，改善休克所引起的心功能下降。CGRP 对血管的效应，表现为强烈的舒血管作用，尤其对微血管的作用显著，伴有明显的血压下降。

4. 血管内皮分泌功能

传统上认为血管内皮细胞是血管壁的一种保护层，近年来发现血管内皮是一个代谢极其活跃的组织，还被认为是一个内分泌器官。它可分泌多种因子，如血小板衍化生长因子（PDGF）、前列腺环素（PGI_2）、内皮素（endothelin，ET）、蛋白聚糖（PGs）、纤溶酶原激活物（plasminogen activator，PA）和纤溶酶原激活物抑制物（PAI）等。

PDGF 主要来源于血小板，当血管受损时被激活的内皮细胞、平滑肌细胞和成纤维细胞、巨噬细胞均可合成、释放 PDGF。PDGF 的靶细胞主要是中胚层来源的平滑肌细胞，PDGF 有促平滑肌细胞分裂、增殖以及趋化作用，与动脉粥样硬化的形成关系密切。

PGI_2 具有强大的舒张血管和抗血小板凝集的功能。

ET 是一种由 21 个氨基酸所组成的多肽，是由内皮细胞在缺氧状态下所分泌，具有强大的血管收缩作用。血浆内皮素水平异常升高，可以作为危重疾病时循环和呼吸衰竭的一个重要指征。

PGs：维持血管壁结构的完整性，有多种类型，其中最受关注的一种为硫酸乙酰肝素蛋白聚糖（heparan sulfate proteoglycan，HSPG）。该物质与血小板表面都带有很强的负电荷，可阻止血小板黏附于内皮细胞，而具有抗凝作用。近来有人经过体外实验证明 HSPG 还可以抑制单核巨噬细胞受体活性，减少脂质蓄积，因而具有抗动脉粥样硬化的作用。

PA 和 PAI：内源性的 PA 是一重要的生理性纤溶酶原激活物，可启动纤溶机制，使血液中的血栓或纤维蛋白凝块溶解。而 PAI 是一种血浆蛋白酶抑制剂（促凝物质），正常时两种活性物质之间的平衡保持着血液的正常功能状态。

此外，血管平滑肌可以合成、分泌肾素和血管紧张素，调节局部血管的紧张性和血流。血液中的红细胞、白细胞、单核细胞、淋巴细胞等均可以产生多种细胞因子。如红细胞可产生高血压因子、利钠因子和抑钠素等血管活性物质。还有白细胞介素、吞噬素、5-HT、组胺、血小板活化因子、干扰素等。它们不仅可以调节免疫和机体防御功能，亦可影响和调节血管的平滑肌细胞及凝血功能。

总之，整个心血管系统都具有分泌功能，它们在维持内环境的稳定和自身防病机制上均发挥各自不同的重要作用。同时，循环内分泌学的深入发展将会为心血管疾病的防治带来更加广阔的前景。

第二章 心胸外科疾病常见症状

第一节 咳嗽与咳痰

咳嗽是保护性生理反射。通过咳嗽反射能有效清除呼吸道内的分泌物或进入气道内的异物，但频繁或剧烈的咳嗽和多量或黏稠的咳痰则属病态。过度的咳嗽可使呼吸道内的感染扩散，出现呼吸道出血、肺泡破裂及气胸、胸膜腔内压改变而影响心血管功能，亦可引起喉痛、音哑、呼吸肌疼痛、胸痛、头痛、腹痛、呕吐，甚至小便失禁或晕厥等。

咳痰是通过咳嗽动作将呼吸道内病理性分泌物排出口腔外的病态现象。口咽部分泌（包括唾液）及后鼻道流入（或吸入）至口咽部的鼻腔分泌物并不是真正的痰。正常人可咳出少量的白痰，当支气管-气管发生病理改变时，痰的量及其性状将发生相应的改变。咳痰亦为呼吸系统疾病常见症状之一。

一、病因与机制

咳嗽和咳痰均为呼吸系统疾病最常见的症状，易由以下一些疾病及因素引起（表 2-1）。

表 2-1 咳嗽和咳痰的原因

气道疾病	纵隔及胸膜疾病	其他因素
病毒性呼吸道感染	纵隔肿瘤	吸烟
急性及慢性支气管炎	食管肿瘤	冷空气刺激
支气管哮喘	食管瘘或食管憩室	气道异物
支气管扩张	主动脉瘤	有害化学气体刺激
气道肿瘤	纵隔淋巴结肿大	
气道息肉或结石	胸膜炎或胸膜肿瘤	空气污染
支气管胸膜瘘	胸膜腔积液	左心功能不全
食管-气管瘘	气胸	各种原因引起的肺水肿
肺部肿瘤		
肺炎		胃食管反流
肺结核		外耳道受刺激
肺脓肿		精神性或习惯性咳嗽
肺栓塞		
肺间质纤维化		
肺泡蛋白沉积症		
尘肺		

(续表)

气道疾病	纵隔及胸膜疾病	其他因素
肺血管炎		
外源性变态反应性肺泡炎		
肺结节病		

咳嗽的发生大多是咳嗽中枢受到迷走神经传入刺激而驱动的。在外耳道、鼻腔、咽喉、气管 – 支气管、肺、胸膜及其他内脏等处都可以有迷走神经纤维，对这些部位的刺激（炎症，瘀血，物理、化学及过敏因素等）都可能引起反射性咳嗽。刺激效应以喉部杓状间腔和气管分叉部黏膜最敏感。肺泡受刺激所致咳嗽是由于肺泡分泌物进入小支气管而引起的，也与分布于肺的 C 纤维末梢受刺激（尤其是化学刺激）有关。心血管疾病如左心衰竭引起肺淤血、肺水肿，或因右心及体循环静脉栓子脱落引起肺栓塞，肺泡及支气管内新生物、渗出物及漏出物刺激肺泡壁及支气管黏膜引起咳嗽，从大脑皮质发出冲动传至延髓咳嗽中枢。人可随意引起咳嗽或抑制咳嗽反射。胃 – 食管反流、使用 ACEI（血管紧张素转换酶抑制剂）类药物等也可引起咳嗽。

当咽、喉、气管、支气管和肺因各种原因（微生物性、物理性、化学性、过敏性等）使黏膜或肺泡充血、水肿、毛细血管通透性增高和腺体分泌增加，渗出物（含红细胞、白细胞、巨噬细胞、纤维蛋白等）与黏液、浆液、吸入的尘埃和某些组织破坏产物一起混合成病理性分泌物，经咳嗽动作排出口腔外，即称为痰。痰液中可检出多种免疫成分（免疫球蛋白、补体、溶菌酶等）及炎症介质，呼吸道感染时，可检出病毒、细菌、支原体、衣原体、立克次体、真菌、原虫及虫卵等。

二、临床表现

几乎所有的呼吸系统疾病患者都有不同程度的咳嗽症状，特异性不强，故对于咳嗽（或伴有咳痰）的患者做诊断时，应注意咳嗽的性质、咳痰的性状及痰量、伴随症状、疾病的演变、所用药物（ACEI 类药物可致咳）及治疗反应等，并需进行有关检查，以明确诊断。

（一）咳嗽的性质

1. 干咳或刺激性咳嗽

咳嗽无痰或痰量较少，称干性咳嗽，多见于急性咽喉炎、慢性喉炎、急性气管 – 支气管炎、大气道受压（淋巴结、主动脉瘤、纵隔或食管肿瘤压迫）、气管或支气管肿瘤、气管或支气管异物、胸膜炎、喉及肺结核、气胸等，亦可见于支气管哮喘、肺炎早期、轻度肺水肿、各种原因引起的肺纤维化、外耳道受刺激及习惯性咳嗽等。

2. 高调金属音的咳嗽

其多见于支气管癌、主动脉瘤、纵隔淋巴结肿大或肿瘤压迫气道。

3. 犬吠样咳嗽

其多见于气管异物、主动脉瘤、纵隔淋巴结肿大或肿瘤压迫气管，亦可见于喉水肿及会厌声带肿胀等。

4. 咳嗽声低微或无声

其多见于声带麻痹或全身极度衰弱者。

（二）咳嗽的时间与节律

1. 急性起病的咳嗽

其多见于呼吸道急性炎症、吸入刺激性气体或气道异物。

2. 缓慢起病的长期咳嗽

其多见于慢性呼吸道疾病，如慢性支气管炎、支气管扩张、慢性肺脓肿、空洞型肺结核、肺脓肿、特发性肺间质纤维化或各种肺尘埃沉着症等。

3. 痉挛性或发作性咳嗽

其多见于百日咳、支气管内膜结核或肿瘤、气管或支气管分叉部受压（淋巴结结核或肿瘤）以及支气管哮喘、心源性哮喘等。

4. 夜间咳嗽

其多见于肺结核、支气管哮喘、左心衰竭（与夜间肺淤血加重及迷走神经兴奋有关）等。

5. 清晨咳嗽

其多见于上呼吸道慢性炎症、慢性支气管炎、支气管扩张、肺脓肿等，由于睡眠时分泌物潴留于支气管内，晨起后即有阵咳以排除分泌物。

6. 与进食有关的咳嗽

其多提示食管-气管瘘。

7. 体位改变

体位改变时出现干咳，多见于纵隔肿瘤或大量胸膜腔积液；体位变动时有痰的咳嗽加剧，多见于支气管扩张；脓胸伴支气管胸膜瘘患者在一定体位时，脓液进入瘘管而引起剧咳。

（三）伴随症状

1. 咳嗽伴发热

其见于呼吸道（上、下呼吸道）感染、支气管扩张并感染、肺结核、胸膜炎等。

2. 咳嗽伴呼吸困难

其见于喉炎、喉水肿、喉肿瘤、支气管哮喘、慢性阻塞性肺疾病、重症肺炎、肺结核、肺水肿、肺淤血、气胸、大量胸膜腔积液等。

3. 咳嗽伴胸痛

其见于肺炎、支气管肺癌、自发性气胸、胸膜炎等。

4. 咳嗽伴多痰

其见于急慢性支气管炎、支气管扩张、肺脓肿、空洞型肺结核、寄生虫病、脓胸伴支气管胸膜瘘等。

5. 咳嗽伴咯血

其常见于肺结核、支气管扩张、支气管肺癌、肺脓肿、二尖瓣狭窄等。

6. 咳嗽伴声嘶

其见于急性喉炎、喉结核、喉癌、纵隔肿瘤或纵隔淋巴结肿大（转移性肿瘤）侵犯喉返神经。

7. 咳嗽伴哮鸣音

其见于支气管哮喘、喘息性支气管炎、心源性哮喘、气管与支气管异物、气管与大支气管不全性阻塞等。

8. 咳嗽伴杵状指

其见于支气管扩张、支气管肺癌、肺脓肿、脓胸。

（四）咳痰的性状

1. 无色或白色黏液痰

无色或白色黏液痰见于慢性单纯型支气管炎（缓解期）、支气管哮喘、肺炎早期等，偶见于肺泡细胞癌。

2. 浆液性痰

浆液性痰呈水样或泡沫状，常见于气道过敏性炎症。每日咳数百或上千毫升浆液泡沫样痰，还应考虑弥漫性肺泡细胞癌的可能。大量稀薄浆液性痰中含粉皮样物，提示棘球蚴病（包虫病）。

3. 脓性痰

其见于支气管扩张、肺脓肿、空洞型肺结核、脓胸伴支气管胸膜瘘等。大量脓性痰静置后可分为三层：上层为泡沫，中层为浆液或浆液脓性，下层为坏死组织。黏液脓性痰多见于慢性支气管炎急性加重期、肺结核伴感染。

4. 黏液痰栓

黏液痰栓常呈支气管树状，棕黄色，质硬有弹性，为变态反应性肺曲菌病痰的特征，偶见于支气管哮喘。

5. 灰黄色痰

其见于烟曲菌感染。

6. 白色黏丝痰

其常见于念珠菌感染。

7. 血性痰

其多见于支气管炎、肺结核、支气管扩张、肺梗死、肺癌等，需与鼻咽、口腔出血及消化道出血所致的呕血相鉴别。铁锈色痰多见于大叶性肺炎和肺梗死。

8. 粉红色或血色浆液性泡沫痰

粉红色或血色浆液性泡沫痰为急性肺水肿的特征性痰。

9. 砖红色胶冻样痰

砖红色胶冻样痰为克雷白杆菌肺炎痰的特征。

10. 巧克力色或红褐色痰

巧克力色或红褐色痰是阿米巴肺脓肿痰的特征。

11. 果酱样或烂桃样痰

果酱样或烂桃样痰是见于肺吸虫病痰。

12. 绿色痰（含有胆汁绿脓素或变性血红蛋白）

绿色痰是见于黄疸、铜绿假单胞菌感染或吸收缓慢的肺炎球菌肺炎。暗黄绿色稠厚痰团粒见于空洞型肺结核。

13. 灰黑色痰

其因吸入大量尘埃所致，见于煤矿工人、锅炉工人或长期大量吸烟者。

14. 恶臭痰

厌氧菌感染时的痰常有恶臭味，见于肺脓肿、支气管扩张感染、支气管肺癌晚期、脓胸伴支气管胸膜瘘等。

（五）其他

1. 年龄与性别

小儿不明原因的呛咳，需注意有无异物吸入或因支气管淋巴结肿大压迫气管、支气管引起；青年人长期咳嗽，需考虑肺结核、支气管扩张或肿瘤；特别是中年以上男性吸烟患者难以控制的咳嗽，需高度警惕支气管肺癌的可能。

2. 职业与环境

说话较多的职业（如教师、演讲家、歌唱家等）易患慢性咽炎；吸烟者的咳嗽多由慢性支气管炎引起；初到高原地区发生剧咳需警惕肺水肿；吸入室尘或花粉引起的咳嗽可能为支气管哮喘；长期接触有害粉尘者久咳不愈，应考虑尘肺的可能；生活环境有螨虫滋生或从事粮食加工、销售及仓库保管等工种，应考虑螨虫寄生性支气管炎的诊断。

（六）实验室检查

白细胞总数增加和/或中性粒细胞比例增高提示肺部细菌感染，嗜酸粒细胞比例增加提示寄生虫感染或变态反应性支气管-肺疾病。痰细胞学及微生物学检查有助肺癌、肺炎及肺结核感染性疾病的诊断。

（七）其他检查

胸部X线检查常有助于病因诊断，但某些疾病引起的咳嗽、咳痰患者（如支气管哮喘和急、慢性支气管炎及气道腔内肿瘤等）X线检查可能"正常"。间接喉镜可发现引起咳嗽、咳痰的喉部原因。对原因不明的持续咳嗽且无禁忌者，均应做纤维支气管镜检查，必要时可做胸部CT或MRI检查、胸部肿瘤显像、肺功能检查（必要时行气道变应性测定）、结核菌素试验、CT引导下经皮肺穿刺等。

第二节　咯血

咯血指咯出的血来自喉头以下的气管、支气管、肺组织，咯血量可从痰中带血到大量鲜血，需与鼻、齿龈出血及呕血等出血鉴别。咯血多伴咳嗽、胸部不适及压迫感，痰的性状以鲜血为主，有泡沫、流动性，无酸味。引起咯血的疾病超过一百种，常见于以下疾病：多数呼吸道感染性疾病、肿瘤、创伤、肺梗死、肺动静脉瘘及医源性（放疗、导管化疗）等（表2-2）。

表2-2 咯血原因分类

心血管	感染	新生物	先天性	其他
肺静脉高压	支气管	支气管	支气管囊肿	出血倾向
充血性心衰	支气管炎	恶性	肺隔离症	包括药物作用
三尖瓣狭窄	支气管扩张	良性	创伤性	含铁血黄素沉着症
血管疾病	肺实质	转移性	直接	Good-Pasture综合征
动脉瘤	细菌	肺实质	钝性	支气管结石
动静脉畸形	真菌	原发性	穿透伤	栓塞
telangiectasis	结核杆菌	转移性	吸入性	其他
原发性肺动脉高压	寄生虫		酸吸入	
结缔组织病/血管炎			毒气	

虽然57%的肺癌患者有咯血症状，但咯血的最常见病因是支气管炎，需特别注意咯血的支气管炎患者，有19%~29%最终发展成肺癌。慢性支气管炎及支气管扩张的出血机制是：病变部位炎性破坏血管，支气管动脉、肺动脉吻合部的破坏，可因高压的体循环与低压的肺循环导致大出血。

肺脓肿大出血较少见，其脓肿内空洞的肉芽组织有丰富的毛细血管，破坏后致大量出血。结核活动期空洞形成进行性咯血，非活动期时，结核性支气管扩张、残腔内血管呈动脉瘤样扩张（Rasmussen动脉瘤）破裂、真菌寄生、钙化淋巴结穿破支气管等均可引起大出血。肿瘤侵破小血管可致高频度咯血。

肺梗死出血原因为栓子远端肺循环被高压支气管动脉的体循环灌注，使低压的肺血管破裂，也可因远端肺梗死而出血。此类患者仅19%可经血管造影确诊，更多的仅表现为胸片上的肺实质渗出性改变。

反复咯血指在一年内两次或更多次的咯血，如两次咯血的间隔超过一年，应考虑不同原因引起的咯血。如间隔数周或2~3个月，多考虑为同一病因所致的咯血，如第一次咯血时已明确诊断，以后可不必反复全面检查，但咯血多次反复后仍需进一步检查，以明确病情的进展变化。

大咯血：48小时之内咯血量超过600 mL被定义为大咯血，窒息是大咯血的主要致死原因。大咯血死亡率较高，如3小时内咯血量在400 mL或24小时内600 mL，其死亡率为75%。抢救大咯血的基本原则是保持呼吸道通畅。如不能确定出血部位，应采用头低位，并同时给氧、吸痰及静脉补液。必要时选用粗口径的支气管镜检查，明确出血部位，急诊手术治疗。大咯血者，20%为支气管肺恶性肿瘤，其中50%因咯血死亡，而非恶性肿瘤的大咯血者，仅28%死于咯血。

咯血的诊断方法包括胸片、血常规、凝血功能、痰培养及细胞学检查、动脉血气、支气管镜等，2.5%~9%的胸片无异常者，支气管镜检发现肿瘤。其他特殊检查包括CT、放射性核素检查等。咯血的治疗原则是止血、防止误吸及治疗原发病。

第三节 胸痛

胸痛是胸外科最常见症状之一，除需了解疼痛的性质、程度、发作时间及频度外，应特别注意既往史，以排除心源性胸痛。

胸痛因其病变组织及神经传导通路的不同分为内脏痛及胸壁痛两类，前者又可分为心源性胸痛及非心源性胸痛。内脏痛为无髓鞘C纤维传导，痛觉定位差，缓解及加重过程缓慢，多为钝痛。胸壁痛为粗大的有髓鞘神经纤维传导，定位准确。

一、病因

常见引起胸痛的原因见表2-3，胸痛部位与病因的关系见图2-1。

表 2-3 常见胸痛的原因

心血管	胃肠道	呼吸道	非心源性胸痛胸壁疼痛	其他原因
心绞痛	反流性食管炎	胸膜炎	肋软骨炎，即蒂策（Tietze）综合征	带状疱疹
心肌梗死	食管运动功能紊乱	自发性气胸	剑突异常	开胸术后
主动脉瓣膜病	食管痉挛	纵隔炎	肋骨骨折	神经循环系统
胸主动脉瘤	消化性溃疡	气管支气管炎	肌痛	mondor 病
心肌炎	胆囊炎	肺炎	Pancoast 综合征	Takayasu 病（动脉炎）
二尖瓣脱垂	胰腺炎	胸内肿物	胸出口综合征	焦虑障碍（发作性惊恐或焦虑）
心包炎	肝淤血	肺栓塞	颈神经根炎	
	脾曲综合征	肺动脉高压	肩手综合征	
			胸壁感染	

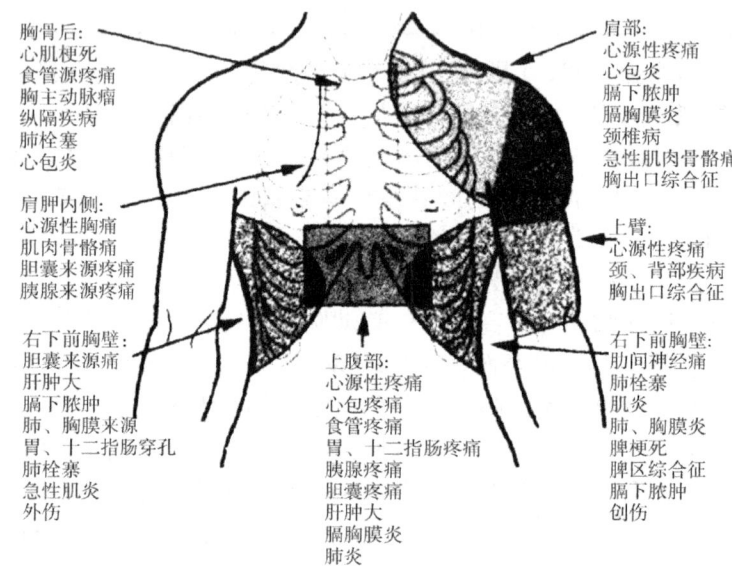

图 2-1 胸部及其周边的常见疼痛病因

二、胸痛的诊断方法

（一）目的

诊断胸痛患者的目的是明确其症状是否因心肌缺血、心肌梗死、非心源性胸痛或不明原因的胸痛（图 2-2）引起，不幸的是，没有简单的、适用于所有早期病例的诊断方式。但是，以下几点会有助于诊断胸痛的病因。

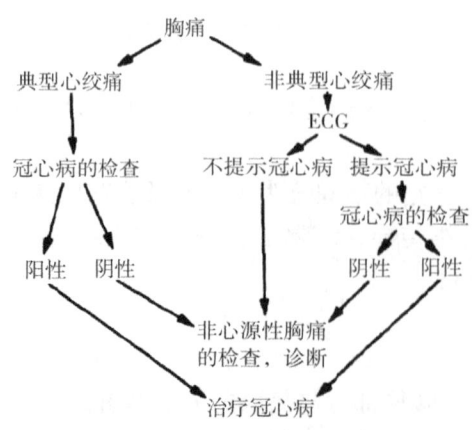

图 2-2 心源性胸痛的诊断方略

(二)病史

了解病史仍非常重要,不仅限于关于疼痛的性质、部位、程度、时间等,而且还需包括患者的性别、年龄和有否其他高危因素,以往心肌梗死、心绞痛、冠状动脉搭桥术等。如果患者有反复的胸痛、疲劳,休息或含服硝酸甘油缓解,或有急性发作的胸骨后压迫感,要警惕是心源性胸痛。另外,如果患者是老年男性,有高血压、高血脂、糖尿病,或有冠脉搭桥病史、吸烟史,其患心肌缺血或梗死的概率很高,很可能为心源性胸痛。相反,如果患者有外伤史、胸痛与疲劳无关、硝酸甘油不能缓解、没有心脏病高危因素的年轻女性、不服用避孕药,其非心源性胸痛的概率就很高。胸痛的记录方式见表2-4。

表2-4 关于胸痛记述的推荐标准

符号	意义	内容
N	既往史	既往皮肤基础脏器功能的病史
O	发作	逐渐、突发、复发、初发
P	诱发	活动、进食、情绪、体位、药物(硝酸甘油)、温度等
Q	性质	锐性、钝性、刺痛、烧灼痛、压迫痛
		分1~10级计分,或分为轻、中、重度和不能耐受
R	疼痛区	胸骨后、心前区、上腹部、局限性和弥漫性
S	伴随症状	嗳气、出汗、头痛、晕厥、恶心、呕吐心悸、发热、咳嗽等
T	频度	发作频率、间期、渐重/渐轻、渐变的速度
U	基础病	以往确诊的疾病,是否与胸痛有关
V	检查手段	体检、心电图、X线片、血管造影等

(三)心电图

即使是非典型心肌缺血的表现,也不能轻易排除是心源性胸痛,因此,所有胸痛患者均应做心电图检查(ECG)。如果全部12导联ECG检查正常,心源性胸痛的可能性就不大,但需要强调的是,ECG应在胸痛发作时检查,而不应在胸痛间歇期检查。另一方面,如果任一导联的ECG异常,如ST段异常、T波倒置、室性期前收缩、房颤等,要高度怀疑心肌缺血、心包炎或心肌梗死造成的心源性胸痛。

(四)肌原蛋白Ⅰ

近年来,急诊采用快速血清肌原蛋白Ⅰ的检查,可能作为诊断以往(发作10小时后至10天)心源性胸痛的线索,但是,如果在胸痛发作的早期(1~2小时内)检查,肌原蛋白Ⅰ阴性不能排除心肌梗死的可能性。

(五)胸片

胸部影像检查常用于胸痛的诊断,但是,根据影像学结果很少做出诊断,除非是气胸、胸主动脉瘤所致的纵隔增宽或冠状动脉钙化等。冠脉钙化并不等于心肌缺血,但可作为诊断的佐证,相反,没有冠脉钙化,并不妨碍心肌缺血的诊断。

(六)其他诊断方法

其他检查方法包括评价心肌功能的经胸壁心脏超声和核素负荷试验等。

1. 心脏超声

如果经胸壁超声检查结果正常,不能排除心肌缺血的可能性,特别是患者疼痛缓解后的检查结果。如果在典型症状发作时,心脏超声显示心肌运动正常,则不支持心源性胸痛,至少可以确定不是大范围心肌梗死所引起的胸痛。

2. 放射性核素负荷试验

放射性核素负荷试验可明确冠状动脉狭窄造成的血流受限,如冠脉血流量不受限,核素检查结果会正常,如冠脉痉挛患者服用药物后血流改善,核素检查结果呈正常表现。

特别注意:本节的目的是期望在门、急诊工作的医师,应多花费一些时间和精力,仔细区分这一最常见的症状是因心脏疾病引起,还是非心脏疾病。

三、非心源性胸痛

其也被称为假性心绞痛,指非心脏疾病所致的类似心绞痛样的胸痛,这些患者心电图等心脏检查正常。在诊断非心源性胸痛之前,必须排除心脏疾病。非心源性胸痛主要是根据患者的病史和体检结果,很少有辅助检查方法可以利用。诊断及鉴别诊断见表2-5。

(一)消化系统疾病

30%~60%的非心源性胸痛源于食管疾病,包括食管痉挛、贲门失弛症。正常的食管蠕动或收缩不引起胸痛,但高压力的食管收缩可引起胸痛,为典型的胸骨后疼痛,有时向背部、肩胛、颌部及上肢放射,疼痛可较为剧烈,类似心绞痛,可持续几分钟至几小时,可无诱因自发,也可因吞咽动作诱发。疼痛时可伴有吞咽困难。口服平滑肌松弛剂(如硝酸甘油等)可缓解疼痛,这与心源性胸痛类似,常引起误诊。

食管疾病引起的胸痛有三种,烧灼痛、假性心绞痛及吞咽痛,可伴有吞咽困难、反酸及胃灼热等症状。烧灼痛是胃食管反流引起,偶也因胆汁或胰液食管反流所致。另外两种性质的疼痛与食管扩张或痉挛有关,50%的食管疼痛被误诊为心绞痛。常见疾病有贲门失弛症、弥漫性食管痉挛、胃食管反流及食管癌等。

表2-5 胸痛鉴别诊断要点

符号	上消化道溃疡	食管反流/痉挛	带状疱疹/肋间神经痛	焦虑障碍
N	进食不适	消化道症状	肋间神经分布的胸壁疱疹	长期求诊史
O	渐进、反复发作	自发、夜间、卧位	逐渐加重	不确定
P	空腹诱发,制酸剂、H_2受体阻滞剂缓解	进食的性质会诱发或缓解疼痛	触痛明显,难以缓解	不确定
Q	烧灼痛,程度中等	烧灼或痉挛性疼痛,可为重度	锐痛或烧灼痛,中、重度	含混、广泛,不能清晰表述
R	上腹部、向双下胸(T_6~T_{10})或背部(后壁穿孔)放射	C_7~T_{12},放射到口咽、耳、颈部甚至脐下	附近皮肤	前胸、腹部
S	腹部压痛、恶心	吞咽困难、夜间喘咳(误吸)	皮肤痛觉高敏、疼痛先于皮疹、发热、颈部僵硬感	憋气、食欲减退、疲劳
T	发作时间较长	短暂发作	出疹前数天疼痛最严重	不定,从数小时到数天
U	嗜烟酒、幽门螺杆菌、紧张	肥胖、腹部外伤、嗜酒、贲门失弛症、硬皮病	出疹前数天疼痛最严重	抑郁或焦虑病史
V	内镜、钡餐造影	食管测压、测酸、胆碱试验	病史、典型的皮疹	全面检查后无明确病因

(二)呼吸系统疾病

呼吸系统疾病引起的胸痛虽然不是最常见,但确是胸痛的一个重要病因,常需胸片或CT检查来诊断,病变部位与疼痛部位的关系:气管病变时胸痛反映在颈部;隆突病变胸痛反映在胸骨上部;主支气管病变胸痛反映在同侧胸骨外缘;壁层胸膜病变胸痛反映在对应的胸壁;膈肌病变胸痛反映在下胸及上腹部,伴肩、颈部放射。

肺癌疼痛部位与以上对应的部位稍有不同,如左肺门部肺癌,引起胸骨后、胸骨外侧缘及肩胛下疼痛,右肺门部肺癌在胸骨外侧缘,上叶在前上胸部、肩峰及三角肌部,下叶在肩胛下部,疼痛为自发性,伴对应部位的痛觉过敏及肌肉压痛。

其他常见引起胸痛的肺部疾病有以下几种。①肺栓塞:肺动脉栓塞指肺动脉腔内停留有血凝块,阻断肺动脉血流达肺组织。这是一种致命的胸痛病因,要特别注意病史或高危因素,以免误诊。肺栓塞的症状可能包括突发、锐性胸痛，深吸气或咳嗽时加重，可能还有其他症状，如呼吸困难、心悸、焦虑或晕厥。肺栓塞需急诊药物治疗，很少需要手术治疗。②胸膜炎：锐性、局限、吸气或咳嗽时加重的胸痛可能提示胸膜炎，胸膜炎可由多种疾病引起，包括：肺的急性病毒或细菌感染（肺炎）及自身免疫性疾病（如狼疮），也可由于肺栓塞或累及肺表面的肿瘤造成的肺损伤，甚至肋骨骨折造成的肺损伤等。治疗以处理原发病为主，非处方止痛药很少会有作用，除非炎症消退。③其他呼吸系统疾病：肺萎陷（如气胸）、肺动脉高压和严重的哮喘等也可引起胸痛。

（三）胸壁疾病

胸壁或胸膜疾病所致的疼痛特点：深呼吸、咳嗽时加重，常限制患者的呼吸运动，胸膜引起的疼痛可在出现胸腔积液后缓解，可有局部定位不准的深压痛，且疼痛较轻。而胸壁痛常有定位准确的局部压痛。

1. 肋软骨炎

肋软骨炎是一种非特异性、非化脓性肋软骨炎性病变，临床上较多见，主要临床表现为肋软骨局限性疼痛。如果疼痛区肿胀，则被称为 Tietze 病。本病病因不明，1921 年 Tietze 首先报道此病，故也称为 Tietze 病。

（1）可能与以下因素有关：①多数患者发病前有上呼吸道感染史，有学者认为可能与病毒感染有关；②可能与胸肋关节韧带损伤有关；③可能与内分泌异常引起肋软骨营养障碍有关，因此也称本病为营养障碍性肋软骨萎缩症；④肋软骨的组织学检查正常，只是发育较粗大，有人也称作肋软骨增生症。

（2）诊断要点：①青年人，近期有呼吸道感染史；②局部疼痛是唯一的主诉，活动加剧，发作持续时间可长可短，多在 3～4 周自行消失，但常反复发作，迁延数月甚至几年，轻者仅感轻度胸闷不影响正常工作，严重时肩臂惧动，甚或牵及半身；③典型的临床表现：受累的肋软骨肿大隆起，局部压痛明显，但无细菌感染时的表皮红热征；④本病多侵犯单根肋软骨，偶见多根及双侧受累，发生部位多在胸骨旁的 2～4 肋软骨，以第 2 肋软骨最常见；⑤X 线检查无异常改变，但可用于排除肋软骨恶性肿瘤及其他病变。

（3）鉴别诊断：因局部有肿胀、凸起及疼痛，应与肋软骨肿瘤、胸壁结核、骨折后骨痂形成等鉴别。

（4）治疗方法：治疗主要采用阿司匹林或其他非甾体类镇痛消炎药对症治疗，如布洛芬等。如疼痛明显，对症治疗欠佳，可考虑普鲁卡因和可的松局部封闭治疗，但全身应慎重使用肾上腺皮质激素类药。其他治疗包括理疗、热敷、放射治疗、抗感染、针灸等对症治疗效果较差。中医传统疗法如"复元活血汤"对缓解疼痛有效，但对肿大增粗的肋软骨无效。对少数非手术治疗无效的伴有肋软骨肿大明显而症状较多者、恶性病变不能排除者，应切除病变的肋软骨来治愈。

（5）术中注意事项：只要求将肿大增粗的肋软骨切除，需保留骨膜及胸壁其他组织。由于胸骨旁 2～4 肋软骨的多发性，且肿大增粗的肋软骨与胸骨紧贴，切除病变肋软骨时须注意勿伤及胸廓内动静脉。

2. 纤维肌痛

纤维肌痛是在 1990 年由美国风湿协会命名，也被称为纤维肌痛综合征，此前一度被称为肌风湿病、慢性肌痛综合征、精神性风湿症和疲劳性肌痛。此病是一种累及肌肉、韧带和肌腱的慢性疼痛性疾病，表现为清晨自觉肌肉僵硬、活动困难、疲劳和睡眠不足，而全身检查无引起疼痛的特异性疾病。近年来纤维肌痛的诊断例数逐渐增加，有人估计 2% 的美国人患过此病。病因不明，虽有很多理论，但没有一个被证实。其中一个学说是以下因素之一：紧张、睡眠不足、机械或精神创伤等激发了对痛觉敏感的患者发生此病症。其他学说包括中枢神经系统的创伤、感染、心理因素、生理因素。

此病女性多见，可能与男性很少因疼痛就诊有关。纤维肌痛的主要症状就是慢性疼痛——"全身痛"，疼痛伴沉重感或烧灼感，并常伴有肌肉、韧带、肌腱的僵硬、不适感。虽然类似关节炎，但并不属于关节炎，也不引起关节变形。纤维肌痛可能伴有失眠、疲劳、焦虑、压抑、紧张、头痛、手足刺痛、麻木、消化系统症状和对气候温度变化敏感等症状。症状可能会轻、重交替出现，但不会完全消失。通常是在第一年最重，虽然是慢性疾病，但不会进行性加重、致残或危及生命。

纤维肌痛的诊断较为困难，目前尚没有检查可以确诊或排除此病，其临床表现又与其他疾病相似，如甲状腺功能低下、类风湿性关节炎、Lyme病。如果常规的检查未见明显异常，排除其他疾病后仍有明确的疼痛，则可诊断此病。美国风湿协会提出的诊断线索包括：持续至少3个月的广泛疼痛，最少11个部位的压痛，这些部位被称为压痛点（图2-3）。但有很多人认为即使压痛点没有这么多，也可诊断为此病。

此病目前尚无有效治疗，但以下治疗步骤可缓解疼痛：①缓解精神压力：适度放松紧张的情绪，但完全静养、放弃活动者的改善程度不如保持适度活动者；②有规律的锻炼：最初的锻炼活动会加重症状，但坚持规律的运动锻炼，症状会改善，适度的锻炼包括散步、游泳、骑车、有氧运动，每次活动20～30分钟，每周活动4次或更多，伸展或舒适的姿势也很重要，在疼痛缓解期最好不要增加活动量；③充足的睡眠：规律和充分的睡眠非常重要，疲劳会加重症状；④药物治疗：适量的止痛药和小剂量抗抑郁药有利于缓解症状和延长睡眠，要尽量避免易于产生药物依赖的麻醉药和催眠药；⑤其他：有人试用按摩和热疗。

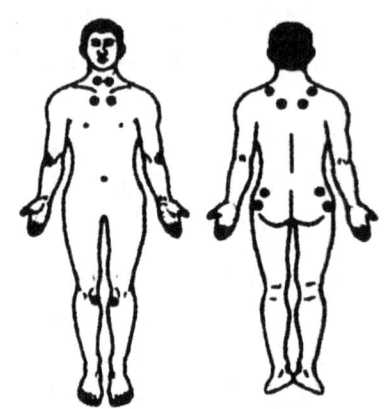

图2-3　诊断纤维肌痛的压痛点

其他：由于过度咳嗽、肋骨损伤或肌肉挫伤等原因，引起胸壁肌肉酸痛，胸壁肌肉痛在转体或上肢抬举时加重。如果尺神经传导速度减弱到48 m/s或更低，提示胸出口综合征。

胸壁疼痛的一般治疗包括：休息、热疗和非甾体类抗炎药，如布洛芬等。

（四）其他病因

1. 焦虑障碍

一些患者患无法解释的胸痛，可能是精神焦虑引起，精神紧张造成的胸痛包括：①一般性焦虑：一些既往有心脏病发作史者或有家族心脏病发作史者，对于胸痛较为敏感，如果这类患者稍有胸部不适，就会有类似心脏病发作的表现，并越来越重。但是绝大多数患者在被告知心脏检查正常后，病情不很严重后，自述疼痛会迅速缓解。②惊恐发作：这种与焦虑有关、可以诊断的疾病可引起胸痛，惊恐发作的定义是间断发作的强烈恐惧，并伴随类似心绞痛的症状，如胸痛、心率快、多汗和气短。

焦虑障碍很常见，可为引起胸痛的病因，或伴随其他引起胸痛的病因。治疗：常推荐改变生活环境，以减轻精神压力，抗抑郁药可能有效。

2. 引起非心源性胸痛的其他病因

神经受压或带状疱疹（一种水痘病毒引起的神经系统感染），慢性疼痛综合征，如纤维肌痛也可引起胸痛。另外，胆囊结石或胆囊炎、胰腺炎可引发急性上腹部疼痛，放射到胸部。较罕见的原因还有累及胸壁或转移的癌症也可能引发胸痛。

第四节　呼吸困难

呼吸困难是一种症状，也是一种体征。在呼吸困难时，有以下几个特点：呼吸需要用力，因而呼吸肌及副呼吸肌均参与运动。肺换气作用增加，呼吸深度或频率或两者同时增加。主观上有呼吸急促或气不够的感觉。

一、机制

（一）直接的化学性刺激
通常二氧化碳分压增加、氧分压降低或氢离子浓度增加均可直接影响呼吸中枢，引起呼吸困难。

（二）神经性刺激
1. 肺部反射

控制呼吸的神经因素对呼吸中枢的反射作用，经过迷走反射为最重要。

2. 颈动脉窦与主动脉弓的反射

这两处引起的反射可分为两类。

（1）压力性反射：即血压增高时，呼吸受到抑制，而血压降低时呼吸受到刺激。

（2）化学性反射：即血液二氧化碳增加，酸度增高或缺氧，可由反射作用而刺激呼吸中枢，代表化学与神经反射的合并作用。上述化学改变中，以血氧浓度显著下降时所引起的反射刺激最为重要。

3. 骨骼与关节的反射

肌肉与关节运动时，可由神经反射刺激呼吸。

4. 其他刺激

身体其他部位如皮肤、上呼吸道黏膜、感觉器官等都能发生刺激呼吸的反射。发热也能刺激呼吸中枢。

呼吸困难的基本原因是呼吸中枢受到刺激后，使呼吸作用增加。因此，上述各种化学性或神经性刺激的增加，都能引起呼吸困难。

二、病因

（一）呼吸及循环系统疾病
1. 心脏病

充血性心力衰竭是引起显著呼吸困难最普遍而主要的原因。产生呼吸困难的主要因素是肺充血，因为肺充血可使肺部发生的反射性刺激增强，同时肺活量减低。

2. 肺部疾病

如肺炎、肺不张、肺气肿及肺梗死等，部分由于肺部迷走神经反射增强，同时血液氧浓度降低或二氧化碳浓度增加。肺炎时因胸膜炎疼痛而引起反射性刺激，以及体温增高均是产生呼吸困难的因素。

3. 胸膜炎及气胸

呼吸困难主要由于肺活量降低所致。

4. 支气管性气喘及其他呼吸道阻塞

呼吸困难主要由于肺换气作用不足，引起缺氧及二氧化碳滞留。肺部反射性增强亦是重要因素。

（二）血液变化
1. 酸中毒

糖尿病酮症酸中毒或尿中毒患者血液中酸度增高而引起呼吸困难。

2. 贫血

呼吸困难常限于劳累之后，由于血红蛋白含量较低使氧交换的媒介缺乏。

3. 缺氧

如在高空时因空气稀薄所产生的呼吸困难。

（三）神经精神系统疾病
（1）颅内压增高或呼吸中枢附近受损害时，呼吸中枢因血流减少，或直接被压而受刺激。

（2）胸壁呼吸运动神经麻痹，使肺活量降低。

（3）出血或休克晚期时，血压显著降低，刺激颈动脉窦及主动脉弓的压力感受器，对呼吸中枢起反射作用。呼吸中枢血液供给不足亦为因素之一。

（4）癔症患者人为呼吸增强是高级中枢，尤其大脑皮质冲动的结果。

三、鉴别诊断

（一）充血性心力衰竭

其是临床引起显著呼吸困难最普遍而重要的原因，早期左心衰竭通常只有心跳加快及呼吸困难而无水肿。右心衰竭的症状除了心跳加快与呼吸困难外，患者常诉下肢水肿与上腹胀痛，这些症状与急性或慢性心包炎发生心脏压塞与充血现象相似，与肾炎或肝硬化亦相似，故须鉴别。

（二）大叶性肺炎

本病起病急，以寒战开始，继以持续高热，常伴有咳嗽及胸痛，铁锈色痰具有诊断价值。

（三）胸膜炎

胸膜炎主要症状为发热、咳嗽、胸痛。当渗出很快而量大，引起呼吸困难常显著，这些症状与肺炎相似，须加以鉴别。

（四）急性气胸

急性气胸起病急，开始通常有剧烈胸痛，呼吸困难因胸腔内压力增高而继续加重，患者烦躁不安，有窒息感觉，严重病例有休克现象。

（五）支气管哮喘

支气管哮喘主要由于支气管痉挛，其次是管壁水肿和管内韧性黏液增多，使管腔缩小所致。

（六）喉或气管阻塞

喉或气管阻塞可由于白喉、卡他性喉炎、过敏性血管神经性水肿、喉肿瘤及喉内异物吸入所致。气管阻塞可由于管外压迫、气管内肿瘤或肉芽所致。

（七）支气管阻塞

支气管阻塞由于异物吸入，黏液、血块、肿瘤堵塞所致，另有支气管外压迫如淋巴结、主动脉瘤或其他肿瘤等。

（八）肺气肿

肺气肿较严重肺气肿可引起呼吸困难。

（九）酸中毒

酸中毒常见于糖尿病酮症酸中毒和尿中毒患者。

（十）肺梗死

肺梗死可突然发生胸痛、呼吸困难、咯血，严重时可有休克。

（十一）呼吸运动受限制

膈向上移位或胸壁呼吸运动神经麻痹可妨碍呼吸运动，使肺活量减低而引起呼吸困难。

（十二）癔症

癔症患者常发生呼吸增强，引起碱中毒及手足抽搐症状。

第三章 心胸外科常规检查与特殊检查

第一节 心脏 X 线检查

心脏 X 线检查在临床应用中具有非常重要的指导作用，通过心脏 X 线检查在心脏循环系统中能快速判别心脏的大小、血管的搏动、心包渗出及增厚钙化等。在肺循环系统中，初步判断肺循环高压的程度，发现肺内异常病变，如肿瘤、炎症、结核等。目前尽管心脏 CT、MRI 等检查的出现革新了心血管影像技术，能更加清晰准确地评价心脏情况及肺部的异常病变，但是胸部 X 线检查因简单、经济、有效等特点，尤其起到对许多心、肺疾病的快速筛查作用，注定了其不可替代的地位。

一、X 线检查方法

对于目前心脏方面的 X 线检查主要包括透视、平片以及心血管造影检查，然而，透视与平片是目前心脏 X 线检查最基本、最简单的方法，而心血管造影检查是近年来快速发展起来的新的影像技术，尤其在心脏方面对于冠状动脉的评价是金标准。

1. 透视

透视是最简单的 X 线检查方法，可以从不同角度观察心、大血管的形状、搏动及其与周围结构的关系。吞钡检查可观察食管与心、大血管的邻接关系，对确定左心房有无增大和增大的程度有重要价值。透视影像清晰度较差，时间虽短，但患者接受放射量较胸片多，目前已基本不推荐使用。

2. 平片

正常的胸部 X 线中可见充满气体的肺和邻近的软组织结构形成良好的对比，所以可以清楚地显示肺动脉、叶间隙，而心脏表现为不透光，因此可以清楚显示心脏的轮廓大小。目前常规投照体位有后前位、右前斜位、左前斜位和左侧位 4 种。

二、正常心脏大血管 X 线影像

（一）后前位

患者直立，前胸壁紧贴片匣，X 线由后向前投照，在后前位上可以识别的主要心脏结构：右心房位于心右缘下段，较圆；心脏右下缘下方还可见小的三角形影，为下腔静脉，上段为升主动脉与上腔静脉的复合影。心左缘自上而下有 3 个比较隆凸的弧弓，依次为主动脉结、肺动脉段和左室。

（二）右前斜位

患者直位，右前胸靠片匣，身体与片匣成 45° 角。X 线从患者左后投向右前，前缘自上而下为升主动脉、肺动脉段、肺动脉圆锥，右室或左室视投照角度大小而定。肺动脉圆锥亦称右心室圆锥，是右心室接近肺动脉瓣的部分，亦即右心室漏斗部，心脏与前胸壁之间的倒置三角形透光区称心前间隙。后缘自上而下为左房、右房及下腔静脉,心脏与脊柱之间的透明区为心后间隙,食管为心后间隙内的主要结构,紧靠左房后方。正常时此段食管可有轻微压迹,但绝无移位;食管下端及胃气泡偏居前方,为识别右前斜位的标志。

(三)左前斜位

患者直立,左前胸靠片匣,身体与片匣约成60°角,摄片时吞钡。X线从患者右后投向左前。前缘自上而下为升主动脉、右房及右室。后缘上为左房,下为左室。正常左室一般不与脊柱重叠或重叠不超过椎体的1/3,旋转角如在60°以上,则左室与脊柱阴影分开。心影上方的弓形密影是主动脉弓,向前上行为升主动脉,向后下行为降主动脉。主动脉弓的下方与心影之间的透明区称主动脉窗,其间有气管、支气管和肺动脉阴影。食管下端及胃泡偏居后部,为识别左前斜位的标志。这个体位是对鉴别有无左心室增大常采用的位置。

(四)左侧位

患者直立,左侧侧胸壁靠片匣,X线从患者右侧投向左侧。心前缘全部为右室,后缘下部为左室,上部为左房。心后缘最下段(即下腔静脉)与食管之间为一透明间隙,左室增大时此间隙可消失。

三、影响心脏及大血管外形的生理因素

影响心脏及大血管外形的生理因素主要包括年龄、体型、体位、呼吸及妊娠等。随着年龄的增加,心脏的发育会逐渐成形,一般5岁以后,心脏的形态随身体的发育逐渐定型。此外,体型的高、矮、胖、瘦不同,使心脏形态的影像也有所变化,因此,如何鉴别正常与异常要具体根据患者的体型结构,基本可分为三种形态:垂位心、斜位心及横位心。体位改变、呼吸及妊娠时膈肌的运动对心脏形态同样具有影响,膈肌升高,心脏横径增大。

四、基本病变的X线表现

心脏及大血管病变经X线检查,根据心轮廓的改变,房室和大血管的增大或变小、搏动增强或减弱,以及肺循环的改变来分析疾病的状况。因此在分析X线表现时必须注意心脏、大血管的形态与肺循环的改变。

心脏增大包括心肌肥厚和心腔扩张。有些疾病的发展往往开始表现为心肌代偿性增厚,然后再出现心腔扩大。但是X线检查只能通过心胸比率确定心脏是否扩大,而不能区别是肥厚或者是扩张。

确定心脏增大最简单的方法为心胸比率法。心胸比率是心影最大横径与胸廓最大的横径之比。心脏最大横径取心影左、右缘最突出的一点与胸廓中线垂直距离之和,胸廓最大横径是在右膈顶平面取两侧胸廓肋骨内缘之间的最大距离。正常成人心影横径一般不超过胸廓横径的一半,即心胸比率≤0.5。这是一种粗略估计方法。心胸比率 = 心脏横径/胸廓横径 = $T_1 + T_2$/胸廓横径(图3-1)。

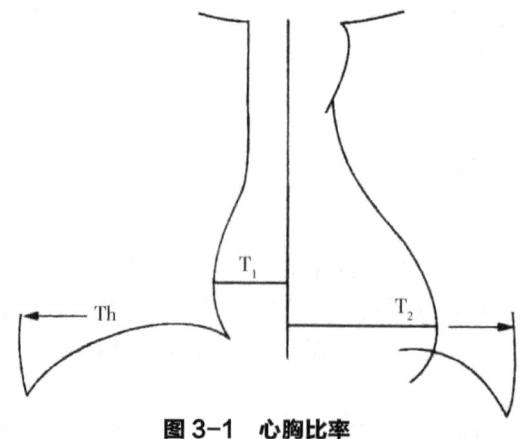

图3-1 心胸比率

通过右膈顶测量胸廓横径,T_1及T_2为左、右心缘最突点各向中线垂直线。$T_1 + T_2$为心脏横径。

1. 左心室增大的 X 线表现

①心尖向下、向左延伸。②相反搏动点上移。③左心室段延长、圆隆并向左扩展。④左前斜位旋转 60° 时，左心室仍与脊柱重叠，室间沟向前下移位。⑤左侧位，心后间隙变窄甚至消失，心后下缘的食管前间隙消失。左心室增大通常要考虑高血压性心脏病、瓣膜性心脏病，如主动脉瓣关闭不全或狭窄、二尖瓣关闭不全，先天性心脏病中包括室间隔缺损及动脉导管未闭、缺血性心脏病。

2. 右心室增大的 X 线表现

①后前位：心腰平直或隆起，肺动脉段延长，心横径增大，心尖向上翘。增大显著时，心向左旋转，心腰更加突出，主动脉球则不明显。

②侧位：心前缘与前胸壁的接触面增大，同时漏斗部和肺动脉段凸起，此为右心室增大的一个重要征象。

3. 左心房增大的 X 线表现

①右前斜位：食管中段受压向后移位。②后前位：在心右缘出现增大的左心房右缘形成的弓影，心底部双心房影。③左前斜位：左主支气管受压抬高。

4. 右心房增大的 X 线表现

①左前斜位：右心房段延长超过心前缘长度一半以上，膨隆，并与心室段成角；②后前位：心右缘下段向右扩展、膨隆，最突出点位置较高。

5. 全心增大的 X 线表现

①后前位：心影向两侧增大，心横径显著增宽。②右前斜位和侧位：心前间隙和心后间隙均缩小，食管普遍受压后移。③左前斜位：支气管分叉角度增大，气管后移。

五、心脏及大血管疾病的 X 线表现与诊断

（一）风湿性心脏瓣膜病

风湿性心脏瓣膜病可引起多个瓣膜损害，其中以二尖瓣狭窄为常见，其次为主动脉瓣及三尖瓣病变，而肺动脉瓣病变少见。二尖瓣狭窄时的早期 X 线表现通常不明显，但随着病程的发展，表现为左心房增大，肺动脉段突出，主动脉缩小，右心室房增大，即所谓的"梨形心"。增大的左心房可引起左主支气管向上移位，食管钡餐检查，左前斜位可见食管向后移位。二尖瓣往往可见瓣膜钙化，长期严重的二尖瓣狭窄可引起肺淤血和间质性水肿，可见叶间渗出液，Kerley C 线与 B 线相重叠。主动脉瓣轻度狭窄时，可出现左心室向心性肥大，X 线表现为心脏大小正常，左心室边缘变圆或心影延长等。随着主动脉瓣瓣口面积的减少，左心房及左心室出现失代偿性扩大，主动脉弓及降主动脉仍为正常大小。

（二）慢性肺源性心脏病

本病为由于长期肺实质和肺血管的原发病变或严重的胸廓畸形所引起的心脏病。原发疾病以慢性阻塞性肺病（COPD）为常见。通常合并有肺动脉高压或右心功能不全等表现，其 X 线表现可见右心室增大，肺动脉段突出，肋间隙增宽，肺-血管纹理增加，肺透亮度增加。

（三）心包炎

心包炎的常见病因有结核性心包炎、非特异性心包炎等，尤以结核性最为常见。心包炎可分为干性和湿性两种。

1. 心包积液

心包积液可引起静脉回流受阻，心室舒张及血液充盈亦受阻，心脏收缩期排血量减少，慢性心包炎很少出现急性心包填塞症状。一般来说，心包积液在 300 mL 以下者，心影大小和形状可无明显改变，X 线难以发现。随着心包积液的增加，X 线可见心影向两侧普遍增大，心缘正常弧度消失，形状呈烧瓶状；此外由于心脏舒张功能受限，右心房回流血液相对减少，因此，肺动脉血流减少导致肺纹理减少。

2. 缩窄性心包炎

由于心包脏、壁两层之间发生粘连，并形成坚实的纤维结缔组织，明显限制心脏收缩和舒张活动，导致回心血流减少。X 线表现为心包钙化，心影呈三角形。当合并左房压力增高时，出现肺淤血现象，

甚至可见胸膜增厚、粘连等。

（四）心肌病

不同心肌病的 X 线表现不一致，如扩张性心肌病的早期表现为左心室增大，透视下心脏搏动显著减弱。当出现心功能不全时，可见肺淤血及间质性肺水肿；肥厚性心肌病可表现为正常的心脏或呈局限性增大的左心室，如合并二尖瓣反流，可出现左心房增大；限制性心肌病表现为心肌僵硬伴左心舒张功能显著降低。X 线表现上心脏大小可以正常，肺纹理增加，呈肺淤血表现。

（五）常见先天性心脏病的 X 线表现

X 线胸片在诊断先天性心脏病并无特异性，需结合临床表现及其他辅助检查如超声心动图、心脏 MRI、心血管造影等。可根据肺血管纹理表现初步判断患者目前的病情程度。

1. 主动脉缩窄

主动脉缩窄特征性 X 线表现为主动脉弓轮廓的异常，在主动脉结的上下方可出现双重凸出影，这一形状被描述为"三字"征。后前位上由于主动脉、左锁骨下动脉都增大而重叠，导致主动脉弓模糊不清，此外，双侧对称性肋骨切迹对主动脉缩窄也具有一定的诊断价值。

2. 房间隔缺损

房间隔缺损时，心房出现左向右分流，可以导致右心系统的血流量增加，最后引起右心房增大为先，之后出现右心室增大，肺动脉高压。严重情况下引起双向分流，甚至右向左分流。X 线表现根据病程长短、缺损大小而有所不同。当缺损较小时，心脏大小可以完全正常。如缺损较大且病程较长时，患者可以出现心悸、气促等临床表现，此时 X 线表现可见心影增大，主要是右心房、右心室增大，其中以右心房增大为其特征性表现。当患者出现活动后发绀时，常可见肺动脉段突出明显，肺门血管扩张，常伴有"舞蹈现象"。

3. 室间隔缺损

室间隔缺损较小时，患者可无临床表现，此时 X 线胸片检查心影大小可完全正常。当缺损较大、病程较长时，可引起左心增大甚至全心增大。X 线表现为左心室增大，继而左心房增大，肺循环淤血等。当出现活动后发绀，X 线上常可见肺动脉段突出，提示肺动脉高压。当发现心前区心脏 4/6 级收缩期吹风样杂音及胸片上左心室增大时，应考虑室间隔缺损，下一步行心脏彩超检查，以便明确诊断。

4. 法洛四联症

法洛四联症为最常见的发绀型先天性心脏病，包括肺动脉狭窄、室间隔缺损、主动脉骑跨、右心室肥大。其临床表现为心悸、乏力、发育差、喜蹲踞、不好活动。体征：早期全身发绀、杵状指、趾。胸骨左缘第 2～4 肋间可闻粗糙 4/6 级以上收缩期吹风样杂音，P_2 减弱或消失。

（1）X 线表现：肺血减少，心腰凹陷两肺门小，肺野血管纤细稀少。严重者，形成侧支循环，肺门结构失常，中内带网状异常血管，肋骨下缘凹陷缺损。

（2）心脏表现：心脏呈靴型，轻至中度增大。右心室大，右心房轻度增大，左心室萎缩。主动脉及上腔静脉增粗，弓部突出，右前移位，可合并右位主动脉弓，右侧降主动脉。上腔静脉推挤外移，右心衰竭时上腔静脉增宽。

第二节 心血管造影和 DSA

一、心血管造影

心血管造影是向心脏大血管腔内快速注入造影剂，以显示心脏大血管解剖形态学和 / 或血流动力学异常的特殊 X 线检查方法。

心血管造影需一系列技术综合运用，包括大容量 X 线机、快速和连续的记录手段如快速自动换片、X 线荧光缩影片（100 mm 或 105 mm）、X 线电视录像或 X 线电影及快速向心脏或大血管腔内注入造影剂需用压力注射器等。

（一）X线机

X线机以 800～1 500 kHU X线管球的主机为佳，条件许可时应用双向设备更为方便。目前多应用X线电视录像或X线电影。前者记录速度为每秒25帧，后者摄影速度一般为每秒60帧（40～90帧/s），可做单帧或连续快速的图像分析，对研究判断解剖形态学异常和精细分析血流动力学异常均十分有利。

（二）高压注射器

高压注射装置是保障在短时间内经导管（85～125 cm）向心腔或靶血管内注入足够量造影剂，造成良好人工对比，使造影成功的必要设备。

（三）造影剂

目前国内普遍使用的仍为60%～76%的泛影葡胺（urografin）类制剂，每次用量按体重计算，一般不超过1.0～1.5 mL/kg，若因诊断需要必须超量应用时，应注意保持适当间隔时间（至少间隔30分钟以上），注意避免在体内滞留过多的造影剂。肝、肾功能不全者应慎用。对泛影葡胺等离子型造影剂过敏或反应明显者，可小心试用非离子型造影剂如优维显（ultravist）或欧姆尼派克（omnipaque）等。

（四）造影导管的选择

心室造影宜选用猪尾型或多个侧孔型导管，主动脉造影时可选用与心室造影相同的导管或先用尾环较小的角度猪尾形导管。使用端孔导管进行主动脉造影时，导管尖端应距主动脉瓣口2.5 cm以上，切勿过低。

（五）造影剂注入量与流率

流率是在单位时间（s）内注射造影剂的速度，即每秒注入多少毫升造影剂。注入剂量是造影时注入靶器官或靶血管内造影剂的数量，即按何种流率共注射几秒。

对血流速度快，靶器官或靶血管容量较大的部位（如心室、心房，胸主动脉或肺动脉等）造影时，流率必须要大，才能在短时间内有足够量的造影剂充盈于局部，显示靶部位形态学结构和血流动力学变化，这是造影成功的关键之一。对血管管径小、血容量不大的靶器官或靶血管造影时，流率和注入剂量必须降低，否则会造成意外损害。

二、数字减影血管造影（DSA）

（一）简介

DSA是用数字化的造影画面，减去数字化的背景画面只余下充盈造影剂的血管影像的造影方法。它是将摄像靶区的背景结构经高性能影像增强器，通过像素小、高分辨率的摄像管和数模转换及对数放大，变成数字化图像（称蒙片 mask）送入计算机甲存储器里，然后用同样方法，再将同部位的造影图像（称动像 living image）送入乙存储器内，由DSA控制台指令两者相减后，使背景图像正负相消，只余下因注入造影剂而显影的靶血管影像。它大幅度地提高了密度分辨率，使非减影情况下不能显像的细小血管内低浓度造影剂，也能产生良好对比清楚显影。然后应用窗技术进一步改善对比度和清晰度，达到影像诊断要求的最佳照片。

DSA设备均附有磁盘录像（VDR）或磁带录像（VTR），能实时地看到图像，及时修正或补充检查，对有诊断价值和需要会诊的画面，可用多幅相机选择性地拍成相片。

（二）方式

DSA根据造影部位和血流速度不同，可选用不同方式。由于注药途径不同，分为静脉法（IVDSA）和动脉法（IADSA）两种。前者又分为外围法（穿刺外围静脉由导管针或短导管注药）和中心法（导管送至腔静脉或右心房注药），这种给药方法除能显示相应静脉外，并能较好地显示右心房、右心室、肺动脉等右心系统，造影剂通过肺循环后被稀释，到达左心系统浓度有所降低，对胸主动脉及其主要分支、腹主动脉、肾动脉主干等较大的血管仍可显示，对细小动脉或脏器内血管显示较差。造影剂使用量大，造影剂的浓度要高，显影部位动脉影像重叠为其不足。而相对创伤性较小、方法简便、可在门诊检查、费用低廉为其优点。

IADSA采用Seldinger技术经股动脉插管，将导管选择或超选择插入靶器官或靶血管进行造影。可直接注入靶器官或靶血管，细小血管（1 mm）及其分支亦能清晰显影。同时还能使某些器官的实质或肿瘤染色显像，是现今最多用的 DSA 检查方法。

DSA 对主动脉及其主要分支的狭窄、阻塞、畸形（如主动脉弓畸形、缩窄、折曲以及头臂血管主要分支变异等）、主动脉瘤、主动脉夹层、颈部大血管及颅内主要动脉分支、右房右室、肺动脉、左室运动功能障碍以及心腔内占位性肿块或心腔变形有诊断意义。造影剂浓度高、剂量大为其重要缺点。一些患者移动、随意和不随意的运动如吞咽、呼吸、心跳、肠及胃蠕动等均能带来伪影，应尽量克服。

第三节 超声心动图检查

床旁超声心动图（UCG）能迅速提供有诊断价值的信息，在急诊科或 ICU 评价危重患者，有其重要价值。在 ICU 和急诊室，UCG 主要用于诊断威胁患者生命的情况，如主动脉夹层、心脏压塞和评价低血压或心衰患者的左室功能。在很多情况下，UCG 能提供非常敏感和特异的诊断信息，而且常常是必需的心脏诊断检查。

UCG 分为经胸 UCG 和经食管 UCG。过去由于机械通气、慢性阻塞性肺病（COPD）以及术后患者手术切口和绷带等，使经胸 UCG 在急诊 ICU 的应用受到限制。然而，随着经食管 UCG 广泛应用，急诊 ICU 应用经食管 UCG 能提供高质量诊断图像，因此能迅速解决主要临床问题。

一、经胸超声心动图

二维 UCG 可以实时（real-time）观察心脏不同断面的解剖轮廓、结构形态、空间方位、房室大小、连续关系与活动情况等，对心血管疾病诊断有重要意义。

（一）探查方法
常用的切面 UCG 仪有机械扇形扫描仪及电子相控阵超声仪。

（二）患者体位
一般取仰卧位，必要时向左侧倾斜 30° 或 45°，甚至 90°。有心功能不全者，可使头胸抬高，以减轻气急、心悸。如作胸骨上窝探查，可取坐位，或仰卧于检查台上，而将肩部垫高，颈部裸露。对肋间隙较窄声束进入有困难者，有时左臂上举可能有所改善。

（三）探测部位
1. 心前区

国内所谓心前区与国外胸骨旁位探查相近，上起右锁骨，下至心尖，内以胸骨左缘，外以心脏左缘（即肺未遮盖透声窗）包括区域。右侧探查时应注意标明。

2. 心尖区

心尖区指左侧心尖冲动处，如为右位心，应注明。

3. 胸骨上窝区

将探头置于胸骨上窝，向下指及心脏。

4. 剑下区（或称肋下区）

探头置于剑突之下，可做各种指向，以取得不同的切面。

5. 食管内探查

将小型的食管探头插入食管内，在相当于心房水平由后向前进行扫查，可得到心脏不同切面的图像。

（四）图像方位
用切面 UCG 检查心脏基本上用三个相互垂直的平面，即矢状面、横断面与冠状面描绘图像。难于心脏位置与这些平面并不平行，有一定夹角，超声所观察的切面与上述三平面亦不完全相同，故命名时用长轴切面、短轴切面与四腔切面代之。

1. 长轴切面

探测平面切心脏，与前胸体表垂直，平行于心脏长轴，相当于患者平卧，检查者从左向右观察。扇尖为前胸壁，扇弧为心脏后部，图右为头侧，图左为脚侧（此方位与腹部声像图相反）。由于心脏长轴有一定倾斜，故长轴切面与解剖学上之矢状面间有一个 30° 左右的夹角图。

2. 短轴切面

扫查平面横断心脏，与前胸体表及长轴相垂直。平卧检查者由脚侧向头侧观察心脏横断面，图像上下端分别为心脏的前后侧，图左为心脏右侧，图右为心脏左侧（此方位与腹部声像图相同）。

3. 四腔切面

探测平面与心脏长轴及短轴垂直，而与前胸体表侧近于平行。扇尖为心尖部，扇弧为心底部，图左为心脏右侧，图右为心脏左侧。如扇面倒置，则图像上下与解剖上下基本一致。

（五）经胸超声心动图的局限性

经胸 UCG 检查主要有以下几方面局限性：用低频换能器从胸壁获取的图像，心脏结构的分辨率较低。由于空气和胸壁影响超声图像，经胸 UCG 需要非常好的声窗。因此，肺气肿、COPD、胸壁外伤或胸骨切开手术的患者不宜作经胸 UCG 检查。同样由于疼痛、紧张或气体交换不良的患者检查效果欠佳。在心尖成像时，主动脉和二尖瓣的人工瓣阻碍声束的穿透，导致"声影"，由此可导致 Doppler 声束不能到达左房，在大多数情况下，不能显示彩色 Doppler 血流成像。

二、经食管超声心动图

由于食管位于心脏的后方，而且紧贴左房，经食管 UCG 将超声换能器置于食管内镜顶端。当超声换能器在食管内发射声波时，不受肺内气体和其他因素的干扰，可以清晰地显示心脏的结构，因此经食管 UCG 为心脏超声诊断开辟了新窗口。

（一）适应证

各种心血管疾病在经体表 UCG 检查图像不清晰，深部结构不易观察因而诊断不能明确者，均可考虑进行经食管 UCG 检查，其主要适应证如下：

（1）二尖瓣、三尖瓣与主动脉瓣疾病。

（2）人工瓣膜功能障碍。

（3）感染性心内膜炎。

（4）主动脉扩张及夹层动脉瘤疾病。

（5）冠状动脉-静脉瘘与冠状动脉窦瘤。

（6）先天性心脏病如房、室间隔缺损，Fallot 四联征或右室流出道及肺动脉干狭窄等。

（7）心脏内肿物及血栓形成。

（8）心脏手术监护。

（二）禁忌证

经食管 UCG 检查是一种无创性检查，能为某些心脏疾病的诊断提供重要依据。在检查过程中，除咽部不适或轻度恶心外一般无特殊反应。但需说明，重症心脏病本身常有一些突发的意外情况，故行经食管 UCG 检查过程中，个别患者也有可能出现某些并发症：①黏膜麻醉剂变态反应。②恶心、呕吐或呛咳。③严重心律失常（如 VT、Vf、心室停搏等）。④食管穿孔、出血或局部血肿。⑤其他意外，如 AMI、急性心衰、休克或大出血。

有以下情况者应列为禁忌证：①严重心律失常。②严重心衰。③体质极度虚弱。④持续高热不退。⑤食管静脉曲张、食管狭窄或炎症。⑥剧烈胸痛、胸闷或剧烈咳嗽症状不能缓解者。⑦血压过高或过低者。⑧ AMI 急性期。

（三）检查前准备工作

1. 患者的准备

（1）预约检查日期，嘱患者检查前 12 小时内禁食，检查当日清晨可口服地西泮 2.5 mg。

（2）插管者应复查经胸 UCG，再次核实适应证和禁忌证情况，并检查患者一般情况，包括体温、脉搏、呼吸与血压。

（3）进行检查之前，须由插管者向患者证明检查的必要性，解释检查的过程及可能出现的不适，消除患者疑虑和不安。

（4）检查者应向患者家属说明术中可能发生的意外，征求家属的同意与合作，请家属签署知情同意书。

（5）对病情严重者，希望有临床医生陪同，以便在发生异常情况时，及时处理。

（6）确认患者无活动义齿后，令患者保持左侧卧位。

2. 急救措施的准备

为确保检查过程中患者的安全，以备在发生意外时能及时救治，经食管超声检查室必须具备必要的急救设备。

（1）急救药品：经食管超声检查室需常备心血管的急救药品，如毛花苷C、呋塞米、利多卡因、肾上腺素、异丙肾上腺素、间羟胺、二甲弗林和阿托品。出现严重心律失常、急性心衰、呼吸衰竭和休克等严重意外事件时以便进行抢救。

（2）输液器材：必要时迅速建立静脉通道进行抢救。

（3）吸氧设备：无中心供氧条件时，需配备有充足氧气的氧气袋及氧气表、氧气瓶、氧气面罩等。

（4）吸痰器：检查过程中患者口咽部会有大量的分泌物，为防止患者呛咳或窒息，需随时抽吸口腔内的分泌物。有条件时使用电动吸痰器，也可使用大注射器进行人工抽吸。

（5）除颤器：经食管超声检查之前，除颤器通电检验其性能及工作状态是否良好，熟悉仪器操作。检查过程中，要安排专人负责。

3. 食管探头的消毒

在进行经食管超声检查之前，需常规对食管探头进行消毒，以0.1%氯乙定浸泡30分钟以上方可使用。

（四）检查程序

1. 人员安排

为确保检查安全顺利进行，参加经食管超声检查插管的医务人员至少应为经过专业培训后的相当于主治医师职称以上人员，同时需另有一位医师操作仪器，观察荧屏上的图像与ECG变化。

2. 局部喷雾麻醉

为了顺利插管，首先进行局部麻醉。以2%利多卡因溶液喷雾咽部，令患者将溶液含漱在咽部。2~3分钟后，再次喷雾利多卡因溶液，保持3~5分钟，使咽部黏膜被充分麻醉。在插管时，恶心与呕吐反应将明显减轻甚至消失。

3. 食管探头的插入

食管的插入有两种方法：

（1）第一种方法：进行食管插管时，患者取左侧卧位，检查者佩戴消毒手套，站于患者左侧。插管前先将咬口垫套在管体上，再将超声耦合剂涂于食管探头顶端及前段的表面，以润滑食管，并避免食管与探头之间的气体阻隔。检查者右手执食管探头的管体。

（2）第二种方法：患者取仰卧位，检查者站于患者的右侧，左手执食管探头的管体，右手操作仪器的面板。第一种方法需要多人操作，第二种方法只需一人即可完成操作。前者患者左侧卧位，有利于食管分泌物的排出，不易引起咳嗽。后者患者为仰卧位，食管分泌物难以自行排出，易发生呛咳，影响图像质量。每个操作者可根据自己的习惯，选择不同的操作方法。食管插管过程所需时间约为3~5秒。多数情况下，在患者尚未出现恶心或呕吐之前，插管操作已顺利完成。插管过程中如感到有阻力，则应调整探头，重新插管，切不可盲目、粗暴地强行插入，避免造成咽部与食管的机械性损伤。

4. 图像方位设定

插入探头后，据检查需要调整探头位置、进退和方向，仔细观察图像。关于经食管UCG图像方位问题，目前尚无统一认识。图像上下倒转，使扇尖在下，弧面在上，其方位与经胸壁UCG检查相似，以利于识别和观察。多数探查的图像还是正向放置。

5. 密切观察病情

插管者与视屏观察者需密切观察患者一般情况和反应，全程密切监护 ECG。左侧口角放低，以利口腔分泌物的流出。轻度恶心者应按压合谷，并予以安慰。一旦发现病情恶化，应立即退出探头，及时进行处理。

检查全过程一般为 10～15 分钟，时间不宜过长。检查完毕退出探头后，让患者平卧休息数分钟再离开检查台，并嘱其 2 小时内不宜饮食，4 小时后可进流食。

三、经食管超声心动图的优越性与局限性

（一）经食管超声心动图的优越性

（1）从解剖学观点来看，由于超声探头位于食管之内，紧贴左房后壁，检查时声束不受胸壁结构（如胸骨、肋骨）与肺内气体的干扰，故可对肺气肿、肥胖、胸廓畸形与肋间隙狭窄的患者进行检查，获得在胸前区探查时难以比拟的清晰图像。

（2）经胸壁检查时，心脏深部结构处于声束远场，分辨力差，图像显示模糊。改用经食管检查时，可使用 5 MHz 的高频探头，分辨力增强，信噪比值提高，更细致地显示处于声束近场的心脏后部结构如肺静脉、胸主动脉、二尖瓣、左房及其腔内缓慢移动的烟雾影，故对二尖瓣狭窄、二尖瓣脱垂、人造瓣膜与主动脉夹层动脉瘤的诊断有重要价值。

（3）经胸壁检查时，由于肺叶的遮盖，即使在正常人，其上腔静脉与左心耳等也难以显示。而在经食管超声检查时，肺组织位于远场，而上腔静脉与右心耳位于中场，声束不受干扰，因而能呈现比较清晰的图像。

（4）经食管探查时，房间隔与声束垂直且在近场，不产生回声失落现象，心房水平由左向右的彩色与频谱分流信号显示非常清楚，故能准确观察房间隔有无异常。

（5）胸前进行多普勒检查时，心脏深部腔室内的血流信号不易显示，而改为经食管检查时，距离缩短，声能较强，且脉冲重复频率可以提高，使彩色多普勒与频谱多普勒信号增强，色彩鲜明，且无彩色与频谱倒错（混叠）现象出现，故易于判断。

（6）双平面或多平面经食管 UCG 从横断面和纵断面以及多轴向剖面显示心脏的解剖结构，既能显示类似 CT 断层的横断面图像，又能提供类似磁共振成像或血管造影的路径图（road map）的纵切面图像，从而为心血管病的诊断和外科手术提供了准确的解剖学资料，也为心脏三维结构的重建提供了丰富的信息。

（二）经食管超声心动图的局限性

食管 UCG 检查虽有显著优点，但从解剖学角度考虑，仍有其局限之处。

（1）食管上段与心脏之间夹有气管，由于气体阻挡，经食管超声检查时，位于气管前侧心底结构，如升主动脉上段、主动脉弓近段、上腔静脉上段等不能显示，形成不易探查的盲区。

（2）食管探头发射频率高但换能器面积甚小，检查时在其中远场由于声能衰减，声束扩散，分辨力减低，故图像清晰度较差，此即经食管超声检查时右室流出道、肺动脉瓣等结构显示欠佳的原因。

（3）食管走向固定，探头位于其内，检查时管体与换能器只能在食管内纵向进退、水平转向或稍做左右前后屈伸，但不能超出食管而随意移动扫描，在双平面扫描所显示的切面上不易看到真正的心脏长轴与短轴径线，影响对腔室形态和大小的精确观测。

（4）目前所用的食管探头直径较粗，为 9～16 mm。儿童专用探头虽然较细，约 7 mm 甚至减至 4.5 mm，操作方便，刺激性小。随着换能器面积的缩小，发射能量、转换比率与分辨力也会减低，故图像质量将会受到影响。

（5）经食管超声的纵切面图像中右室流出道，升主动脉和上腔静脉等走行方向与多普勒声束方向几乎垂直，不利于进行血流的定量检测。多平面经食管超声检查在一定程度上可克服上述不足。

四、超声心动图在 ICU 中的临床应用

在 ICU 病房，UCG 常用于评价左室功能。在不能解释的低血压、心衰和 AMI 伴有机械性并发症时，UCG 资料有助于指导治疗。近期的一份研究表明，约 50% ICU 患者血流动力学不稳定是经食管 UCG 的指征。床边 UCG（包括经胸和经食管 UCG）能够迅速提供左室大小、收缩功能及左室充盈，同时能显示瓣膜反流和获得性室间隔缺损的血流紊乱。

（一）左室结构和功能

1. 低血压

全面的二维超声检查能够迅速提供 EF。EF 是临床应用最广泛的左室收缩功能指数。在二维图像上，计算左室 EF 通常是假设左室为某种几何形态，采用心内膜自动勾边和手动勾边的方法，计算出左室收缩末期容量和舒张末期容量，然后再计算出射出分数。因为左室腔径和容量能够定量测量，所以 UCG 用于诊断低容量血症。UCG 证实左室收缩末期容量和舒张末期容量减少，但 EF 正常或偏高。术后 24～48 小时内的患者，低容量血症是低血压的重要原因之一。

老年患者的主动脉瓣狭窄瓣膜置换术，术后的处理和评价，UCG 是其主要的评价手段。在这些因低血压而作 UCG 的患者，通常有显著的室壁肥厚、EF 大于 70% 的高动力收缩功能、较小的心室容量以及与流出道狭窄一致的 Doppler 信息。根据这些信息进行术后处理，可使病情得到明显改善，例如停止使用正性变力性药物、补充适量的液体，在某些情况下，需要应用 β-受体阻断药和/或钙通道阻滞药。只有正确的诊断，才能做出适当的处理。由于临床表现、X 线、甚至 Swan-ganz 导管的资料有可能出现误导，因此在主动脉瓣疾病术后患者通常进行 UCG 检查。

2. 心力衰竭

出现心衰时，40% 以上患者的 EF 仍有 45% 或 >45%。当 EF 正常时，心衰的心脏原因包括急性严重的二尖瓣或主动脉瓣关闭不全，或由心肌缺血、高血压性心脏病引起的左室充盈受损。事实上，大多数心衰伴 EF 正常的患者有高血压病史，长期的高血压伴有或不伴有心肌缺血。在正常舒张压时，左室不完全充盈，随着左室的完全充盈，左室的舒张末压升高，结果导致肺充血。二尖瓣口舒张期 Doppler 血流频谱用于评价左室舒张功能异常。"松弛性"异常的频谱通常伴有长期高血压，"限制性"的频谱提示左室充盈压升高伴左室顺应性异常。这些频谱可以改变，例如应用硝酸甘油或利尿药后，"限制性"频谱可以转换为"松弛性"频谱。左室 EF 正常伴有"限制性"或"松弛性"频谱意味着舒张功能不全，这可能是心衰病因之一。

Echeverria 等证实了 UCG 在心衰中的临床应用价值。Echeverria 对 50 例连续的患者进行 UCG 检查，EF < 50%，12 例患者 UCG 显示的指征比临床所期望的要差。在 EF 减低组，37% 的患者由于 UCG 检查而改变了治疗方案。40% 以上的患者 UCG 提示心衰，但 EF 正常，这些患者通常患有高血压性心脏病。20 例中的 18 例患者，临床认为 EF 减低，而 UCG 提示 EF 正常，12 例患者改变了临床治疗方案。二维 UCG 与 Doppler 技术的结合可以查明 2/3 患者的心衰机制。

3. 急性心肌梗死

UCG 是明确 AMI 伴有机械性并发症的主要方法。UCG 能迅速估测左室 EF，同时可以明确 AMI 患者的低血压是由于泵功能降低、右室梗死、低血容量或机械性并发症（如室间隔破裂）。在 AMI 时，UCG 能够观察到室壁运动异常。总的来说，当冠脉血流减少 20% 以上时，UCG 能够检测到室壁运动异常，表现为收缩期增厚率减低和矛盾运动。冠脉血流减少到 50% 以上时，UCG 检测到的室壁运动异常是非常可靠的。Stamm 等观察到第一次 AMI 的患者的节段性室壁运动异常与冠脉的分布密切相关。研究表明，除某些回旋支动脉外，单支血管病变的室壁运动异常与冠脉的分布呈显著相关，多支血管病变也能应用室壁运动异常进行精确定位。

UCG 同样用于估测 AMI 损伤的范围。尽管在动物实验和人体研究证实 AMI 的范围在 UCG 与尸检之间存在极显著相关，但 UCG 通常高估梗死的范围，这主要是 UCG 将解剖上正常而功能上异常的心肌包括在梗死心肌的范围之内。尽管如此，UCG 仍是估测 AMI 范围的有效方法。

另外，在诊断 AMI 和评估胸痛综合征患者的危险程度时，二维 UCG 能敏感和精确地显示 AMI 的机械并发症。这些并发症包括室壁瘤形成、梗死范围的扩大、假性室壁瘤、右室梗死和附壁血栓等。彩色 Doppler 血流成像能够迅速地显示 AMI 并发的血流紊乱。在 AMI 时，UCG 能敏感检测到急性室间隔穿孔、乳头肌功能不全和腱索断裂。因此，在 AMI 后出现收缩期吹风样杂音时，进行二维 UCG 和彩色血流成像检查有其重要的价值。在一些不宜做经胸 UCG 检查的患者，可进行经食管 UCG 检查，尤其是严重二尖瓣关闭不全和室间隔穿孔的患者。

（二）心脏瓣膜

1. 狭窄和反流

应用 M 型、二维和 Doppler 技术综合评价心脏瓣膜性疾病。二维 UCG 用于显示反流的病变部位和解剖的变化，如二尖瓣的连枷瓣。彩色血流显像对紊乱血流的大小和方位进行半定量。二维和 M 型 UCG 的结合用于评价左室大小和功能，帮助确定瓣膜反流时的左室功能。UCG 的这些参数有助于指导瓣膜置换的时间。

UCG 技术同时广泛用于评价瓣膜狭窄。脉冲和连续 Doppler 可以测量与狭窄相关的最大流速，并根据 Bernoulli 方程式估测量最大和平均压差，这些速度的测量同样用于估计狭窄瓣膜的面积。Doppler 压力阶差与侵入性检查结果密切相关。

2. 感染性心内膜炎

在 ICU 中，UCG 通常用于评价疑诊感染性心内膜炎的患者。对临床怀疑感染性心内膜炎的患者进行经胸 UCG 检查，其敏感性为 44%～80%。现已发现，UCG 对感染性心内膜炎有高度的特异性和阴性预测值，能够确定脓肿的形成。其假阳性结果可能由下列情况引起：非特异性的瓣膜增厚、退行性或风湿性瓣膜硬化、腱索断裂或瓣膜严重的黏液样变。在感染性心内膜炎，脉冲和彩色 Doppler 血流成像能帮助评价瓣膜反流部位和严重程度。

Shively 等最近报道，当 UCG 诊断为感染性心内膜炎时，经食管 UCG 较经胸 UCG 敏感（94% 和 44%，$P < 0.001$）。当经胸 UCG 提示有细菌性心内膜炎但无赘生物时，经食管 UCG 检查非常有帮助。经食管 UCG 同样可以证实临床上尚未发现的心内脓肿。

Daniel 等报告 118 例自身瓣膜和人工瓣膜感染性心内膜炎的经食管 UCG 检查，其中 44 例有一个或多个部位的心内脓肿，典型者为主动脉瓣环的链球菌感染灶，经食管 UCG 证实 40～46 个心内脓肿，而经胸 UCG 仅为 13 个心内脓肿，其敏感性分别为 87% 和 28%。

经胸 UCG 能够证实心内膜炎患者并发症增加的危险因素。Stafford 和 Buda 等观察，经胸 UCG 证实有赘生物的心内膜炎患者临床并发症的发生率较高。Buda 的系列研究表明，赘生物直径大于 10 mm 时，发生栓塞和心衰的危险性非常大，需要外科介入治疗，而且病死率较赘生物小的患者要高。Mugge 等研究表明，在 47 例赘生物直径 10 mm 的患者，22 例发生栓塞事件；而 58 例赘生物直径小于 10 mm 的患者，11 例发生栓塞。Sanfilippo 等对 204 例心内膜炎患者的 UCG 进行回顾性分析，结果显示抗菌药物治疗无效、心衰、栓塞、需要外科治疗和住院病死率等与赘生物大小密切相关。而且 UCG 对赘生物的描述，如密度、活动度和范围等可以预测并发症的发生。

（三）主动脉及大血管

1. 胸主动脉夹层

胸主动脉夹层需要迅速、准确地做出诊断，才能挽救患者的生命。在此之前，主动脉夹层的诊断依赖于血管造影和 CT。最近，经食管 UCG 和 MRI 用于主动脉夹层的诊断。经食管 UCG 大大地扩展了 UCG 在评价主动脉夹层中的作用，同时经食管 UCG 有助于发现肺梗死。因此，经食管 UCG 常常用于急性胸痛和呼吸困难患者的鉴别诊断。

对怀疑主动脉夹层的患者可行经胸 UCG 进行检查，由于其诊断的敏感性较低（特别是降主动脉夹层），不能对主动脉夹层进行确诊，通常不用于主动脉夹层的诊断。UCG 诊断主动脉夹层的依据是主动脉内有撕裂或扑动的内膜和假腔形成。如果假腔有血栓形成，钙化的内膜向中心移行可作为诊断主动脉夹层的指征。在危重症患者，由于难以获得理想的声窗，经胸 UCG 很难获得主动脉完整的图像。经胸 UCG 对主动脉夹层诊断的敏感性为59%~63%，特异性为96%~100%。由于食管靠近主动脉，经食管UCG能清晰地显示升主动脉和降主动脉，除MIU外，多种影像技术比较的结果表明经食管UCG对主动脉夹层的诊断最为准确。

经食管UCG较其他影像技术有许多优点：①方便易行，即使在进行治疗和血流动力学监测时也可以进行床旁诊断。②实用，在超声探头放入之后，数分钟之内即可排除主动脉夹层。③微创。④不需要静脉应用放射性造影剂。⑤耗资少。经食管UCG同样可以评价左室功能、主动脉瓣情况、主动脉瓣反流和引起心脏压塞的心包积液。除MRI外，其他影像技术并不具有这些优点。由于MRI扫描时间很长，因此不适宜对血流动力学不稳定的危重症患者进行检查。经食管UCG已经成为诊断主动脉夹层首选的影像技术，在很多情况下，无须做其他检查，甚至包括血管造影。

2. 急性肺动脉栓塞

经胸UCG可以提示肺动脉栓塞的某些证据，如右室扩大/肺动脉高压等。经食管UCG可以显示肺动脉血栓，在某些胸痛综合征和/或不能解释的呼吸困难或低氧血症患者，经食管UCG应该仔细检查肺动脉。

3. 创伤

严重的非开放性创伤同时合并有主动脉损伤。近期的一些研究证实，经在胸部创伤的患者进行食管UCG检查明显优于血管造影和CT。瓣膜的损伤可导致严重的主动脉瓣关闭不全。经胸和经食管UCG通常可以显示主动脉瓣穿孔和关闭不全。

4. 心包疾病

在ICU，除外心脏压塞的主要方法是UCG。M型和二维UCG可以检测心包腔积液，同时可对心包腔积液进行定位。在床旁可以指导心包腔穿刺。大量心包腔积液患者心包腔内压力增加，常导致右室游离壁的舒张早期障碍和右房游离壁的舒张期障碍。

第四章 心胸外科手术的麻醉

第一节 胸外科手术的麻醉

胸外科手术主要部位包括食管、双肺和纵隔。手术方式有根治性手术和检查性操作。根据创伤的不同可有开胸和腔镜下手术。胸外科手术与其他手术相比有很多特殊性，除纵隔镜检外，大多数手术均采用侧卧位，开胸正压通气后两侧肺的通气血流比会发生不同的变化。如果侧卧位体位安置不当，长时间手术后还可能会引起某些神经和器官如臂丛、眼、耳、男性生殖器等的损伤。其次，手术过程中除了对胸腔内器官的分离、切割外，由于牵拉大血管和压迫心脏可使静脉血的回流和心脏收缩受到影响，分离食管或肺门时常常刺激迷走神经从而产生一系列的血流动力学变化，比如血压下降、心率减慢，有时甚至可引起心律失常等。另外，为了达到隔离感染的肺部或方便手术的目的，胸外科的大部分手术需要气管内双腔插管和实施单肺通气。由于一侧肺的塌陷、通气血流比的失调，明显增加了术中缺氧或低氧血症的发生概率。气管内肿物切除手术的任何一个阶段都有急性呼吸道梗阻的危险，需要胸外科医师随时在场。因为围胸外科手术期的变化多端，管理要求相对要高，特别是麻醉医师和手术医师之间的沟通与配合尤为重要。以下就不同胸外科手术的相关问题进行阐述。

一、肺切除手术的麻醉

（一）麻醉方法的选择

硬膜外腔阻滞复合全身麻醉或全身麻醉。复合硬膜外麻醉可以减少全麻药及肌松药用量，降低术中应激，缩短术毕苏醒时间。

硬膜外腔阻滞复合全身麻醉时，应在全麻诱导前放置硬膜外导管。硬膜外注射试验剂量1.5%利多卡因3 mL +（1∶200 000）肾上腺素，确认没有出现高血压或者心动过速以及药物误注入蛛网膜下隙，并记录麻醉平面后开始全麻诱导。如无特殊问题可实施标准诱导。在尽量减少对声门损伤的前提下选用最大号的塑料双腔气管导管（DLT），男性选用39～41 Fr，女性选用37 Fr。通过听诊可以基本判定，纤维支气管镜可以确定DLT位置。当纤维支气管镜自主气管孔进入气管腔，显露隆突，在主支气管中可见蓝色支气管套囊的边缘，表明双腔管位置恰当。麻醉维持可选择吸入麻醉剂如异氟醚（1.0%～1.5%）或静脉麻醉剂如异丙酚＋芬太尼（或瑞芬太尼）。在联合应用硬膜外麻醉时，可减少全麻药的用量。每45分钟通过硬膜外导管注入利多卡因（1.5%或1.0%）5～10 mL，或每1.5～2小时注入0.5%盐酸丁哌卡因（或罗哌卡因）5～10 mL。

（二）术中麻醉管理重点

术前开放两路静脉通路。术中监测除常规监测如心电图、氧饱和度、动脉血压和尿量外，肺切除术以及合并心脏疾病的患者可以选择中心静脉压（CVP）和/或肺动脉压（PA）。开胸情况下，CVP测定可能不够准确。在手术开始前置入的肺动脉插管对肺切除术可能有影响。通常对低血容量患者应用椎管内麻醉药可能引起低血压需要使用血管活性药物。在单肺通气（OLV）状态时必须给予连续的氧供。术后外周血管阻力与被移除肺组织成正比。高血容量将增加患右心衰的危险性。全肺切除患者通常静脉输液总量控制在 1 000 ~ 1 500 mL。

为防止低氧血症的发生，应避免使用 N_2O，尤其在单肺通气（OLV）状态时应使用 $FiO_2 = 1.0$。肺部手术操作会引起血管活性物质的释放，此类物质可能与低氧性肺血管收缩（HPV）反射有关。

单肺通气时呼吸管理：单肺通气时的潮气量不变可以避免从属肺（通气侧）的肺不张，调整通气次数以避免过度通气。术中单肺通气时当 $FiO_2 = 1.0$ 并应用较大潮气量时，低氧血症发生率很低。如果脉搏氧 < 94% 或 PaO_2 < 13.3 kPa（100 mmHg）时，需重新检查 DLT 的位置。DLT 的支气管套囊可能阻塞通气肺的上叶支气管开口，或 DLT 套囊可能进入气管隆凸，阻塞双侧肺。单肺通气过程中有效纠正低氧血症的方法有：①在不影响术野的情况下，应用 100% O_2 和 0.49 ~ 0.98 kPa（5 ~ 10 cmH_2O）持续正压通气（CPAP）向手术（萎陷）肺吹气；②间断膨胀术侧肺；③全肺切除时阻断侧患肺的肺动脉可完全消除分流。对通气肺可以应用 PEEP（呼气末正压通气），但要小心，因肺泡的过度膨胀会增加萎陷肺的血液分流而加重低氧血症。

在关胸前，肺部吹入 2.94 kPa（30 cmH_2O）压力膨胀不张区域，并检查是否有漏气。放置胸腔引流管，促进肺膨胀。术毕应尽早拔除气管插管。如术后需要机械通气，可将双腔管换成普通高容量低压套囊气管导管。患者应以头高位在面罩吸氧下转入麻醉后恢复室（PACU）或 ICU。如果血流动力学不稳定，转送中应监测 ECG、脉搏氧饱和度及血压。

（三）术后镇痛

经肋间开胸手术术后疼痛剧烈，多数患者疼痛评分（10 分制）达到 7 ~ 10 分，可严重影响术后肺功能的恢复，并对心血管及多个器官功能有不同程度的负面影响。有效的镇痛是患者咳嗽、深呼吸和早期行走所必需的。

最有效的镇痛方法为胸段寰膜外镇痛。常用药物有 0.12% ~ 0.15% 丁哌卡因（或 0.15% ~ 0.2% 罗哌卡因）+ 2 mg/L 芬太尼（或 0.05 ~ 0.08 g/L 吗啡）。患者自控硬膜外镇痛 PCEA 泵设置：基础输注量 2 ~ 4 mL/h，PCA（患者自控镇痛）量 2 ~ 4 mL，锁定时间 10 ~ 15 分。连续输注时输注速度：6 ~ 10 mL/h。硬膜外镇痛的优点是镇痛效果确切，可有效降低手术引起的应激反应，减少深静脉血栓形成，加速肺功能恢复等。不良反应轻微，包括恶心呕吐、皮肤瘙痒、血压下降等。

冷冻止痛法是在关胸前游离切口、切口上下各一个肋间神经，分别冷冻（-50℃至 -70℃）90 秒。冷冻后肋间神经病理改变为可逆的，表现为轴索髓鞘肿胀变性、断裂溶解和坏死，1 周后减轻，神经膜细胞出现修复增生，1 个月基本完成，3 个月后完全恢复正常。肋间神经冷冻术后的无痛率可达 22%、轻度疼痛占 64%、中度以上疼痛约 14%。止痛时间为 20 ~ 30 天，切口周围麻木感 1 ~ 3 月，最长 6 个月。肋间神经冷冻术优点是止痛方法简便、效果明显。局限性：非肋间神经支配区无镇痛作用；无胸部交感神经阻滞后的益处，如改善冠脉灌注等，对术后转归影响有待进一步研究；部分患者感觉恢复慢，并出现伤口周围异常疼痛。

肋间神经阻滞：关胸前在切口处放置硬膜外导管，术后经此导管单次推注或连续输注局麻药。

肠胃外的阿片类药：若上述镇痛方法均有困难时，可采用经静脉、皮下注射阿片类药物，包括吗啡和芬太尼。给药方式有间断注射、持续泵入、患者自控镇痛（PCA）。由于阿片类药物的个体差异非常大，因此此方法用于开胸术后镇痛满意度不如上述其他几种方法。

二、肺大疱切除的麻醉

（一）外科手术特点

需要手术治疗的肺大疱种类多种多样，从多见于年轻人自发性气胸的小型肺大疱，到可引起呼吸窘迫的扩张、巨型肺大疱。小型肺大疱可通过胸腔镜切除，巨型肺大疱一般都是开胸应用血管钳及缝线，在病变基部切除。重要的是确保空腔尽可能闭合；特别是对巨型肺大疱及肺气肿患者，术后空腔裂隙可能增大，会引起衰竭。胸膜摩擦或胸膜切除可配合肺大疱切除同时进行，多用于年轻患者反复发作自发性气胸的小型肺大疱。小型肺大疱多位于上肺叶顶部。肺气肿的肺大疱可位于任何肺叶，但多见于肺上叶和下叶背段。术前可用 CT 扫描定位。若行胸腔镜切除，多采取侧卧位开胸。

（二）麻醉方法选择

全麻或全麻复合硬膜外麻醉。采用全麻快速诱导或保留自主呼吸气管插管。需双腔气管插管。如果用肌松药气管插管，间断正压通气期间注意控制吸气压。如果囊肿或肺大疱破裂，患侧可出现张力性气胸，若双侧病变，对侧也会出现张力性气胸。术中静脉、吸入或静脉吸入复合维持术中麻醉。

（三）术中管理重点

开放一路静脉。限制静脉输液，容量过负荷的患者右心衰竭的危险性增高。术中常规无创监测，包括 ECG、SpO_2、BP、$EtCO_2$ 和尿量，对合并心脏病患者选择性监测 CVP 或 PA。单肺通气隔离双肺。健侧肺可行间断正压通气。与常规胸外科手术相比，间断正压通气应使用小潮气量，高频率。吸气压力不应超过 0.98 kPa（10 cmH_2O），以减低对侧肺大疱破裂的可能。上肺应用 CPAP 处理术中低氧血症。在任何时候避免应用 N_2O，因为 N_2O 可使肺大疱容积增大。肺大疱切除手术最危险的并发症是张力性气胸，诱导时可出现于任何一侧肺，开胸后只出现在非术侧，术后可发生于双侧肺。作者曾遇到过 2 例术中肺大疱破裂后张力性气胸，表现为通气压力突然增高，血氧饱和度进行性下降，颈部触诊可有进行性气管偏移，立即检查非手术侧则可见肋间隙增宽、饱满、叩诊成鼓音、听诊呼吸音微弱，很快可发生心血管衰竭。初起表现为心率增快、血压下降，短时间内会变得心动缓慢，如处理不及时则会发生心搏骤停。胸片可以诊断张力性气胸，但胸腔试穿是最简单、最迅速的诊断手段。诊断明确后应尽快放置胸腔闭式引流，将张力性气胸变为小的开放性气胸，患者会立即转危为安。术毕直视下膨肺检查术侧肺是否漏气（PIP = 30 cmH_2O 即 2.94 kPa），尽早拔除气管插管。肺大疱切除术后，不同于其他胸外科手术，患者术后肺功能较术前有所改善。

（四）术后疼痛治疗

开胸手术术后疼痛可达 7～10 分，腔镜手术后疼痛程度约 6～8 分。硬膜外阻滞可满足开胸和胸腔镜手术后的镇痛。还可选择静脉或皮下阿片类药。另外，肺大疱手术后，特别是腔镜下手术后，患者可很快进食，所以还可应用口服镇痛药，如曲马朵、非甾体类抗炎药等。

三、肺减容手术患者的麻醉

（一）全身状况与外科手术特点

晚期肺气肿属于衰弱性肺部疾病，在美国有 200 万人受到此病的侵害。在肺气肿状态下，肺部由于较差的弹性回缩而发生过度膨胀，气道在呼吸过程中受压，膈肌扁平且收缩较差，心脏充盈可能受损。这些病生理改变导致了缺氧、高二氧化碳、呼吸做功增加以及无力性气短。肺减容手术（lung volume reduction surgery，LVRS）的目的就是部分逆转这些病生理机制。

最新的双侧肺减容外科方法包括经中线劈胸骨和胸腔镜入路，可使用直线切割缝合器切除肺病变部分，并用异源性的致密材料（如牛心包片）进行加强缝合。所要切除的肺组织通常占到该侧肺的 20%～30%。然而，一些患者仅仅只能切除几个大的肺大疱。不论哪种情况，表现最为异常的组织必须切除，从而使更多的有功能的残存肺组织得到膨胀。进行这种手术的大部分患者，其术后的肺功能和生活质量得到改善，但在进行此类手术的患者，其并发疾病和死亡的两个主要原因为：①由于在这些衰弱患者进行的全身麻醉诱导和手术切口创伤而导致呼吸损害；②源于气肿肺组织切除而引起的并发症，最为突出地表现为持续性漏气。

（二）麻醉管理

麻醉管理的主要目的是防止气体截留和漏气，在手术结束后，确保患者能保持适当和平静的呼吸，以利于将正压通气诱发的肺漏气降低至最低限度；良好的术后镇痛、早期恢复和早期下地活动。要达到这一目标，麻醉管理的主要方面包括使用全身麻醉并辅加硬膜外麻醉，术后采用硬膜外镇痛，不要使用任何经静脉的阿片类镇痛药，严格限制液体用量，并且要求在患者仍处于较深麻醉状态下拔除气管插管，插入面罩通气辅助患者苏醒和恢复，防止患者在苏醒期由于咳嗽和屏气引起胸膜腔内压上升而导致肺漏气。一些患者苏醒期在手术室的停留时间可能达到几个小时。

必要的有创监测包括动脉压和中心静脉压监测。是否需要放置肺动脉导管视患者情况而定。在全身麻醉诱导前，需要行硬膜外穿刺置管，成功后给予局麻药试验剂量，在确保有效后开始全麻诱导。麻醉间隙的选择原则为手术切口中点对应的间隙，常选用的间隙为 $T_5 \sim T_9$。对于呼吸十分虚弱的患者不需要任何术前用药，或者只需给予十分小量的咪达唑仑（如果患者感到焦虑时）。经静脉完成麻醉诱导，但不用阿片类制剂如芬太尼等，给予患者肌松药，插入向左侧的双腔气管内导管，可采用 2~3 mm 内径的纤维光导支气管镜确认导管的理想位置。麻醉维持可采用胸部硬膜外麻醉和输注异丙酚完成，可以辅助吸入或不吸入挥发性麻醉剂。单肺通气期间，应调整潮气量并将峰值吸气压控制在 2.45 kPa（25 cmH$_2$O），并且使用较长的呼气时间，推荐使用压力限制型正压通气模式。在满足上述通气条件下，高二氧化碳常常难于避免，只要患者的氧分压正常是完全允许的，这样可以避免通气侧肺的过度膨胀并维持血流动力学的稳定。另外，单肺通气期间缺氧是术中麻醉管理的主要问题，如果单肺通气期间不能维持 PaO$_2$ 超过 7.98 kPa（60 mmHg），术侧肺可采用高频喷射通气方式加以纠正。在单肺通气后，以前不张的肺应该缓慢并柔和地加以膨胀。

术中发生的低血压，可给予血管活性药物加以治疗，并将输入的液体量严格控制在 1 000 mL 以下（血液丢失通常较少）。

通常在外科麻醉深度下实施气管拔管，通过辅助面罩通气维持适当的气体交换直至自主呼吸返回。在延迟辅助苏醒期，可能要求呼吸治疗（使用支气管扩张剂和胸部理疗）。

（三）术后镇痛

术后通过输注低浓度的局麻药（如 0.125%丁哌卡因）以阻断疼痛讯号传入，而同时对运动功能的影响最小。如果需要，可以加入很小剂量的阿片类镇痛药（如芬太尼 2 mg/L），以增强镇痛效应。

四、气道狭窄或气管肿物切除的麻醉

（一）外科手术特点

气道狭窄或气道肿物可行气管切除袖式吻合术或侧壁切除成型术、气管支架放置、人工气管等。手术方式多种多样，主要取决于病变的性质、部位、切除范围及重建的式式。所有的气管切除术都需要外科医生和麻醉医生有良好的沟通和合作。特别是一些麻醉操作的实施，包括从术野向远端气管内插管喷射通气等。对于一些复杂的气管切除重建术，术中需要心肺转流。病变切除时，从术野向远端气管内插管，与此同时用可吸收缝线进行吻合。待吻合完成后，将近端气管插管插入远端，并将先前远端的气管插管拔除。

（二）术中麻醉方式选择

全麻前准备好应对各种气道紧急情况。外科医生必须在场，并且需做好在紧急情况下行硬支气管检查或在病变远端行气管切开的准备。面罩吸入诱导进行自主通气，避免静脉应用抑制呼吸的药物及肌松剂。如果必须的话，可小剂量应用琥珀酰胆碱。氟烷、氧气可抑制咳嗽反射从而提供更平稳的诱导。应避免应用 N$_2$O。需要准备各种型号的喉罩及气管导管，包括内径很细的导管（5 mm）。如果气管导管可顺利通过病变处，即可开始间歇正压通气。如果气管导管不能通过病变处，则需吸入 100% O$_2$ 和氟烷（异氟醚）保留自主呼吸。对于隆突切除的手术，应用钢丝加强气管导管，外科医生可通过切口直接插入两侧支气管。钢丝加强气管导管有其自身的优势，因为在外科手术时其位置不断地变换，而钢丝加强气管导管很少打折，也很少造成气管阻塞。吸入 100% O$_2$ 充分氧合并持续监测脉搏、氧饱和度。如果术中采用喷射通气，要选择一个内径很细的导管。应用喷射通气时在保证送气的同时要保证呼气的通畅，更不能将送气管插到支气管的远端，以防送气管嵌在支气管内，造成只送气不能呼气，产生局部的肺内高压引起肺泡破裂，甚至造成张力性气胸。喷射通气时吸入麻醉药无法到达效应部位，故需选用静脉麻醉药。

（三）术中管理要点

术中重点在气道管理，防止缺氧。术前准备灭菌气管导管和螺纹管。一旦气管被分离，外科医生可向远端气管内放置无菌气管导管，并退出原先的气管导管至近端主气管，远端气管导管连接无菌的螺纹管并进行通气。在吻合气管之前，吸引远端气管内的血液和分泌物。当气管后壁吻合完成后，自手术台拔除远端的气管插管，麻醉医生将原气管插管在手术医生的引导下插过吻合口并正常通气。左侧桡动脉置管行直接动脉测压。这样在无名静脉受压时仍可监测动脉压。左上肢静脉置管以保证输液通畅。右肢端脉搏氧饱和度监测有助于观察有无无名动脉阻塞。

术毕尽早拔管。气管导管及间歇正压通气可使气管吻合口缝线断裂。拔出气管导管的时机应选择在患者清醒恢复气道保护，同时咳嗽反射尚未恢复时。术后患者头部垫枕以减少气管吻合口的张力。

（四）术后镇痛

经颈部入路术后疼痛评分 3~4 分，经胸骨正中切口疼痛为 5~6 分，而经右侧肋间开胸可达 7~9 分。根据疼痛强度不同选择镇痛方式。由于术后可能会出现气管水肿和颈部结构的损伤，包括喉上神经、喉返神经、气管及胸导管等，在选择镇痛药时尽可能使用对呼吸功能影响小的药物。经颈部、胸骨正中入路的患者，可采用经静脉、皮下阿片类 PCA 镇痛。经肋间开胸入路手术患者，可采用硬膜外镇痛、肋间神经阻滞、肋间神经冷冻等镇痛方法。

五、食管手术的麻醉

（一）麻醉选择

无论哪种手术，患有食管疾患的患者麻醉的主要危险是胃食管反流引起误吸，其发生原因主要是肿瘤引起的梗阻、食管动力改变或括约肌功能异常。肺的储备降低和麻醉诱导加深时可增加反流和误吸的危险度。因此术前应常规放置鼻胃引流管。对于高危患者还可给予甲氧氯普胺、H_2 阻滞剂、质子泵抑制剂奥美拉唑等。

1. 麻醉前用药

咪达唑仑（0.07~0.08 mg/kg，肌内注射）；吗啡（0.08~0.15 mg/kg，肌内注射）；高危患者考虑应用 H_2 受体阻断剂，甲氧氯普胺（10 mg 术前 1 小时静脉注射）及柠檬酸盐（30 mL 术前 30 分钟口服）。

2. 麻醉选择

全麻或全麻复合硬膜外麻醉。如果患者有血容量不足，在诱导前补充血管内容量并给予镇静催眠药。如果计划术后硬膜外镇痛，在麻醉诱导前放置并测试硬膜外导管位置是否正确。采用快速诱导同时压迫环状软骨，对于患有全身硬化症、疑有插管困难的患者，应采用清醒下纤维支气管镜辅助气管插管。对于胸腔镜手术和食道癌根治弓上吻合者需要选择双腔气管插管。常规监测包括动脉血压、尿量、ECG、SpO_2。其他根据患者情况决定。

（二）围术期管理要点

如果患者侧卧位，应注意保护受压点，包括耳、眼、生殖器和臂丛神经。对于食管上段切除术，由于采用颈、胸、腹三切口，手术时间长、出血多，游离胃食管过程中由于牵拉器和纱布的压迫可引起明显血流动力学变化，刺激迷走神经时有可能引起心动过缓。术毕是否拔除气管插管取决于患者的基础心肺状况及手术时间的长短。尽量避免长时间手术中的低体温。考虑用加热加湿器，加热毯，提高室温，术前给患者盖被等。

患者在拔管前应达到血流动力学稳定，皮肤温暖，灵敏，配合，无肌松残留的状态。需要术后机械通气的患者应在转送 ICU 前将双腔管换为单腔管。当患者清醒并配合时应开始脱离呼吸机，这样可以保护气道，并使肺功能得到充分的恢复（VC ≥ 15 mL/kg，呼吸次数 < 25 次，动脉血气达到术前基础）。

（三）术后镇痛

选择原则同开胸肺切除，可选择硬膜外、肋间神经冷冻、肋间神经阻滞和静脉 PCA 镇痛。

六、纤维支气管镜和硬支气管镜的麻醉

（一）手术特点

大部分纤维光导支气管镜（FBO）都是在局麻下完成的，不需要麻醉医生参与。当纤维支气管镜应用于外科手术时，一般是在麻醉状态下进行的，通过气管导管插入，并与特殊的换能器相连接。硬支气

管镜：单独使用或与纵隔镜、胸腔镜合用，一般是在麻醉状态下进行。全麻下行硬支气管镜检查，需要特殊的转换器或连接器进行机械通气。激光支气管镜：使用时要求 $FiO_2 < 40\%$。适应证有原发或复发的肺癌、出血、梗阻、异物、良性肿瘤。

（二）麻醉选择

术前应用抗涎剂（推荐格隆溴铵 0.2 mg 静脉注射，无中枢抗胆碱作用）；亦可应用阿托品和东莨菪碱。小剂量镇静剂咪达唑仑 1～2 mg 静脉注射和/或芬太尼 50～100 μg 静脉注射。避免应用强镇静剂，以免术后通气功能受损。

纤维支气管镜检查要求镇静或全麻。焦虑患者及存在呼吸系统并发症患者行清醒纤维支气管镜检查时，可能不能耐受镇静剂。有胃反流或误吸病史者不宜行清醒纤维支气管镜检查。全麻可以满足硬支气管镜检查时需要的良好视线、便利吸引及应用活检镊。

1. 局麻镇静

患者镇静要求必须确保舒适、合作。咪达唑仑 1～2 mg 静脉注射和/或芬太尼 50～100 μg 静脉注射。用喷雾器向硬腭、咽、喉、声带及气管喷射 4% 利多卡因，或使患者用 4% 利多卡因漱口。

2. 经气管局麻

环甲膜穿刺，注入 2% 利多卡因 2 mL。喉返神经阻滞，在甲状软骨上角前方穿刺，遇到阻力后轻柔回吸，随后注入 2% 利多卡因 2 mL。对侧同样操作。或者，将舌根向前提，应用 Krause's 镊，将浸有局麻药的拭子置于双侧梨状窝，阻滞喉返神经分支。在患者口腔内放置吸引器管，吸引口腔分泌物和多余的局麻药。患者可吸 100% O_2。限制外科医生从纤维支气管镜吸引器吸引的数量，因为过量吸引可降低 FiO_2 及功能残气量，从而使 PaO_2 下降。

3. 全麻

几乎所有的全麻技术均可应用。应用大号的气管导管，气流阻力会减小。对于较轻的梗阻患者，吸入诱导间断通气。在保证气道安全的前提下，方可应用肌松药。成人纤维支气管镜检查，最小气管导管直径为 8 mm。如导管 < 8 mm，则需用儿童纤维支气管镜。

患者充分吸氧去氮，异泊酚 2～2.5 mg/kg，琥珀酰胆碱 1 mg/kg 或米库氯铵 0.2 mg/kg 诱导后插入支气管镜。因为大量的新鲜气流使得吸入麻醉药浓度无法预测，需要静脉麻醉。可应用短效、非去极化肌松剂（阿曲库铵、维库溴铵、米库氯铵）+ 芬太尼 + 异丙酚 [100～200 μg/（kg·min）] 维持麻醉。

（三）术中管理重点

硬支气管镜侧臂操作期间行手控间歇正压通气。高流量（> 20 L/分）用以补偿漏气，高通气可为无通气期间做准备。外科医生移除目镜或吸引时，通气必须间断。手控通气可弥补纤维支气管镜在主气道（进行双肺通气）及纤维支气管镜在一侧支气管内（进行单肺通气）顺应性的变化。还可选用喷射通气方法，由于喷射通气采用的是文丘里（Ventufi）效应，新鲜气流的不断进入可使远端 O_2 浓度不断变化。若胸廓顺应性很低，就很难评价是否有足够的通气，患者很容易出现低通气。

通过硬支气管镜实施照射治疗时应保持 $FiO_2 < 40\%$，以免发生氧燃烧。避免应用 N_2O，因为 N_2O 有助燃性。术中使用短效、非去极化肌松药，保证术野平静，以防激光束对正常组织的热损伤。

激光照射的作用原理是注射光敏剂血卟啉后，应用光动力学疗法，对组织产生汽化、凝固和止血作用，从而切除完整组织。激光照射的不良反应包括热损伤和组织照射后产生的碳化物对气道的污染和刺激。

术中常见问题有以下几方面。

（1）低氧血症：如果患者出现低氧血症，外科医生必须将支气管镜从气管内取出，并进行面罩或者气管导管通气。

（2）高碳酸血症：通常是由于通气不足所致。呼吸性酸中毒可导致室性心律失常及表现为麻醉过"浅"。过度通气（增加频率）可降低 CO_2 浓度同时加深吸入麻醉药的浓度。静脉应用利多卡因治疗心律失常。

（3）出血：需要不断地吸引。对于大出血，应将气管导管插入健侧支气管，对健侧肺进行通气，开胸止血。

（4）激光支气管镜术可出现支气管穿孔，引起气胸、纵隔气肿、心搏骤停。

（5）气道灼伤：应立即停止通气，移除氧源，拔除气管插管，减少毒性产物的吸入，并吸引气道内的组织碎片。面罩通气，再次插管。在拔管前，用支气管镜再次评价气道损伤程度并吸引组织碎片。

如果是硬支气管镜下手术，术毕拔出硬支气管镜后再次插入普通气管插管。拔管前患者必须完全清醒，没有残留的肌松药。及早吸引气道，应用抗涎剂和利多卡因（1 mg/kg 静脉注射）降低气道敏感性，有助于平稳地苏醒。坐位有助于呼吸及清除分泌物。持续吸氧。肌松剂残留或阿片类药物过量可引起通气不足，若患者存在呼吸困难或过度镇静，应查动脉血气分析，做好二次插管的准备。

（四）术后疼痛治疗

支气管镜检术后疼痛轻微，如有需要可用口服药或静脉阿片类药。需注意的是若神经阻滞抑制了吞咽反射，纤维支气管镜检术后数小时禁食禁饮。

七、纵隔镜检术的麻醉

（一）外科手术特点

颈部标准纵隔镜是通过胸骨上窝一小横切口进入前纵隔的短柄内窥镜，常用来进行纵隔淋巴结活检。因主动脉弓的影响，$L_{5～6}$ 组淋巴结需经胸骨旁入路取材。纵隔镜检还可以用于前纵隔小囊肿的摘除。纵隔镜的禁忌证包括胸主动脉瘤和上腔静脉阻塞综合征。存在解剖异常时，纵隔镜操作不小心可能会刺破血管。

（二）麻醉方法选择

全麻。应用短效肌松药快速诱导插管或经纤维支气管镜引导下清醒插管。前纵隔肿物引起的完全或部分气道阻塞，可由于肺和胸壁以及患者体位改变而变化，如术中由坐位改为仰卧位，或因使用肌松药而变化。全麻诱导时需有可熟练应用硬支气管镜的外科医生在场，以便在发生气道梗阻时可应用硬支气管镜通过梗阻气道。吸入 100% O_2 和 1%～1.5% 异氟醚或静脉全麻药维持术中麻醉，避免应用 N_2O，特别是单肺通气时。术中应用短效肌松药和麻醉性镇痛药。

（三）术中管理要点

标准无创监测——血压袖带置于左上肢。桡动脉直接测压及脉搏氧饱和度置于右上肢。这样做的原因是肿物或纵隔镜可能压迫无名动脉，引起右侧桡动脉及右上肢血压下降。如果只监测右上肢血压，患者可能因为"低血压"假象而接受不适当的治疗和处理。如果右上肢血压低于左上肢血压，或者心电监测正常而右上肢血压测不到时，应怀疑大血管受压。动脉受压可使脑灌注压下降，从而引起脑缺血中风。

术中采用头高位，注意体位垫和眼睛的保护。对于纵隔肿物患者，头高位可减少肿物对气管和静脉的压迫。存在上腔静脉梗阻的患者，在间歇正压通气时同时改为头低位可进一步妨碍胸腔内静脉的回流，增加拔管后气道水肿和气道梗阻的危险性。

术中可能出现的问题包括以下几种情况。

（1）出血：可通过纵隔镜进行外科止血。对于大出血，需急诊开胸或正中开胸止血。

（2）空气栓塞：可由纵隔静脉破口产生空气栓塞。头高位增加了栓塞发生的危险性，特别是当患者存在自主呼吸时。

（3）气管瘘或气道梗阻：监测 $ETCO_2$ 及 ETN_2。

（4）由于气管或大静脉受压引起迷走神经反射导致心动过缓。

（5）气管塌陷：急性梗阻需立即行硬支气管镜检查使气管恢复通畅。

（6）术后由于双侧喉返神经损伤可导致气道梗阻，需再次气管插管。

（四）疼痛治疗

胃肠外阿片类药物。

八、胸腺肿瘤切除手术的麻醉

（一）手术特点

胸腺切除术对象主要包括良、恶性胸腺肿瘤及重症肌无力患者。重症肌无力的特点为骨骼肌无力或易疲劳，主要病因为自身免疫紊乱或神经肌肉接头部位突触后乙酰胆碱受体失活，使受体数目减少。重症肌无力的治疗主要包括药物和胸腺切除手术两种方法。即使胸腺没有肿瘤，胸腺切除术上可使80%以上的患者临床症状明显改善。胸腺切除者一般采用胸骨正中切口，少部分采用经颈部切口，若胸腺肿瘤不大，与周围组织无明显粘连，还可在胸腔镜下切除。

（二）麻醉选择

全身麻醉。无重症肌无力、无气管受压者可选用快速诱导气管内插管。术前疑有气管受压者应采用清醒保留自主呼吸或纤维支气管镜引导下气管内插管。合并重症肌无力患者，对去极化肌松剂极为敏感，而对去极化肌松剂氯琥珀胆碱的反应不一，特别是术前应用抗胆碱药的患者，可表现为抵抗作用、肌松延长或Ⅱ相阻滞等，因此术中尽可能避免使用肌松剂。必要时可在肌松剂监测下使用小剂量（1/4～1/5常用剂量）短效非去极化肌松剂或氯琥珀胆碱0.5 mg/kg。术中可用吸入、静脉或静吸复合全麻维持术中麻醉。

（三）管理要点

由于重症肌无力患者存在骨骼肌神经肌肉功能异常，因此麻醉管理有一定的特殊性。术中应慎用肌松药，避免使用影响神经肌肉接头作用或影响乙酰胆碱释放（增加肌松作用）的药物，如抗生素链霉素、新霉素、庆大霉素；抗心律失常药奎尼丁、普鲁卡因胺等可抑制肌纤维的兴奋性传导，减少节后神经末梢释放乙酰胆碱，增加非去极化肌松剂的肌松作用。利尿剂呋塞米使血钾降低，可加重肌无力。

经胸骨正中切口胸腺切除有可能损伤胸膜。对于巨大或恶性胸腺肿瘤行胸腺切除者，术中主要并发症是出血和胸膜破裂后引起的气胸。

术毕待患者完全清醒、自主呼吸潮气量和频率恢复正常、保护性反射恢复后方可拔除气管导管。术后密切监护肺功能，避免肌松药残留。对于术前有气管压迫症状的患者，术毕拔管时要特别注意是否发生气管塌陷引起的气道梗阻。

术后管理的重点在呼吸支持，进行呼吸功能监测、血气分析等，及时实施针对性治疗，防止肌无力或胆碱能危象的发生。

（四）术后镇痛

采用静脉（或皮下）PCA镇痛，但阿片药剂量应减少1/3。

第二节　心血管手术的麻醉

随着对心脏生理学和药理学的深入理解及临床麻醉和监测技术的不断提高，心内直视手术患者的死亡率明显降低。本节从术前准备与用药、麻醉及术中监测三个方面介绍近年来心脏手术麻醉技术和技巧方面的相关内容及其新进展。

一、术前准备与用药

麻醉医生术前应访视患者，重点了解以下内容。

（一）复习病历与了解病史

着重注意患者静息时的心血管和呼吸系统功能状态，以及活动时的心血管和呼吸功能的改变情况，正确估计心、肺储备功能，大体估计患者对缺氧和麻醉的耐受程度。同时，还要了解既往麻醉史、药物过敏史和遗传病史（如恶性高热、假性胆碱酯酶缺乏症等）。

（二）了解各种实验室资料

实验室检查包括血、尿、粪三大常规及血生化指标、血气分析、凝血功能和肝、肾功能等。血红蛋白减低使携氧能力下降，对冠心病和瓣膜性心脏病伴有心室肥厚和扩张的患者极为不利，术前应使红细胞和血容量达到正常水平。

（三）心电图（ECG）

注意患者有无心律失常、传导阻滞、心室肥大及 ST-T 波改变。

（四）胸部 X 线检查

胸片可提示肺淤血或肺血减少、肺部病变、心脏大小、心脏外形的改变及非心脏情况（内脏位置和肺部浸润等）。

（五）超声心动图

其有时是手术前患者的唯一诊断工具，对进一步心导管检查提供指导。超声检查可以评估心脏解剖、血流、瓣膜功能和总体心室功能。先天性心脏病（简称先心病）应注意解剖和分流，冠心病注意心脏功能指标，如射血分数（EF）和局部室壁运动异常。心脏瓣膜疾病（简称瓣膜病）注意左心室的厚度和心腔扩大的程度。

（六）心导管检查

通过心导管检查和心血管造影，可以了解心脏解剖畸形，并可获得重要的生理数据，如心脏指数、心排血量、左室舒张末压力、全身和肺血管阻力、有无分流及肺动脉高压，还可了解冠状动脉狭窄程度及有无局部室壁运动异常。

（七）核医学显像

放射性核素显像或心室造影可以显示心腔容积、EF、心肌发生缺血的区域和范围等。

（八）冠状动脉、心室和颈部血管造影

对缺血性心脏病应注意冠状动脉狭窄的部位、程度、侧支循环和优势供血血管，左室的大小、室壁运动和室壁瘤状况，是否合并颈动脉狭窄及其程度。瓣膜病等 50 岁以上的患者应进行冠状动脉造影检查。

（九）术前治疗情况

钙通道阻滞剂可持续用至术晨。β 受体阻滞剂如突然停药，可引起反跳现象，表现为紧张、心动过速、高血压等，甚至心肌梗死、室性心律失常或猝死，故也需持续用至术晨。洋地黄类药（如地高辛）一般也持续用至术晨，但需注意低钾、过度通气和脱水可增加洋地黄中毒的危险，而术前利尿药治疗常引起低钾，故术前应适当补钾。硝酸酯类药常用于冠心病患者，突然停药可能引起心肌缺血；瓣膜关闭不全、严重心功能不全者，常使用小动脉扩张药以降低外周血管阻力；该类药可持续用至术前 6 小时或麻醉诱导前。阿司匹林和华法林等抗凝药至少术前 1 周停药，必要时可用小剂量肝素代替。

（十）体格检查

应特别注意循环、呼吸和神经系统的生理状态，注意有无呼吸道解剖异常、颈部活动受限或气管移位等影响气管内插管的因素，查看各血管穿刺置管部位有无异常，并行 Allen 试验，以观测尺侧血流。正确的试验方法是：嘱患者握拳数次后握紧拳头，检查者两拇指分别压紧患者桡、尺两动脉，以阻断动脉血流，让患者松拳伸开手指，检查者松开患者的尺动脉，观察患者手掌由苍白变红润的时间，正常为 5～15 秒，说明掌弓血流通畅。如果超过 15 秒，则不适合桡动脉穿刺置管。颈内静脉常被用作穿刺置管，以便术中输液或监测中心静脉压（CVP）及肺动脉压（PAP）等，术前应注意有无解剖异常或颈动脉病变。

对患先心病的小儿，如有一定的理解能力，要将有关事宜运用简单易懂的语言对其进行必要的解释，尽量取得他们的合作，顺利完成诱导前的准备工作，还应使患儿及其父母对术后机械通气和有创监测做好思想准备。

（十一）术前用药

耐心细致的术前访视并结合适当的术前用药，可以使者平稳而安全地转运至手术室。几乎所有的心脏外科患者都需要镇痛、镇静药物，为麻醉诱导前的各项操作提供良好的抗焦虑、遗忘、催眠、镇痛作用。

成人最常用配方为术前肌内注射吗啡 0.1 mg/kg 和东莨菪碱 0.15～0.3 mg。特殊患者（严重二尖瓣狭窄、冠心病等）或特殊情况（过度焦虑、紧张等），术前 1 小时加用地西泮或咪达唑仑口服。年龄大

于70岁者，不用东莨菪碱。重危或急症患者，可以不给术前药或患者到手术室静脉注射少量镇静药。严重瓣膜病或存在心力衰竭，术前用药需减量，用药后宜经鼻导管或面罩供氧。

二、心血管手术常用麻醉药物

（一）静脉麻醉药

1. 丙泊酚

此药特点为起效快、作用时间短、苏醒迅速。其用于心血管外科术后机械通气时的镇静，可持续输注 25～75 μg/（kg·min）；麻醉诱导剂量为 1～2 mg/kg 静脉注射，但需注意其血压下降作用；麻醉维持常用剂量为 50～200 μg/（kg·min）；用于短暂降压时可单次注射 30～50 mg。

2. 咪达唑仑

此药具有苯二氮䓬类药共有的镇静、催眠、遗忘和抗焦虑作用；与地西泮相比，对苯二氮䓬受体的亲和力较强，注射痛较轻，作用时间较短。对呼吸有一定抑制作用。对心血管的影响表现为外周阻力和血压下降。作为术前用药，可按 0.05～0.075 mg/kg 肌内注射；麻醉诱导剂量为 0.2～0.4 mg/kg 静脉注射；用于动、静脉穿刺具有镇静、抗焦虑和中枢性肌松作用。对呼吸影响较小。临床剂量引起血压、心率轻微下降，心排血量（CO）无明显改变，扩张冠状动脉。作为术前用药，可按 5～10 mg 术前 1 小时口服；用于动、静脉穿刺置管时镇静，0.05～0.1 mg/kg 静脉注射；麻醉诱导剂量为 0.1～0.5 mg/kg 静脉注射，但现在被咪达唑仑所代替；作为麻醉辅助用药用于体外循环期间加深麻醉，剂量为 0.1～0.5 mg/kg。

3. 氯胺酮

此药可能通过抑制 N-甲基-D-天冬氨酸受体发挥作用。可产生意识消失、镇痛和催眠作用，也称为"分离麻醉药"。麻醉时呼吸道各种反射存在，呼吸抑制轻，并有直接的支气管平滑肌松弛作用。中枢交感神经活动增强，心肌收缩力抑制。氯胺酮可增加成人的肺动脉压，但对新生儿及有肺动脉高压的小儿类似影响没有直接证据。氯胺酮可通过肌内注射或口服用于不能合作的小儿，至今尚未有其他药物可代替。因可维持交感神经张力、增加心率和体循环张力，用于低血容量、心脏压塞、休克和发绀型先心病的麻醉诱导有其优越性。肌内注射剂量为 5～10 mg/kg，静脉诱导的剂量为 1～2 mg/kg。其不良反应包括分泌物增多、苏醒时烦躁和躁动、幻觉和噩梦、肌张力增加、眼内压升高和颅内压升高等。在使用抗胆碱能药物以及使用咪达唑仑或丙泊酚后，上述不良反应可明显减少。

4. 依托咪酯

此药通过增加中枢神经系统中 GABA 的抑制性发挥作用。对心率、血压和心排血量的影响很小，适合于可能发生严重血流动力学改变患者的麻醉诱导，可用于急性心肌梗死患者。临床研究表明，给药 0.15～0.6 mg/kg，可轻度降低动脉压、肺动脉压、心脏指数、心脏充盈压和外周血管阻力。呼吸抑制作用较硫喷妥钠和丙泊酚弱。静脉注射后快速起效，作用时间短。麻醉诱导剂量为 0.2～0.3 mg/kg 静脉注射。因该药有明显的肾上腺抑制作用，故不主张反复给药。

（二）麻醉性镇痛药

1. 吗啡

其具有良好的镇痛和镇静作用。作用于边缘系统与情绪有关的阿片受体，消除焦虑和紧张，甚至有欣快感。对呼吸有抑制作用，呈剂量依赖性。临床剂量的吗啡对心肌无明显抑制作用，由于组胺释放和对血管平滑肌的直接作用，可引起外周血管扩张。增加输尿管和膀胱括约肌的张力，可引起尿潴留。由于组胺释放，可能引起支气管平滑肌收缩。起效相对较慢，肌内注射 15～30 分钟后起效，静脉注射为 5～10 分钟，静脉峰效应时间 20～30 分钟，作用时间 3～4 小时。临床上主要作为术前用药，按 0.1～0.2 mg/kg 肌内注射；以及术后 ICU 镇静，剂量为 1～5 mg/kg 静脉注射。

2. 芬太尼

其镇痛效价为吗啡的 100 倍。无心肌抑制，因减慢心率，从而降低心肌的耗氧量和兴奋性，增加心律的稳定性。大剂量可引起血管扩张，一般不影响血压，但当与其他麻醉药物合用时可加重其心血管抑制作用。无组胺释放。呼吸抑制呈剂量依赖性。可引起胸壁强直，注射过快可引起咳嗽。易引起恶心、呕吐。脂溶性高，易于通过血脑屏障。静脉峰效应时间 3～5 分钟，作用时间 0.5～1 小时。动、静脉穿刺前给予芬太尼 0.5～2 μg/kg 静脉注射镇痛；诱导常用剂量为 5～20 μg/kg。

3. 舒芬太尼

其镇痛作用最强，镇痛效价是芬太尼的 10 倍，不抑制心肌收缩力，对患者血流动力学干扰小，可引起心率减慢，无组胺释放。因其镇痛作用更强，心血管状态更稳定，而消除较芬太尼快，临床有取代芬太尼用于心血管麻醉的趋势。其脂溶性是芬太尼的 2 倍。静脉峰效应时间 3～5 分钟，作用时间 0.5～1 小时。动、静脉穿刺前给予 0.05～0.1 μg/kg；诱导剂量为 1～5 μg/kg。

4. 阿芬太尼

其镇痛效价是吗啡的 50 倍。血流动力学稳定，但心动过缓的发生率高，大剂量时外周阻力减低可引起血压下降。自主呼吸恢复快。与芬太尼和舒芬太尼相比，作用时间短，苏醒快，比芬太尼脂溶性低。静脉峰效应时间 1.5～2 分钟，作用时间 0.2～0.3 小时。诱导剂量为 100～200 μg/kg 静脉注射；由于消除半衰期短，用于麻醉维持时需持续输注。

5. 瑞芬太尼

其镇痛效价略强于芬太尼。呼吸抑制呈剂量依赖性，可引起胸壁肌肉强直。产生剂量依赖性心率、动脉压、心排血量下降。无组胺释放。以 2 μg/(kg·min) 的速度持续输注 3 小时的时－量敏感半衰期（context-sensitive half-time）只有（3.2±0.9）分钟，故适合持续输注。时－量敏感半衰期是指输注一定时间药物后中央室的血药浓度降低 50% 所需的时间。起效迅速，峰效应时间 2 分钟，恢复时间 10～20 分钟。持续输注 0.5～1 μg/(kg·min)，结合其他镇静催眠药物，可用于麻醉诱导；用于麻醉维持的持续输注范围是 0.1～2 μg/(kg·min)。

（三）肌肉松弛药

1. 琥珀胆碱

琥珀胆碱为目前应用于临床的唯一的去极化肌松药。起效迅速，作用短暂，肌松作用强。静脉注射后呼吸暂停时间 4～5 分钟，维持 10～12 分钟。静脉注射后在体内迅速分布并被血浆假性胆碱酯酶快速水解。诱导剂量为 1～2 mg/kg，很少用于肌松维持。由于可引起高钾、心律失常、肌颤、恶性高热等不良反应，在心血管麻醉中已很少使用。

2. 泮库溴铵

此药为人工合成的甾族长效非去极化肌松药。临床剂量无神经节阻滞和组胺释放作用。有拟交感作用，轻度阻滞心脏毒蕈碱样受体，使心率增快和血压轻度升高。与大剂量阿片类药配伍用，可防止阿片类药引起的心动过缓，对依赖心率维持心排血量的患者（如主动脉瓣关闭不全）有益。起效时间、作用时效和肌松强度与剂量呈正相关。静脉注射后 1～2 分钟起效，3～5 分钟达峰值，持续时间 45～60 分钟。诱导剂量为 0.1～0.2 mg/kg 静脉注射；维持剂量为每 45～60 分钟追加 0.01～0.05 mg/kg。

3. 维库溴铵

其是泮库溴铵的衍生物，为甾族中效非去极化肌松药。静脉注射后 2～3 分钟起效，维持 30～45 分钟。临床剂量血流动力学稳定，不产生神经节和迷走神经阻滞作用，不引起组胺释放，是心血管麻醉较为理想的肌松药。诱导剂量为 0.1～0.2 mg/kg 静脉注射；维持剂量为 0.025～0.5 mg/kg，需长时间肌松连续输注的速率为 1～1.5 μg/(kg·min)。

4. 哌库溴铵

其为甾族长效非去极化肌松药。起效时间、临床时效和恢复指数在等效剂量与泮库溴铵相似，肌松程度比泮库溴铵强 20%。单次静脉注射后起效时间为 5 分钟，作用时间 40～45 分钟。无拟交感和组胺释放作用，无心血管不良反应，为冠心病麻醉的较好选择。诱导剂量为 0.08～0.1 mg/kg 静脉注射，2～3 分钟后可获得最佳肌松；肌松维持剂量为 0.04～0.05 mg/kg 静脉注射。

5. 阿曲库铵

其为季铵酯类化合物，属中效非去极化肌松药。起效时间和作用长短与剂量相关。静脉注射临床剂量的阿曲库铵后，MAP、HR（心率）、CI（心脏指数）、CVP（中心静脉压）无明显变化，SVR 正常或略降低，大剂量可引起低血压和心率增快，是由于剂量依赖性的组胺释放所致，减慢注药速度和预注组胺受体阻滞药（如苯海拉明）可减弱这些反应。无迷走神经和神经节阻断作用。起效时间 3～5 分钟，作用时间约 25～30 分钟。主要通过 Hoffman 降解，即在生理 pH 和温度下通过分子裂解失去活性，少量酯性水解，肝、肾功能不良对药物消除无影响。重复或长时间给药无蓄积作用。诱导剂量为 0.5～0.6 mg/kg 静脉注射；维持剂量为 0.2～0.3 mg/kg 静脉注射。

6. 罗库溴铵

此药是维库溴铵的衍生物，为起效最快的非去极化肌松药。肌松作用大约为维库溴铵的 1/8～1/5，临床时效与维库溴铵相似。与其他肌松药相比，对喉内收肌群的作用更快，可产生良好的气管插管状态。给予 2 倍 ED95 剂量（0.6 mg/kg），可以在 1.5 分钟内完成插管。无组胺释放作用，无不良血流动力学反应，有一定的迷走神经阻滞作用。诱导剂量为 0.3～0.6 mg/kg 静脉注射；肌松维持为 0.1～0.2 mg/kg 静脉注射。

三、心血管手术麻醉实施

（一）术中监测

常用的监测项目有动脉压、中心静脉压（CVP）、心电图（ECG）、脉搏氧饱和度（SpO_2）、尿量、左房压（LAP）、心排血量（CO）、动脉血气、血清电解质、凝血功能、温度。脑电图（EEG）和超声心动图也逐步应用于手术室。

1. 动脉压

心内直视手术时需行动脉穿刺置管，持续监测动脉血压。直接动脉压监测最好连接换能器，它有动脉压力波形显示，对监测血流动力学改变有较大帮助，尤其在使用扩血管药物时更有价值。如无换能器装置，也可直接与弹簧压力表相接。病情危重、衰弱或术前需应用血管活性药物的患者，最好在麻醉诱导前即建立动脉压和肺动脉压力监测，以便观察诱导过程中血流动力学变化。动脉置管应选择易接近、管径较粗、置管容易和并发症少的动脉。最常用的是左侧桡动脉，其次是肱动脉、足背动脉、股动脉和腋动脉。

桡动脉穿刺置管方法：患者左臂外展，掌心向上，手背屈，腕部垫纱布卷固定，穿刺点皮肤消毒铺无菌巾。清醒患者先行局部浸润麻醉，操作者右手持穿刺套管针，左手食指扪清桡动脉搏动，穿刺针与皮肤呈 20°～30° 角向搏动最明显处刺入，一旦进入动脉，即有鲜红的动脉血经针芯涌出，继续向前进针 1 mm 仍然回血，置入外套管退出针芯，固定并与测压系统相接。亦可将穿刺针刺入一定深度，去除针芯，接注射器缓慢回吸后退，当回血通畅，送入外套管，即将套管推向前置入动脉内，此法亦称穿透法，成功率较高。肝素化前，每隔 10 分钟用肝素盐水 3～5 mL 冲洗动脉套管一次，以防血液凝固堵塞。

2. CVP

CVP 是心内直视手术不可缺少的监测项目之一，可选用右颈内或锁骨下静脉穿刺置管。除术中监测 CVP 外，还可用以输液、输血和给药（特别是含钾溶液）。

锁骨下静脉穿刺置管法：患者去枕，头偏向对侧，右肩下垫高约 20°。皮肤消毒铺巾，以拇指沿锁骨外端下缘稍加压向锁骨方向滑动，遇有阻力即为锁骨与第 1 肋骨交点，此点外 1 cm 处为进针点。穿刺针与皮肤大约呈 5° 角，方向对准胸骨上窝，进针 3～5 cm 即可入锁骨下静脉，回抽有静脉血。如直接用套管针穿刺，则置入套管，退出针芯，但常遇到置管困难。用引导钢丝法可避免置管困难，但必须用特制的成套穿刺装置。一旦穿刺针进入静脉，先置入引导钢丝，退出穿刺针，将外套管套在引导钢丝上送入静脉内。如需行肺动脉漂浮导管（Swan-Ganz 导管）监测，则将带外鞘的静脉扩张器套在引导钢丝上置入静脉，将引导钢丝连同扩张器一起退出，仅留外鞘在静脉内，取肺动脉漂浮导管经外鞘内腔置入静脉，外接换能器系统，根据波形确定导管前端位置，导管进入约 20 cm 在右房内，球囊充气，使导管前端漂浮于血液中，随血流经三尖瓣入右心室、肺动脉，最后嵌入肺小动脉。

3. 左房压（LAP）

左房压监测的目的是估计左室功能，并对转流后的输血、输液和治疗有重要的指导意义。二尖瓣置换术或左室功能不全者适合监测 LAP。术中经房间沟插入细导管潜行经胸壁引出用于术后监测 LAP，结合 CVP 和动脉压及其波形，可较正确地监测左、右心室前负荷，了解容量负荷状况，指导术后扩血管药物的应用。此法测 LAP 操作简单、方便，可供术后连续监测（2～3天），一般只要预防气体进入导管，并在拔除引流管之前先拔除此导管，极少发生出血或其他并发症。

4. 心排血量（CO）和左室功能曲线

复杂的心内直视手术应用肺动脉漂浮导管监测 CO 和左室功能。热稀释法操作简单，数据较准确，不用抽血，并可反复测试，临床上较为常用。先置入肺动脉漂浮导管并确定导管前端已进入肺动脉，然后经开口于右心房的导管腔注 0～5℃生理盐水 10 mL，使右心血液温度降低后进入肺动脉，导管前端的热敏电阻探头即可测出进入肺动脉的血液温度，通过电脑描绘时间温度曲线，自动计算并显示出 CO。一般连测 3 次，取平均值。成人平均为 5～6 L/min，心脏指数（CI）为 2.5～3.5 L/（min·m^2）。

通过肺动脉漂浮导管可测定压力和心排血量，结合动脉压、心率等参数，可按公式计算出具有临床意义的心血管参数。

心脏手术时可以用 Starling 心室功能曲线估计心室功能。左室功能曲线图可以用肺动脉楔压（PAWP）或左室舒张末压（LVEDP）作为横坐标，用 CI 或左室每搏功指数（LVSWI）作为纵坐标，绘出左室功能曲线。左室功能曲线的方向性变化是估计心脏做功的重要指标。随着 PAWP 的升高，患者可出现肺充血的表现，而当 LVSWI 降低时，患者即出现低灌注征象。实践证明，用 LVSWI 做心室功能曲线的纵坐标比用 CI 或 SI 能更早地发现心室功能变化。左室功能曲线向左向上偏移说明心室做功状态得到改善。相反，如向右向下偏移，则提示心肌收缩力抑制。依此对血流动力学变化做出更准确的诊断和及时的处理，可使围手术期管理更易成功。

通过肺动脉导管测混合静脉血氧分压，用含光导纤维新型导管可直接测混合静脉血氧饱和度，是反映全身氧供需平衡的重要指标。静息生理状态下，混合静脉血氧饱和度的正常值为 68%～77%，如低于 60%，提示有早期心、肺功能失代偿、酸中毒、血红蛋白带氧能力下降、浅麻醉或过度应激反应和细胞损伤的可能。如过度升高，则提示生理或解剖性分流、低温或导管嵌顿。混合静脉血氧分压升高可能是硝普钠毒性反应的早期表现。带起搏导线的肺动脉导管，可以在置管或留管过程中进行临时心脏起搏。

肺动脉导管的临床应用虽有以上诸优点，但目前对其应用评价和是否能降低并发症和死亡率，意见尚不一致。

5. ECG

术中通过 ECG 可监测心率、节律、传导功能、心肌供血状况及某些电解质紊乱，也可监测起搏器功能，并能立即诊断心脏停搏。因此，ECG 已成为围手术期不可缺少的监测项目。标准 Ⅱ 导联 P 波清楚，适合于观察心律失常，但对缺血性改变不敏感。缺血性心脏病应加用 V_5 导联。为便于 ECG 分析，最好使用有记录（电压 1 mV = 10 mm）功能的监测仪，必要时可将心电图记录下来，测量 ST 段，分析和诊断复杂的心律失常。计算机辅助的心电图已进入手术室。将计算机程序与异常心电图确定系统相连接，术中能诊断早期心肌缺血。

随着冠状动脉粥样硬化性心脏病患者手术率的增加，术中诊断心肌缺血的要求也逐渐提高，尽管 ECG 监测技术在不断改进，但仍难以在心肌缺血的初始阶段做出诊断。ECG 亦不能诊断心内膜下心肌缺血。肺动脉漂浮导管和超声心动图与 ECG 联合应用，可提高围手术期心肌缺血，包括心内膜下缺血的检出率。心肌缺血最先发生的改变是左室顺应性急性降低，表现为左室舒张末压（LVEDP）升高。如果在未输液和未使用血管活性药物时出现肺动脉舒张末压或 PAWP 升高，提示心肌缺血。另外，肺动脉漂浮导管监测中出现异常 AC 波，＞ 2.0 kPa（15 mmHg），提示有明显的心内膜下缺血。如出现 V 波，＞ 2.60 kPa（19.5 mmHg），则提示缺血后乳头肌功能不良。

6. 超声心动图

超声心动图使用换能器，由发射器和接收器两部分构成。典型的换能器是一种可发射超声束的晶体压力计，发射超声束遇到不同密度的声学界面，可发生反射、折射或传播。换能器发射高频（100 万～1 000 万 Hz）超声，持续 1 μs，而接收器则用 999 μs。心脏及周围组织对超声的传播速度较恒定（1 540 m/s），通过计算换能器发射和接收到声音信号所需的时间，即可计算出反射界面到换能器间的距离。

M型超声心动图使用纤细的音束,所形成的心脏图像缺乏立体感。二维超声心动图使用多音束,在某一切面上形成较大的空间感准确的心脏影像。通过测量舒张末和收缩末心室腔的大小,可以估计心室整体功能,并可估计心室容量、心排血量、射血分数、周围纤维平均缩短率和收缩间歇时间。据报道,无论在成人还是小儿,用超声心动图所获得的资料与血管造影所得的数据极为吻合。但目前用超声心动技术估计心室容量和心脏功能尚需慎重。

超声心动图的优点是能做解剖和生理学两方面的检查。心肌缺血后最早出现的改变是局部室壁运动障碍,可在数秒内出现,缺血解除后消失。用超声心动图包括经食管超声心动图,可直接观察到局部室壁运动减弱、收缩时心肌厚度变薄、射血分数降低及左室后壁舒张速度减慢。研究发现,节段性室壁运动障碍是心肌缺血和心肌梗死的特异性改变。对有症状的冠心病患者,用二维超声心动图检查同用运动放射核素血管造影相比,检出冠状动脉疾患的特异性和敏感性分别为92%:100%和76%:90%。

多普勒超声心动图使用脉冲波或连续波测定心室腔内或主动脉内血流方向和流速,可有效地估计局部心肌缺血和心肌梗死所致的左室功能变化,而且比有创监测更敏感。用二维超声心动图检出和排除左冠状动脉主干阻塞无假阴性结果,假阳性结果也极少,而且所有假阳性结果均发生在冠状动脉左前降支近端有阻塞性病变的患者。冠状动脉搭桥术后,用二维超声心动图可直接显示主动脉-冠状动脉旁路移植血管,能直接了解移植血管的供血能力,也能证实冠状动脉旁路移植术后左室壁活动改善情况。

超声心动图还可用于术中监测瓣膜功能(狭窄或反流)、心内解剖分流、心排血量,直接测定心内压力。彩色多普勒可测量整个心腔内的血流,因而扩大了超声心动技术的使用范围。

7. 脑电图(EEG)

心内直视手术和心肺转流后,患者常发生神经精神性改变。引起神经功能改变的因素包括患者本身的因素(年龄、脑疾患或神经性疾病等)、手术因素(低血压、输血、低氧血症、低碳酸血症)、心肺转流影响(时间、压力、流量、栓子、低氧、温度和血细胞比容等)以及术后状况(如血流动力学改变、代谢性因素及环境影响等)。

鉴于诸多有害因素的影响,围手术期进行适当的中枢神经功能监测非常必要。心肺转流过程中行脑功能监测,已成为近年来的发展趋向。脑功能监测项目包括脑电活动、脑代谢、脑血流和颅内压。EEG仍是目前术中监测脑电活动的最佳方法。常温体外循环时保持适当的脑灌注,EEG与术前基本相同。尽管EEG能提供有价值的资料,但由于各种原因如手术室内电器干扰,很难将其常规应用于体外循环下心内直视手术中。

8. 温度

一般低温要求鼻咽温30~31℃。30℃以下易发生心律失常,如降温至28℃,则很难避免心室颤动。心脏手术中监测温度的意义为:

(1)估计周围组织灌注状态(中心到周围的温度差)。

(2)间接估计器官保护的情况(如中枢神经系统)。

(3)估计心肌保护的情况。

(4)诊断体温异常性疾病(如恶性高热)。

一般用直肠和鼻咽(或食管)温度监测中心器官和大脑(或心脏)温度。近年来出现新的温度监测法,即经外耳道测鼓膜温度,以代替咽(或食管)温度,经导尿管上的温度电极测膀胱温度,以代替直肠测温。

9. 抗凝监测

临床常用的监测抗凝方法是激活全血凝固时间(ACT)。测定ACT可了解凝血状况,估计肝素化程度,指导鱼精蛋白中和肝素用量。此法操作简单,花费少,实用性强。血液中加入硅藻土,可增加血液表面积,加速凝血因子Ⅻ转为ⅫA的过程,促进凝血。从血液(2 mL)注入含硅藻土(12 mg)试管中开始,至有血凝块出现的时间,即为ACT值,正常为60~130秒。体外循环心内直视手术注射肝素后,每小时测一次ACT,使其维持在480~600秒,可防止凝血和凝血因子消耗。体外循环结束,用鱼精蛋白中和肝素(1.0 mg:125 U),使ACT恢复至肝素化前水平。少数患者ACT尚未回到基础值,可追加小量鱼精蛋白。如 ACT 还未回到基础值，则应检查凝血链功能，特别是监测纤维蛋白原含量。另外，接受链激酶治疗的患者行急症心脏手术，体外循环后纤维蛋白原含量降低。

10. 动脉血气分析和血清电解质

转流前、中、后经桡动脉穿刺针抽动脉血测定 PaO_2、$PaCO_2$ 及 pH，并检测电解质含量。根据测试结果可调节血和氧气流量，补充电解质特别是钾，调整酸碱平衡。如存在酸碱失衡或氧合欠佳，应适当增加血气分析次数。如怀疑低钾或 ECG 示不明原因的心律失常，应及时测定血清钾浓度。

11. 尿量

尿量可反映肾的供血及体外循环组织灌注情况。麻醉诱导后插尿管持续监测尿量，正常尿量大于 0.5 mL/（kg·h）。转流中和转流后如出现血红蛋白尿，应及时给予利尿药和碱性药物，以防止肾衰竭。转流后尿量较多，应注意补钾，一般按每 500 mL 尿补氯化钾 1 g，并应及时测血清钾，以指导治疗。

（二）机械通气

心内直视手术以大剂量镇痛药复合长效肌松药为主要麻醉药，术后需常规机械通气。另外，心脏手术后适当机械通气可减少患者呼吸做功，改善肺通气，提高氧合效果，防止呼吸性酸碱紊乱。现代呼吸机应具有容量、压力及时间转换（潮气量 = 10 ~ 200 mL 用于婴儿，50 ~ 1 000 mL 用于儿童，200 ~ 2 000 mL 用于成人），吸气流速可调（成人最高可达 150 L/min），呼吸比值可调，频率 0 ~ 60 次/分，有吸气平台 2 秒和呼气滞后，具有常用通气模式（辅助/控制、间歇指令、呼气末正压及持续气道正压，并具备报警、湿化与雾气装置。报警项目包括气道高低压、吸入氧浓度上下限、湿化器液平、吸气温度、断气和断电报警等）。

1. 机械通气对机体的影响

（1）循环系统：机械通气为正压吸气，气道压力明显升高，心脏和大血管均受压，可影响静脉回心血量和右心充盈，使心排血量和器官血流减少。除压力影响外，正压持续时间亦影响回心血量和心排血量，吸气时间越长，呼气时间越短，影响越大。因此要注意调节吸气压力和呼吸时比。

（2）呼吸系统：机械通气，气道和肺泡均被扩张，因而增加了潮气量和肺容量，降低了生理无效腔量，使无效腔量与潮气量的比例减少，肺泡通气量增加，$PaCO_2$ 下降。若气流速度、压力和潮气量调节恰当，可使原来不张的肺泡重新膨胀，减少肺内气流。如果上述指标调节不当，则可增加心脏负担或使通气不足，故应注意调节好各项参数。

2. 呼吸参数调节

（1）吸入氧浓度：又称吸入氧分数（FiO_2），一般将 FiO_2 调至 0.4 ~ 0.6（即 40% ~ 60%），如吸入 70% 氧超过 24 小时，可能发生氧中毒。高浓度氧致氧中毒时，氧自由基增多，可引起肺充血、肺水肿、肺泡内出血，纤维蛋白和透明膜形成、纤维性变和肺细胞增生，反而影响肺换气功能。但在严重缺氧时必须吸入纯氧。在行气道吸引或冲洗治疗前，先将 FiO_2 调至 1.0 进行短时间通气，可预防或减轻治疗时低氧血症。

（2）潮气量（V_T）、频率（f）、通气量（V_E）：保证有效机械通气的基本条件是正确调节通气量。$V_E = V_T \times f$。一般成人预定 V_E 为 100 ~ 120 mL/（kg·min），儿童为 120 ~ 130 mL（kg·min），婴儿为 130 ~ 150 mL（kg·min）。成人用较大 V_T 和较慢 f 有一定优点：①使微弱的自主呼吸容易消失，减少呼吸机对抗。②f 较慢，呼气时间相对较长，二氧化碳易排出，有利于静脉回流；③流速减慢，气流为层流，气体分布均匀，肺泡易扩张，降低肺不张率；④V_T 较大可增加 V_E，肺气肿和肺顺应性差的患者，V_T 不宜过大。

（3）吸呼气时间比值（I : E）：一般可调节 I : E 为 1 :（1.5 ~ 2），慢性阻塞性肺部疾病及高碳酸血症患者呼气时间应适当延长［1 :（2.5 ~ 4）］，以利于二氧化碳排出。限制性呼吸功能障碍及呼吸性碱中毒患者用 1 : 1，以使吸气时间适当延长。

（4）通气压力：胸、肺顺应性，气道阻力及潮气量是决定通气压力的 3 个因素。成人气道平均压力一般维持在 0.98 ~ 1.47 kPa（10 ~ 15 cmH$_2$O），小儿约 0.98 kPa（10 cmH$_2$O）。

3. 注意事项

（1）根据病情选择适当的通气方式：心脏手术后，患者尚未清醒，自主呼吸尚未恢复，应施行控制呼吸。若自主呼吸恢复但通气量不足，则选用辅助或同步指令通气，并可与 PEEP 同时应用。这样可使患者容易从机械通气过渡到自由呼吸，并最终脱离呼吸机。

（2）保持气道通畅：短期机械通气，选用经口气管插管，如需长期机械通气，则改用鼻腔插管或行气管切开。高容量低压套囊气管导管可保留鼻插管 2 周～1 个月。在机械通气过程中，气道分泌物和血块可阻塞气道（特别是分泌物较多的患者），使气道压力升高。可用生理盐水 5～10 mL 冲洗气道，使痰痂和血块易于吸出，以改善通气和氧合。气道冲洗前需吸纯氧，吸引和冲洗时间不宜太长，以免患者缺氧。整个治疗过程应无菌操作，以减少呼吸道感染。

（3）在机械通气过程中应行血气分析，监测机械通气效果，发现问题及时调整通气参数。

（4）患者神志恍惚或不合作，难以与呼吸机同步呼吸时，可酌情应用地西泮（安定）、咪达唑仑或吗啡，少数患者（约 20%）需用肌松药，以便于机械通气的实施。

4. 停机指征与拔管

（1）停机指征：①患者完全清醒；②肌张力基本恢复如抬头、举臂及握力等；③呼吸平稳，< 25 次/分，安静无汗，$V_T > 8$ mL/kg，末梢红润；④血流动力学稳定，ECG 和 MAP 无变化；⑤血气分析 $PaO_2 > 9.3$ kPa（70 mmHg），$PaCO_2 < 6.0$ kPa（45 mmHg），pH 7.30～7.55。

（2）拔管：停机械通气 15 分钟，上述指标正常，水封瓶液柱波动良好，无再进胸的可能，即可吸净口腔及气管分泌物，拔出气管导管，可继续以鼻导管或面罩吸氧。

5. 常见并发症

（1）肺部感染：长期机械通气如不注意吸入气湿化，可使呼吸道干燥、分泌物变稠、变干阻塞小气道，而招致感染。如呼吸机调节不当，可引起广泛的肺小叶不张而发生感染。分泌物吸除不及时，或吸除时未注意无菌操作，呼吸机管道长时间不清洗消毒，均可导致肺部感染。最常见的是铜绿假单胞菌感染。因此应加强预防，避免一切可能导致感染的因素。已经发生感染，应使用强效抗生素。如及时进行细菌培养，根据药敏试验选择有效的抗生素。

（2）肺水肿：可发生于手术分离阶段或术中有肺静脉阻塞者，也可见于心功能不全者。水肿可累及单侧肺或整个肺叶。由于重力关系，肺底部较易发生。要注意调节通气压力和心功能。广泛性肺水肿应行综合性治疗。勤翻身或变动体位，有利于肺水肿的预防和治疗。

（3）支气管痉挛：一旦发生支气管痉挛，即可使气道阻力增加，通气量减少，因此必须积极寻找病因予以去除，并应用支气管扩张药物进行治疗。

（4）纵隔气肿或气胸：通气参数调节不当，特别在肺部已有病变的基础上，容易发生纵隔气肿或气胸。因此，调节好机械通气各参数值，及时吸除呼吸道分泌物，预防和治疗肺部感染等，可预防纵隔气肿和气胸的发生。严重气胸者可行闭式引流。

（5）其他：如喉损伤、堵管、气管导管滑入一侧支气管内造成通气不良等，都应注意预防。

（三）先天性心脏病手术的麻醉

先天性心脏病（下简称先心病）与胚胎期发育异常、环境或遗传因素等有关。与成人心脏疾病主要是由于心肌的血管病变而导致的心肌缺血不同，先天性心脏病患儿主要的病因是心脏和大血管的结构缺陷，而心肌的血流供应和氧合通常不是一个突出的问题。儿童充血性心力衰竭的最常见原因是继发于心室排血量增高导致的心室扩大或后负荷升高。

先心病常根据病理生理分为发绀型和非发绀型先心病。发绀型先心病以法洛四联症最多见，还包括大动脉转位、三尖瓣闭锁等。这类先心病心内血流存在右向左分流，或以右向左分流占优势的双向分流；非发绀型先心病以室间隔缺损、动脉导管未闭和房间隔缺损最为常见，其他如肺动脉狭窄、主动脉狭窄等，又可以分为左向右分流或无分流两种情况。

1. 术前估计与准备

麻醉医师应全面了解患儿病情，包括病史、各项化验检查及辅助检查结果，吸空气时的血氧饱和度，心脏手术病史等。明确心脏畸形种类、病理生理改变以及活动状况。体检应注意是否有全身水肿、肝大和脉搏、呼吸、体重以及患者的合作程度等，查看动、静脉穿刺部位并估计穿刺可能性。进食缓慢、呼吸急促、出汗、逐渐加重的发绀、不安或容易疲劳，表明患儿心功能较差。体重不增加是婴儿严重心脏疾病的一个重要标志。血细胞比容增高是机体对缺氧代偿性改变的结果。晕厥的发生提示主动脉瓣水平有严重的左心室梗阻。蹲踞或急性缺氧发作的病史见于法洛四联症。

术前准备包括吸纯氧、人工呼吸、保温及纠正水、电解质和酸碱失衡。根据病情掌握恰当输液，对病情较重者应保持强心利尿药治疗，可维持到手术日。小儿代谢旺盛，体液丢失较快，容易发生脱水或代谢性酸血症，年龄越小，禁食、禁水时间应越短。小儿禁食时间超过 12 小时可发生低血糖并有代谢性酸血症倾向，故小儿禁食时间以不超过 8 小时为宜。近年研究证明，小儿胃内液体排空快，进液体后其中 1/2 在 11 分钟内自胃排出，其余液体可在 2 小时内自胃全部排出，因此主张适当缩短麻醉前禁食、禁饮时间。对发绀患儿由于血液黏稠度高、血细胞比容高，应在术前数日起有计划地增加每日饮水量，以改善微循环，并定时吸氧以改善缺氧，增强麻醉手术耐受力。

先心病患儿入手术室之前处理与做其他手术的患儿无不同。麻醉前用药须做到患儿去手术室时安静、无任何哭闹不安。随患儿年龄和病情不同，用药宜个体化，并减少使用肌内注射类给药方法。目前研究认为，多数小儿能接受口服给药，可免除注射的痛苦，作用快，抗焦虑效果好。口服药时的饮水量也不会影响胃的排空，适合小儿术前用药。小于 6 个月者一般不用镇静药，仅用阿托品 0.01 mg/kg 或东莨菪碱 0.005 ~ 0.006 mg/kg。国外大多数医院推荐小儿术前 30 分钟口服咪达唑仑 0.5 mg/kg，最大剂量 15 mg。一般可让患儿比较顺利地进入手术室，入手术室后，根据需要可选择追加抗胆碱能药阿托品或东莨菪碱。国内大多数医院还是以肌内注射术前药为主，如哌替啶 1 ~ 2 mg/kg、阿托品 0.01 ~ 0.02 mg/kg 等。

2. 麻醉诱导与维持

诱导期是先心病麻醉最危险的阶段。诱导方式应当根据患儿年龄、病情、合作程度等因素进行恰当选择。

肌内注射诱导，适用于婴幼儿或不合作的患儿，或病情重、发绀显著或心功能不全而尚未开放静脉通路的患儿。常用氯胺酮 4 ~ 6 mg/kg 肌内注射，可使患儿安静入睡，同时升高血压，增加心排血量，利于维持循环稳定；还有提高周围血管阻力以维持肺血流量和氧饱和的作用，可安全使用于右向左分流的患儿。静脉诱导适用于能合作的儿童，对左向右或右向左分流的患儿均适用。常用诱导药物包括硫喷妥钠、氯胺酮、依托咪酯、咪达唑仑等。吸入麻醉面罩诱导较迅速，可避免患儿因穿刺等操作而引起哭闹和缺氧，适用于心功能较好、左向右分流的患儿，但不适用于右向左分流的发绀患儿，因肺血少可致麻醉药从肺泡弥散入血的速度减慢，且容易引起动脉血压降低。

麻醉维持方法以静吸复合麻醉应用居多。吸入麻醉维持适用于非发绀型先心病患者，常用七氟烷、恩氟烷或异氟烷，在手术强刺激（如切皮、撑开胸骨、体外转流开始前）及时加深麻醉，或补注静脉麻醉药。静脉麻醉维持常以芬太尼为主，多用于病情重、发绀、术后需要机械通气支持的患儿。大剂量芬太尼不影响肺血管阻力与体循环阻力间的平衡，并可有效地抑制肺循环异常患者应激引起的肺动脉高压反应。小儿心脏手术后肺动脉高压可引起或加重右心衰竭，肺动脉高压被公认为是小儿心脏手术后死亡的主要原因，故应用大剂量芬太尼，可有效地预防肺动脉高压。一氧化氮（NO）也适于围手术期肺动脉高压的治疗，具有减轻肺血管阻力、改善心功能、创造脱离 CPB 机条件等功效。在吸入 NO 时需持续监测吸入氧浓度、一氧化氮浓度、二氧化氮浓度，并定时监测血气和血高铁血红蛋白浓度。体外转流后血浆芬太尼浓度常明显下降，与血液稀释及心肺机各种塑料管道大量吸附芬太尼有关。转流期间如果血压上升，首先应考虑麻醉减浅，需及时适当加深麻醉。

3. 麻醉后管理

心肺转流停止后，总体液量常过多，但循环血量又往往不足，同时创面仍有失血，如不及时补充血液成分，可致循环血容量不足，血压下降。应根据动脉压和心脏做功状态，从心肺机经主动脉插管向体内缓慢输血，直至动、静脉压或左房压满意为止。鱼精蛋白中和肝素后，应经静脉输血。输血根据实际需要，选择性输注红细胞、血小板、血浆等。因此时循环血容量不稳定，应注意与心功能不良引起的血压下降相鉴别。心功能不良时动脉压下降常同时伴左房和右房压升高，而血容量不足时三者都下降。转流后血流动力学支持治疗非常重要。术前心功能好、病变矫治满意者，术后血压常偏高，有时需应用扩血管药（如硝普钠）以减少周围血管阻力，改善微循环。如病情重或畸形矫正欠满意，术后常需用正性肌力药（多巴胺或异丙肾上腺素）以增强心肌收缩力，提升血压，保持血流动力学稳定。

转流后常出现低血钾，应从中心静脉通路输注钾溶液，严格控制输速。由于血液稀释、过度通气碱血症、输注枸橼酸库血、心肺机内高氧合，以及加用碳酸氢钠等常导致血钙降低，应补充葡萄糖酸钙。

术后体温过低可导致机体酸中毒，体温过高可致脏器代谢增高而引起功能衰竭，故必须重视保持体温稳定。患儿送ICU后应核对气管插管深度，检查是否移位；需机械通气者应有保湿装置，以保护呼吸道黏膜；要严格按操作常规定时吸痰。小儿术后保留气管插管容易并发喉头水肿，拔管后可能发生窒息。因此，应尽量缩短留管时间，并适当应用镇静药，以避免患儿头部过度活动，避免呛咳及吞咽动作，定时使用地塞米松喷喉及注射，定时松开气囊减压。

（四）先天性心脏病介入手术的麻醉

1. 麻醉前评估与准备

对心脏导管介入治疗的患者麻醉前进行评估与准备，应该同心脏手术患者同等对待。麻醉前用药可依据前面所述施行。

2. 麻醉方法

先天性心脏病介入治疗术的麻醉，主要要求患儿在介入治疗过程中保持安静不动，呼吸、循环稳定。局麻加镇静和镇痛是麻醉性监护最常用的方法。用于镇静和镇痛的药物很多，主要是静脉麻醉药如苯二氮䓬类药物、氯胺酮、丙泊酚和阿片类药物。

咪达唑仑起效快，作用时间相对短，遗忘效果优于地西泮，静脉刺激及注射部位疼痛的发生率低。但短时间反复给药有可能导致药物累积增加，出现由镇静偏浅转到镇静过深的现象。

氯胺酮为苯环己哌啶的衍生物，亚麻醉剂量的氯胺酮就具有镇痛作用。大剂量氯胺酮引起的全身麻醉效应与小剂量氯胺酮的镇静镇痛作用是不同的。小剂量氯胺酮麻醉［＜20 μg/（kg·min）］时体循环和肺循环阻力影响较小，适合先天性心脏病患者介入手术的麻醉。研究还发现，应用更小剂量的氯胺酮，虽然本身没有镇痛效果，但与阿片类药物联合应用时，可明显减少阿片类药物的用量，而且其疼痛缓解效果优于二者单独应用。静脉应用氯胺酮的镇痛作用受输注速度、负荷剂量和是否复合应用阿片类药物等因素的影响。

丙泊酚的药动学特性非常适合采用连续静脉输注给药，用于各种心脏介入治疗手术效果良好，停止静脉输注后患者清醒很快。但剂量较大时可能出现心率变慢、血压下降，因此，可以联合应用小剂量丙泊酚和氯胺酮输注。

阿片类药物用于局部麻醉镇静和镇痛时，主要是为了减轻注射局部麻醉药时的疼痛以及手术中因各种原因导致的患者不适，如长时间躺在手术台上的体位不适感、深部组织的牵拉或按压疼痛等。应当注意的是，阿片类药物容易引起呼吸抑制，特别是与镇静药联合应用时。瑞芬太尼在体内的代谢途径是被组织和血浆中非特异性酯酶迅速水解，其时-量半衰期短，非常适合静脉输注。

对病情较重、体质较差或较小的婴幼儿以及手术时间长或手术对循环干扰较大时，可考虑选择气管内插管全身麻醉。实施气管内插管全身麻醉后，可以采用自主呼吸或呼吸机控制呼吸，这样可以确保呼吸道的通畅。

3. 麻醉管理

在心导管介入治疗时，根据患者的病情和手术需要，可以保留患者自主呼吸，也可辅助呼吸。应选择对呼吸循环干扰小的麻醉。一般情况较好、无特殊情况的患者，可以在充分镇静下保留自主呼吸。无论患者保持自主呼吸或控制呼吸，避免发生低氧血症和高碳酸血症对心导管介入治疗的顺利进行至关重要。

在肺血流增加性患儿的麻醉中，通过增加右心压力与左心压力的比值可减少分流，增加全身血流灌注。低氧血症、高碳酸血症、酸血症、气道平均压增高、交感刺激和血容量过多等，可增加肺血管阻力，减少肺血流。在临床缺乏肺血管收缩药物的情况下，避免低碳酸血症，在血氧饱和度足够的前提下降低吸入氧浓度，在通气中维持较高的气道平均压（如 PEEP）是临床维持肺血管阻力较常用的方法。在肺血流减少性患儿的麻醉中，应避免增加右向左分流引起的肺血流进一步减少。通过降低右心与左心压力比值，可增加肺血流，减少右向左分流。维持稍浅的麻醉，以及使用 α 肾上腺素能激动药有助于维持或增加全身血管阻力。

对施行心导管介入治疗的患儿应常规补液，一般可给予 5% 葡萄糖溶液、乳酸林格液或 0.9% 生理盐水。对脱水的患儿以及重复多次给予造影剂的患儿，应酌情追加晶体液的入量，减少造影剂对肾的损伤。对于鞘管处出血较多的患者，应考虑输注浓缩红细胞或血浆。

4. 介入治疗术中异常情况的处理

（1）造影剂反应：造影剂是一类含碘浓度高、渗透性强、黏稠度大而有一定毒性的液体，机体对其可产生程度不同的反应，包括头面部及胸部灼热感、头胀、目眩、恶心、呕吐、皮肤瘙痒或荨麻疹、多涎或胸闷等症状。多数无须处理，对反应较重者可给予小剂量皮质激素或抗组胺类药物。个别患者可能会发生严重过敏性休克，应注意预防。在心功能不全患者，造影剂有时可诱发或加重肺水肿，有严重心功能不全的患者应暂缓造影，一旦发生，应积极处理。

（2）心律失常：心律失常是心导管术中最常见的并发症，发生率接近 100%。最常见的心律失常是室性期前收缩，多由导管触碰心室壁或造影剂注入后刺激所致，有时可出现短暂的室性心动过速，一般撤退导管或随着造影剂的搏出，期前收缩会自然消失。有的病例还会出现房性期前收缩、室上性心动过速、心房扑动、心房颤动、心室颤动等。短暂的心律失常一般不用处理，持续时间较长者应予治疗。持续性室性心动过速，可能诱发心室颤动，应立即终止操作，静脉注射利多卡因 1～2 mg/kg，必要时行同步直流电复律。室上性心动过速时，首先采取刺激迷走神经的方法，无效时可给予毛花苷 C（西地兰）或艾司洛尔。缓慢型心律失常可给予阿托品或异丙肾上腺素等药物治疗。

（3）心脏压塞：心脏压塞的发生率较低，主要是因为推送导管或导丝用力过猛刺透心腔壁或血管所致，表现为进行性低血压、颈静脉怒张、奇脉、X 线透视下纵隔变宽及心脏搏动减弱或消失。常需要行超声心动图检查确诊并指导施行心包穿刺引流。出血量较多的患者必须紧急手术修补穿孔。

（4）失血与溶血：主要是静脉穿刺部位的失血，体重大的患儿出血量不多时，一般对循环血容量影响不大。但对体重小的患儿即使失血量不多，也会导致血压下降，应注意补充液体，必要时需输血。

（五）瓣膜置换术的麻醉

1. 二尖瓣狭窄（MS）

（1）病理生理：正常人二尖瓣口面积为 4～6 cm²。临床依瓣膜口狭窄程度分为：①轻度狭窄，瓣口面积 1.4～2.0 cm²；②中度狭窄，瓣口面积 0.9～1.4 cm²；③重度狭窄，瓣口面积在 0.9 cm² 以下。MS 使左房向左室排血受阻，造成左室慢性容量负荷不足，左房与肺静脉容量及压力负荷过重。轻度狭窄如无其他瓣膜病变，左心室功能可正常；中、重度狭窄，由于左房压和肺静脉压长期升高，肺水渗漏增加，肺顺应性降低，可增加呼吸做功而出现呼吸困难。若病情进展，使肺动脉压力升高，致使反应性肺动脉收缩及管腔变窄，引起肺动脉高压，肺血管阻力增加，右心室后负荷加重，最终可导致右心室功能不全或右心衰竭，并出现功能性三尖瓣反流和低心排血量综合征。

（2）麻醉处理：术前有房颤者用洋地黄控制心室率。麻醉诱导前和麻醉期间应避免心动过速，保持适当的血管内容量，避免加重已存在的肺动脉高压。必要时可使用麻醉性镇痛药，解除患者焦虑紧张，降低肺动脉压，并应吸氧治疗。术中不主张心率过快，因过快会造成左右心排血量不一致，而使体循环血液向肺循环转移，严重时可发生急性肺水肿。应避免前负荷降低，尽量减少心肌抑制并降低肺血管阻力。应选用麻醉性镇痛药，避免应用 α 肾上腺素能受体兴奋剂、N_2O 和钙剂，并应避免低氧血症。对有右心衰竭伴肺血管阻力升高者，可及早使用扩血管药物如硝普钠。术后低血压治疗除了纠正血容量外，可采用正性肌力药如多巴胺、多巴酚丁胺或异丙肾上腺素。只要剂量掌握恰当，可增加心排血量，升高血压，而心率在可控范围内。

2. 二尖瓣关闭不全（MI）

（1）病理生理：二尖瓣关闭不全，左室收缩时部分血液反流入左心房，左室每搏量减少。急性 MI

最常见的原因是各种原因所致的乳头肌功能不全或腱索断裂反流，使左房及肺毛细血管压骤升，可突发肺水肿。急性MI发生在急性心肌梗死后，往往会很快发展为心功能不全、充血性心力衰竭。慢性发病者主要见于风湿性心脏病，表现为进行性呼吸困难、乏力，而后发展为充血性心力衰竭。长期代偿的结果可致心室肌肥厚、左房增大、肺动脉压升高。

（2）麻醉处理：总的原则是降低全身血管阻力，维持一定的心肌收缩力，适当提升心率。因较快心率可使二尖瓣反流量相对减少，从而增加每搏量，必要时可使用扩血管药物。换瓣术后应设法改善心室负荷，往往需同时应用正性肌力药和血管扩张药。肺动脉导管监测有利于指导围手术期治疗。

3. 主动脉瓣狭窄（AS）

（1）病理生理：AS合并二尖瓣病变者常为风湿性病变，单纯AS多为先天性两叶瓣畸形。正常主动脉瓣口面积约为3 cm^2，当狭窄至0.8~1.0 cm^2时，才会出现临床症状。AS主要病理为左心室流出道梗阻，排血障碍，致心室肌肥厚，使心室收缩性和顺应性均降低。为维持左室舒张充盈和每搏量，肥厚的左室需要依赖适当地增加血容量和有效的左房收缩。肥厚心肌在高压力下做功，耗氧量明显增加，加之通过冠脉口的血流加速，使冠状动脉血流不足，极易产生心肌缺血，如同时存在冠状动脉病变，更加重了心肌缺血。AS后期左室收缩力减弱，左室扩张，每搏量和心排血量降低直至发生心衰。

（2）麻醉处理：麻醉与手术期间应尽量避免心动过速和后负荷增加，并避免心肌抑制因素，保持适宜的血容量。防治低血容量和低血压，一旦发生低血压，将影响冠状动脉灌注和心肌供氧，进一步加重低血压，故应尽快补充血容量。血压低可试用α受体激动剂如去氧肾上腺素0.1~0.2 mg静脉注射，不仅可提升血压，还能治疗室上性心动过速。如发生快速性心律失常，即使血压仍在适当范围，也需积极治疗，可用普萘洛尔（心得安）0.25~0.5 mg缓慢静脉注射，需要时可增加量。如无效且ECG示ST段改变，应考虑体外电复律。如术中发生持续高血压特别是同时伴肺动脉高压时，除调整麻醉深度外，还应尽快使用扩血管药，一般认为硝酸甘油较硝普钠为好，因前者可降低肺动脉压而对外周动脉压影响较小。瓣膜置换后转流期间，应维持适当的灌注压，以保证肥厚左室的再灌注。AS患者术后常发生高血压，可用扩血管药治疗。

4. 主动脉瓣关闭不全（AI）

（1）病理生理：急性AI者，肺静脉压、动脉压可突然升高，使心脏来不及代偿而产生急性充血性心力衰竭。慢性AI，左心室容量超负荷，使心室肌纤维拉长，左室容量增加，以增加每搏量。随着时间的推移，左心室扩张，室壁增厚。慢性AI患者可多年没有症状。发生症状后，一旦失代偿，则可发生心力衰竭且迅速恶化。

舒张期长短、主动脉瓣口大小、主动脉与左室的压力差，决定了AI的反流量。舒张压降低幅度不一定与AI的严重程度成正比，但可损害冠状动脉供血。各种心脏病左室压力容量关系如图4-1所示。

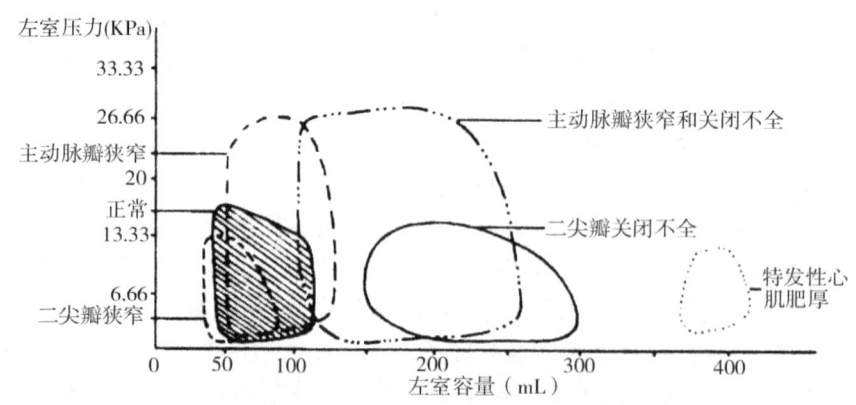

图4-1 心脏疾病左室压力、容量图

（2）麻醉处理：对慢性无明显心功能不全的AI患者，选择大剂量镇痛药和泮库溴铵为麻醉剂，维持心率在正常或稍快，以缩短左室舒张时间，维持每搏量。心动过缓可使左室扩张，增加室壁张力和心肌耗氧量，容易导致心律失常和心肌缺血。降低后负荷有利于增加心排血量，故麻醉中要避免增加后负荷的因素，如出现血压过高、外周血管阻力增加，可用扩血管药如硝普钠、酚妥拉明，部分患者需同时做容量支持。个别患者出现无法解释的心动过缓，阿托品常难奏效，需用异丙肾上腺素。急性 AI 患者术前已用扩血管药者，术日不宜停药，应改为静脉用药。心脏手术患者常用血管活性药物见表 4-1。

表 4-1 心脏手术患者常用血管活性药物

药物	作用及剂量
多巴胺	$1 \sim 10$ μg/(kg·min)，β 效应；$10 \sim 20$ μg/(kg·min)，增加 α 效应；>20 μg/(kg·min)，α 效应为主
异丙肾上腺素	0.05 μg/(kg·min) 开始，维持心率 120 次/分以下
肾上腺素	0.1 μg/(kg·min)，维持血压和心率
硝普钠	0.5 μg/(kg·min) 开始，>5 μg/(kg·min) 有发生毒性反应的可能，调整血压
利多卡因	$1 \sim 2$ mg/kg，静脉注射；$15 \sim 30$ μg/(kg·min) 持续静脉用药；控制室性兴奋
硝酸甘油	0.5 μg/(kg·min) 开始，调整血压
多巴酚丁胺	$3 \sim 20$ μg/(kg·min)，调整血压
去氧肾上腺素	0.4 μg/(kg·min) 开始，调节血压
普萘洛尔	0.25 mg 开始，静脉注射，最大量 1 mg，调节心率
间羟胺	1 μg/(kg·min)，调节血压

（六）冠心病患者手术的麻醉

1. 病理生理

冠状动脉粥样硬化是引起心肌缺血的最常见原因。冠状动脉搭桥手术是治疗缺血性心脏病的有效手段。心肌梗死后如发生室壁瘤，也需要手术切除。心肌得不到适当的供氧，即出现缺血和丧失功能。决定心肌供氧的因素包括冠状动脉血流量、动脉血氧含量和氧的可用性。

冠状动脉血流量与冠状动脉灌注压成正比，而与冠脉阻力成反比。冠状动脉灌注压等于主动脉舒张压减左室舒张末压（LVEDP）。正常情况下，冠状动脉灌注压在 8.0 ~ 20.0 kPa（60 ~ 150 mmHg）。冠状动脉根据心肌代谢需要，不断改变血管口径和阻力，自动调节血流量。冠状动脉硬化后，血管在最大限度扩张的情况下才能满足或维持心肌供血。因此，所有使动脉舒张压降低和使 LVEDP 增高的因素，均影响冠状动脉血流。

动脉血氧含量等于血红蛋白 ×1.34× 氧饱和度 + 0.003× 氧分压。为确保最大的动脉血氧含量，应提高血红蛋白含量、动脉血氧饱和度和氧分压。

氧的可用性取决于氧合血红蛋白解离曲线的位置。保持温度和 pH 正常，提高 2,3-DPG 含量，调节二氧化碳浓度，有利于组织中氧的释放。

另外，在冠状动脉血流量减少的情况下，任何使心肌耗氧量增加的因素均可导致心肌缺血。这些因素包括心室壁张力、心率和心肌收缩力。

室壁张力与室内压和心室腔半径成正比，与室壁厚度成反比。应用扩血管药、正性肌力药和正压通气、吸入性麻醉剂等，均可降低室壁张力。心率增快可缩短心室舒张期，增加心肌工作量，从而减少心肌供血，增加心肌耗氧量。心肌收缩时耗氧量增加，收缩增强耗氧也增加，但至今尚无法定量测定心肌收缩性以计算心肌耗氧。

2. 麻醉处理

冠状动脉搭桥术患者麻醉原则是维持心肌氧供需平衡，即：

$$\left.\begin{array}{l}\text{冠状动脉血流量}\\\text{动脉血氧含量}\\\text{氧的可用性}\end{array}\right\} \text{氧供} = \text{氧需} \left\{\begin{array}{l}\text{心肌张力}\\\text{心率}\\\text{心肌收缩力}\end{array}\right.$$

麻醉手术期间，应避免血流动力学指标的急剧变化，以免加重心肌缺血。

（1）麻醉前用药：地西泮 10 mg 术前晚睡前口服。术日晨地西泮 10 mg 术前 1 小时口服。70 岁以下患者，吗啡 10 mg、东莨菪碱 0.3 mg 术前 1 小时肌内注射。药物起效后患者于镇静状态下接入手术室。

入室后安置好 ECG、经皮氧饱和度测定及无创袖带测压装置，测量并记录基础值。于局麻下先行桡动脉穿刺置管，连接换能器行直接动脉压监测。

（2）麻醉诱导：静脉注射咪达唑仑 0.1～0.2 mg/kg 或依托咪酯 0.3 mg/kg，芬太尼 10 μg/kg，哌库溴铵 0.1 mg/kg 或维库溴铵 0.1 mg/kg，面罩加压供氧。气管插管前用利多卡因行咽喉部喷雾，继续面罩加压供氧 1 分钟，行气管内插管。经此处理后，气管内插管的刺激不明显或很轻微。操作过程中密切观察动脉压和心率的变化。诱导以芬太尼为主，镇静剂以患者能入睡即可，心率略变慢有利于心肌氧供。

（3）麻醉维持：切皮前静脉注射哌库溴铵或维库溴铵 0.1 mg/kg，芬太尼 20 μg/kg，吸入恩氟烷或异氟烷调节麻醉深度。转流前重复应用上述药物。刚开始体外循环，血压可明显下降，采用提高灌注量并从人工心肺机加用 α 受体兴奋剂如去氧肾上腺素 100～500 μg，以防止阻断主动脉前发生室颤。

手术进行到主动脉侧壁与搭桥的血管吻合时，应维持稳定的血流动力学。如灌注压超过术前的平均动脉压（MAP）值，则应用硝酸甘油、尼卡地平、丙泊酚等处理，不轻易降低灌注压。如灌注压低，除增加灌流量外，适当减少静脉引流量，血压仍不回升，可从人工心肺机内给麻黄碱、去氧肾上腺素、间羟胺等提升血压。冠脉血流恢复后，血流动力学稳定，逐渐减少灌流量，缓慢回输血液，ECG 和循环动力学稳定后脱机。

（4）注意事项：

①麻醉维持期间力求循环稳定。血压升降幅度不大于基础值的 30%；MAP/HR 比值 > 1，体外转机前 > 1.2；（HR × MAP）< 12 000；转机前控制性心动过缓（40～60 次/分）；动脉收缩压 12.0～13.3 kPa（90～100 mmHg）即可。转机过程中可用微量泵向人工心肺机内泵入丙泊酚 20～50 mL/h，以血压高低调节泵入速度。

②心脏复苏后预防心搏增快，以免增加心肌耗氧量，可用艾司洛尔减慢心率，用法 100～150 mg 单次注入，也可 50～200 μg/min 微量泵泵入。

③预防冠状动脉痉挛，造成冠状动脉痉挛的原因有 $PaCO_2$ 过低、通气过度、大剂量钙剂静脉注射。应保持 $PaCO_2 > 4.7$ kPa（35 mmHg），避免 $PaCO_2 < 4.0$ kPa（30 mmHg）。

④血管扩张药的应用：当动脉压 > 基础值的 20%；肺动脉楔压（PCWP）> 2.1 kPa（16 mmHg）；ST 段改变 > 1 mm；冠状动脉痉挛，BP 下降，HR 增快等应使用血管扩张药。常用的药物为硝酸甘油，硝酸甘油扩张容量血管，不改变微循环模式，降低肺循环阻力，有轻微正性肌力作用，大于 1 μg/(kg·min) 也有外周血管扩张作用。用法：25～50 μg 单次注入；30～300 μg/min 微量泵泵入，依血压调整用量。

⑤钙通道阻滞剂的应用：a. 维拉帕米（异搏定）：扩张冠状动脉的同时，明显抑制心肌收缩力，可防止冠状动脉痉挛，其扩血管作用明显，降压的同时心率上升，用法：5～10 mg 静脉注射；b. 尼卡地平：扩张冠状动脉，治疗高血压，不抑制心肌收缩力，不降低心率，血压下降，半衰期最短 17 分钟，可有正性肌力作用，扩张肾血管作用，用法：10～30 μg/kg 缓慢静脉注射，或持续输注 0.5～6 μg/(kg·min)。

⑥正性肌力药：使用指征：PCWP > 2.1 kPa（16 mmHg），而 MAP < 9.3 kPa（70 mmHg），左室前负荷（LVEDV）足够，而 CO 下降或 SvO_2 下降，CI < 2.2 L/(min·m²)，需改善心肌收缩力。α 受体兴奋剂去氧肾上腺素 25～100 μg，或去甲肾上腺素 2～4 μg。

⑦阿托品：低血压、心率慢，用来提高心率，0.3～0.6 mg 静脉注射。

（七）非体外循环下冠脉搭桥术患者的麻醉

1. 特点

（1）在心脏搏动又无机械辅助循环的情况下进行手术，麻醉处理较困难。外科医师的手术操作、心脏位置的变动、固定器对心脏的压迫等均影响心脏供血。维持循环动力学稳定，保证必需的冠状动脉血流量是麻醉的关键。适当地限制心脏收缩幅度、保持较慢的心率（40～60 次/分），为手术操作提供良好的条件。

（2）手术过程中维持血压 SBP 10.7 kPa（80 mmHg）以上，MAP 8.0 kPa（60 mmHg）以上，以保证患者的安全。达不到上述指征，可选用去甲肾上腺素、去氧肾上腺素或麻黄碱来提升血压。

(3) 防治严重的心律失常，防止冠脉痉挛，术中可持续泵入利多卡因和硝酸甘油。

(4) 适当限制液体量，避免因前负荷增加而影响心肌灌注和增加心肌耗氧量。如失血偏多，及时补充。

2. 麻醉实施

(1) 麻醉前用药：地西泮 10 mg 术前晚睡前口服。术晨哌替啶 100 mg 或吗啡 15 mg、东莨菪碱 0.3 mg 术前 1 小时肌内注射。地西泮 10 mg 术前 1 小时口服。

(2) 麻醉诱导：先局麻下行动脉穿刺置管、连接换能器行直接动脉压监测。因有时取桡动脉搭桥，故不能常规选桡动脉穿刺。安置好 ECG、SpO_2、PET、CO_2 监测。

静脉注射依托咪酯 20 mg、咪达唑仑 0.3 mg、哌库溴铵或维库溴铵 8~10 mg、芬太尼 0.3 mg、地塞米松 10 mg，面罩加压供氧。肌肉松弛后气管内注射 2% 利多卡因溶液 2 mL，继续面罩加压供氧 1 分钟，气管内插管接呼吸机进行机械通气。深静脉穿刺置入三腔管。病情重者，右颈内静脉穿刺置肺动脉导管测肺动脉压和 PCWP。

(3) 麻醉维持：丙泊酚 400 mg，利多卡因 200 mg，哌库溴铵 4 mg，加生理盐水至 50 mL，诱导后血压平稳即可开始应用，以 20 mL/h 持续泵入直至术毕。劈胸骨时可适当加快注射速度。

恩氟烷或异氟烷 0.2%~0.5% 持续吸入至缝皮下组织。

准备搭桥前给予肝素 1 mg/kg。搭桥完毕用 1：1 鱼精蛋白中和。

(4) 血压调控方法：可选用：①去氧肾上腺素 1 mg/10 mL，间断静脉注射，每次 1~2 mL；②多巴胺*+多巴酚丁胺，心功能差者持续泵入，依血压调整用量；③去氧肾上腺素 10 mg/10 mL，0.5~1 mL 分次静脉注射（以上两种方法难以奏效时使用）；④去氧肾上腺素，持续泵入；⑤麻黄碱 3~5 mg 静脉注射。

注：*一般血管活性药物的配制方法为：所用药物的毫克数（mg）=患者体重（kg）×3，将其与生理盐水配制成总量为 50 mL 的溶液，加入注射器内，用注射泵匀速注入患者体内。如注入速率为 1 mL/h，则该药物的用量为 1 μg/(kg·min)。

（八）主动脉瘤及夹层分离手术切除患者的麻醉（深低温停循环）

1. 病理生理

所有主动脉瘤都有发展增大的必然趋势，不论什么原因所致，预后均极严重，其后果大都为瘤体破裂导致大出血而死亡。根据 La-Place 定律，瘤内的张力和血压及瘤体的直径成正比，故瘤体直径越大，瘤体内张力越大，破裂的可能性越大。特别是外伤性主动脉瘤，因主动脉壁已有损伤，更易破裂，多需深低温停循环下进行手术。

2. 术前探视

仔细查看各种检查资料，高血压患者多有左室心肌肥厚、心肌缺血等表现；胸部 X 线片检查可有纵隔扩大、主动脉结增宽、升主动脉与降主动脉直径明显不同等表现；血生化检查心肌酶谱升高说明有冠脉阻塞，肌酐和尿素氮升高说明有肾动脉阻塞，酸中毒者则有低心排血量或肠缺血等；CT 扫描可明确显示瘤体情况；血管造影可知动脉夹层的严重程度及病变范围和内膜破口部位，同时可提示主动脉瓣的功能情况。

3. 术前准备和处理

由于主动脉瘤最大的危险是瘤体破裂大出血造成患者突然死亡，术前防止瘤体破裂成为主要任务。从 La-Place 定律可知，我们所能控制的因素只有血压，术前最好将血压控制在 13.3~15.3 kPa（100~115 mmHg）左右，心率控制在 60~80 次/分为宜，心脏指数控制在 2~2.5 L/(min·m^2)。方法：

(1) 降压药物的应用：硝普钠具有起效快、作用时间短、可控性强的特点，应用剂量 0.5~5 μg/(kg·min)，避免长时间大剂量 [8~10 μg/(kg·min)] 应用，以防止氰化物中毒。尼卡地平具有起效快、半衰期短、可控性强的优点，且能扩张冠状动脉、降低心脏耗氧量，降压的同时不增快心率；此药还能增加脑和其他重要脏器血流量，增加肾血流量和肾小球滤过率，用后尿量增加。应用剂量 0.5~

6 μg/(kg·min)，持续静脉滴注，以血压调整用量。

（2）降低射血速率，避免心动过速。可用β受体阻滞剂与硝普钠配合应用。①美托洛尔：先取 0.5～1 mg 静脉注射做试验剂量，后根据效应取 1～5 mg 缓慢静脉注射，总量不超过 15 mg。②拉贝洛尔：为α受体和β受体阻滞剂，可单独应用。取 20 mg 作负荷量，数分钟若未见起效，则给予 40 mg，最大剂量达 80 mg，至血压达到控制。此后泵入 1 mg/min 或每隔 15～30 分钟单次给药以维持血压。③艾斯洛尔：超短效β受体阻滞剂，半衰期 7～8 分钟。开始 500 μg/kg，1 分钟内给予，后静脉持续滴注 50 μg/(kg·min) 至起效。

（3）镇静镇痛，不仅减轻患者痛苦，且利于控制血压。

（4）备足够库血，纠正不正常的化验指标。

4. 麻醉前用药

为防患者紧张和恐惧引起的血压升高，镇静药量宜重。术前晚口服司可巴比妥（速可眠）0.1 g。术日晨口服地西泮 10 mg 或司可巴比妥（速可眠）0.1 g，术前半小时肌内注射吗啡 10～15 mg，东莨菪碱 0.3 mg。急诊手术术前可使用组胺 H_2 受体阻滞药，心率快者可使用β受体阻滞剂。

5. 麻醉诱导与维持

接患者入手术室后，先安置好 ECG、SpO_2、袖带测血压装置，测量一次并记录基础值。局麻下行动脉穿刺置管、接换能器行直接动脉压监测，在严密观察动脉压的情况下进行麻醉诱导。

静脉注射咪达唑仑 0.1～0.3 mg/kg 或依托咪酯 20 mg，哌库溴铵或维库溴铵 0.1 mg/kg，芬太尼 10～20 μg/kg，面罩加压供氧，肌肉完全松弛后先行 2% 利多卡因溶液 2 mL 气管内注入，继续面罩加压供氧 1 分钟，行气管内插管，接麻醉机行机械呼吸。接着做以下工作：

（1）深静脉穿刺置管测 CVP 及输液、输血用。

（2）足背动脉或非手术侧股动脉穿刺置管、接换能器行下半身血压监测。

（3）静脉注射甲泼尼龙 15 mg/kg，头部放冰帽，并用降温毯行体表降温（咽温降至 32℃ 停止）。注意检查麻醉深度，防止发生寒战反应。到建立体外循环后继续行血流降温至鼻咽温 18℃ 以下，肛温 20℃ 左右。停止体外循环，将体内血引流至人工心肺机的人工肺内，给手术医师提供一个无血清晰的手术野。胸内手术操作完毕，缓慢开放主动脉，充分排气。逐渐恢复体外循环，开始复温。从人工心肺机加入甲泼尼龙 15 mg/kg。复温至咽温 28℃ 即可进行心脏复苏。继续复温至咽温 36℃，肛温 34℃，如 ECG 示心跳良好，血压稳定，可逐渐停止体外循环，继续变温毯体表复温。余同常规体外循环。

6. 术中监测

（1）循环监测：①常规监测 CVP 和动脉压，动脉压多需上半身和下半身同时监测，上半身动脉穿刺的选择宜血压偏高的一侧，排除手术干扰的桡动脉，下半身选足背动脉或非手术侧的股动脉，上半身和下半身分别监测血压有利于体外循环的管理和调控；② ECG 和 SpO_2 做常规监测；③有条件者可行食管超声心动图监测，有助于了解即时的心脏功能，心脏是否缺血，动脉瘤的大小及范围，对指导手术大有帮助；④条件允许应行脑电图监测，对停循环的时机及应用抑制脑代谢的药物有指导意义。

（2）温度监测：术中同时对外周温度和中心温度进行监测。鼻咽温和食管温度受血流影响大，变化远比肛温大。复温时要求鼻咽温度最好能达到 37℃ 左右，肛温在 34℃ 以上方为安全。

7. 麻醉管理要点

（1）手术全程要控制好血压，防止瘤体破裂而造成患者死亡。麻醉深度要适宜，芬太尼用量为中到大剂量，并可持续泵入丙泊酚 20 mL/h，可依血压变化调整泵入量。在麻醉深度足够的情况下血压仍高，加用扩张血管药物，控制血压不超过 16.0 kPa（120 mmHg）较为安全，尤其在建立体外循环以前。

（2）加强监测：术中严密观察各种监测指标，深低温停循环对温度的要求严密，降温幅度要足够，以保证重要脏器功能的保护。复温速度要慢，水温和血温温差不能超过 10℃，以防止气体从血液中析出而造成栓塞的并发症。复温温度要够，防止复温后温度再下降造成一些重要脏器功能的不稳定或损伤，故停体外循环后仍继续行变温毯体表复温。上半身和下半身血压同时监测，以保证体外循环时很好的调控，使上半身和下半身的重要脏器都能得到良好的血液供应，为减少并发症和术后良好的康复提供有利条件。

四、患者转运

术毕患者循环稳定回重症监护病房（ICU）继续观察治疗，需由有资格的麻醉医师护送患者。转送前去除不必要的线路或监测，调节好输液滴速。安置起搏器的患者应将起搏器固定好，导线安放稳妥，以防脱接。转运过程中应持续监测 MAP 和 ECG，保持有效的人工通气或机械通气，应备好氧气筒或氧气袋，以便途中使用。舒、缩血管药物需在输液泵或微滴器调节下使用，以防途中滴速改变。转送患者前应抽血样查血气分析、血生化、血细胞比容和凝血功能，以便及早发现异常与及时处理。

到达 ICU，应尽快调节好机械通气参数、ECG、MAP、尿量及测温装置，重新确定各种药物滴速。向有关人员交代如下项目：

（1）手术处理。

（2）术中并发症。

（3）转流和主动脉阻断时间。

（4）液体平衡情况（欠血和体内余液量）、血细胞比容、电解质和血气分析结果。

（5）正在应用的药物及用量。

（6）安放起搏器的患者应调好起搏器速率和电流。

第五章 先天性心脏病

第一节 房间隔缺损

一、概述

房间隔缺损（atrial septal defect，ASD）是指原始房间隔在发生、吸收和融合过程中出现异常，导致房间隔上出现异常孔状缺损，其位置、形状、大小不定，但都会造成左、右心房腔直接相通。本节主要叙述继发孔型房间隔缺损，此类房间隔缺损较为常见，占先天性心脏病的 10%～20%。约 10% 的继发孔型房间隔缺损可以合并部分型肺静脉异位连接（partial anomalous pulmonary venous connection，PAPVC），指两侧肺静脉中任何 1 支或 2～3 支未与左心房连接，而与体静脉或右心房连接。

二、病理解剖

继发孔型房间隔缺损位于冠状静脉窦口的后上方，根据房间隔缺损部位的不同将其分为 5 型。

（一）中央型或称卵圆孔型

中央型或称卵圆孔型是房间隔缺损中最常见的一种类型，约占 70%，位于房间隔的中部，相当于卵圆窝的部位，缺损四周边缘大多较为完整。

（二）上腔型

上腔型又称静脉窦型缺损（sinus venous ASD），位于房间隔上方，缺损与上腔静脉入口没有明确的界限，卵圆窝仍在正常位置。这类缺损常并发右上肺静脉异位，连接到上腔静脉，或连接到上腔静脉和右心房交汇处。

（三）下腔型

缺损位于房间隔的后下方，缺损下方大都没有完整的边缘，它和下腔静脉入口相延续，下腔静脉瓣和缺损边缘相连。

（四）冠状静脉窦型

此类缺损较为罕见，通常是无顶冠状静脉窦畸形（unroofed coronary sinus syndrome）的一部分，当冠状静脉窦上壁完全缺如时，冠状静脉窦口也就成为房间隔的缺损。

（五）混合型

混合型为兼有上述两种以上类型的巨大房间隔缺损，常见的有卵圆孔型缺损与下腔型缺损融合成一个大缺损。

三、病理生理

房间隔缺损的血流动力学改变的基础是心房水平存在左向右分流。分流量大小主要取决于房间隔缺损的大小和左、右心房之间的压力阶差，以及体循环和肺循环血管阻力。由于肺循环可容纳大量血流，因此，即使肺循环血量达到体循环的2倍，也仍能维持正常的肺动脉压力。患儿可无明显症状，活动亦不受限。单纯继发孔型房间隔缺损患者并发严重肺血管病变较少，如果患儿较早出现严重肺动脉高压，应该考虑合并原发肺动脉高压的可能性。

随着患者年龄增长，分流时间延长，肺小动脉逐渐产生内膜增厚和中层肥厚，肺动脉压力逐渐升高，右心室负荷加重。一般患者会在青年期以后出现症状，病情进展也往往加速。有些病例病变进一步发展，肺小动脉发生闭塞性病理改变，肺动脉压越来越高，右心负担不断加重，最终导致心房水平经房间隔缺损的右向左分流。进入此阶段后，患者症状明显加重，可出现咯血、发绀、心房纤颤、慢性右侧心力衰竭等艾森门格（Eisenmenger）综合征表现。

合并部分型肺静脉异位连接病变，肺血管病变比单纯房间隔缺损发展得快，且较严重。合并单支肺静脉异位连接时，对血流动力学影响不大，但合并多支肺静脉异位连接存在时，有较大量的左向右分流则会产生明显血流动力学改变，肺动脉高压发生早，且严重，甚至在较小年龄发生艾森门格综合征。

四、临床表现

（1）单纯继发孔型房间隔缺损的患者，在婴幼儿期多数可以无任何症状，部分患儿易患呼吸道感染。但也有部分患儿在婴儿期即出现哭闹或喂奶后气促，在幼儿期出现活动耐力低，剧烈活动后心悸气促等表现。巨大房间隔缺损，特别是合并有部分肺静脉异位引流时，由于左向右分流大，患者在婴儿期就可能出现心力衰竭表现。

（2）多数患者在青少年期以后开始出现症状，表现为劳力性心悸气促，伴有严重肺动脉高压患者，可出现阵发性心动过速、心房纤颤等表现，进一步加重可以出现发绀、右侧心力衰竭，表现为下肢水肿、肝大、心源性恶病质等。

（3）个别的患者会因为早期出现发绀就诊，这类患者多数是下腔型房间隔缺损，由于血液层流原因，当胸腔内压增高时，大部分的下腔静脉回流血液会直接进入左心房，导致没有明显肺高压的情况下，发生发绀症状。

（4）体格检查，房间隔缺损的患儿多数较为瘦小，胸骨左缘心前区隆起伴收缩期抬起，第2、3肋间可闻及轻度吹风样收缩中期杂音，肺动脉瓣区第2心音亢进伴呼吸周期固定分裂。左向右分流量大的患者，可在三尖瓣区闻及轻度舒张中期杂音。

五、辅助检查

（一）心电图

多数患者心电轴右偏，伴有不完全性右束支传导阻滞，右心室肥厚伴劳损。

（二）X线检查

肺野充血，右心房、右心室增大，肺动脉段突出，主动脉结小。透视下可见肺门舞蹈症。有心力衰竭患者可表现肺间质水肿。右肺静脉与下腔静脉异位连接，则可见弯刀样阴影。

六、诊断及鉴别诊断

（一）诊断

上述临床表现均能提示房间隔缺损诊断，临床确诊主要依靠彩色多普勒超声心动图检查，可明确右心房、右心室增大，房间隔连续中断，并可见左向右血流分流频谱。彩色多普勒超声心动图检查还可以明确心脏合并畸形的存在和评估肺动脉高压的严重程度。经食管超声心动图检查，对于明确部分分流不明显房间隔缺损诊断，以及了解缺损周围结构和发现合并畸形，明显优于经胸心脏超声检查。

单纯继发型房间隔缺损患者，通过彩色多普勒超声心动图检查多数可以获得确诊，并不一定需要心导管检查和选择性心脏造影。但是对于合并重度肺动脉高压的患者，心导管检查仍是判断手术可否进行的重要依据。心导管检查和选择性心脏造影对于明确肺静脉异位连接的部位及分流的程度，以及有无其他合并畸形具有重要的意义，40岁以上的成年患者，术前应该进行冠状动脉造影。

（二）鉴别诊断

1. 轻型肺动脉瓣狭窄

轻型肺动脉瓣狭窄需与继发孔型房间隔缺损鉴别。肺动脉瓣狭窄胸骨左缘第2肋间杂音较响，肺动脉瓣第二音减弱，X线示肺血管稀少。彩色多普勒超声心动图显示肺动脉瓣口狭窄而无房间隔缺损。右心导管检查右心室与肺动脉间有收缩压差而无心房水平的分流。

2. 原发性肺动脉扩张

肺动脉扩张在肺动脉瓣区有收缩期喷射音，心电图异常，X线显示肺动脉干扩张，但无肺充血，心导管检查无心房水平分流，超声心动图可助确诊。

3. 原发性肺动脉高压

其体征及心电图类似房间隔缺损，特别需要与房间隔缺损并发肺动脉高压鉴别。X线均可见右心房、右心室增大，肺动脉及肺动脉干扩张，远端肺动脉变细变小，心电图示右心室肥厚，心导管检查有肺动脉压升高。彩色多普勒超声心动图可直接显示房间隔缺损有无回声中断而确诊。

4. 注意并发心脏畸形的存在

常见的并发畸形包括动脉导管未闭、主动脉缩窄、部分肺静脉异位连接、二尖瓣关闭不全、三尖瓣关闭不全。另外，继发孔型房间隔缺损约1%的患儿可并发二尖瓣狭窄（又称Lutembacher综合征）。应警惕这些并发畸形存在，超声心动图仔细检查均可发现。

七、自然病程和预后

房间隔缺损患者的自然预后相对是比较好的，只有1%左右患儿在1岁以内出现心力衰竭的表现，仅约0.1%患儿可能因心脏情况恶化在1岁以内死亡。在10岁以内发生明显肺动脉高压（肺血管阻力 > $4\ U/m^2$）的患者约为5%。但在20岁以后，发生肺血管病变比例明显增高，患者开始出现劳力性心悸气促症状，甚至发展成为艾森门格综合征，而失去手术矫治机会。

合并部分肺静脉异位引流的患儿出现症状早，发生肺动脉高压也早，且较严重。有报道称居住在高原地区的房间隔缺损患儿，肺血管病变出现较早，且严重，约15%的患儿在10岁前即发生严重肺动脉高压。

分流量较小的卵圆孔型房间隔缺损可能在1岁以内自行闭合，有报道称此类缺损1岁以内自行闭合的比例可达20%左右，在1岁以后很少有自行闭合。

八、治疗

房间隔缺损是心脏外科最先开展的心内直视手术之一，近年来又有了新的发展。经皮心导管介入封堵已成为中央型小直径房间隔缺损的有效治疗手段。经胸小切口非体外循环下心脏超声引导下直接封堵房间隔缺损也已获得成功。有报道，采用全胸腔镜或机器人成功进行房间隔缺损修补。

尽管有很多进展，但是在全静脉复合麻醉气管插管，经胸前正中切口纵劈胸骨入路，浅中低温体外循环心脏停搏液灌注心肌保护下手术修补，仍然是房间隔缺损外科治疗的规范和常规技术，近、远期疗效确切，利于术中异常情况处置和合并畸形的发现和处理。以下仍以此为基础，分别叙述不同类型房间隔缺损的修补技术。

（一）手术适应证和禁忌证

1. 适应证

（1）房间隔缺损患者有明显右心室容量负荷加重的情况，就应该手术治疗。以往手术治疗的最佳年龄是5岁以内，近年来主张在1~2岁手术治疗，可以避免长期右心室负荷过重导致的不良影响。

（2）一些患儿房间隔缺损大，左向右分流量大，伴明显肺动脉高压，出生后反复患感冒、肺炎或心力衰竭，应积极进行药物治疗，控制肺部感染和心力衰竭后，尽早进行手术治疗。但房间隔缺损的病儿很少需要在新生儿期进行手术治疗，建议等到出生2~3个月以后，肺血管阻力从胎儿高阻力状态有所下降以后，进行手术治疗。

（3）在成年人发现房间隔缺损，中等量以上左向右分流，即使无明显症状，也应该及时手术治疗。

（4）对于卵圆孔未闭的治疗是非常有争议的。一般认为，卵圆孔开放，但卵圆窝处左右两侧房间隔膜组织对合良好，形成功能性闭合者，或缺损较小（<4 mm），分流量小，无症状，可以不进行手术治疗；对于卵圆孔未闭，分流明显，有右心负荷加重情形，或者患者有高凝状态，易发血栓栓塞者，可以考虑行经皮心导管介入封堵。

2. 禁忌证

房间隔缺损患者的手术禁忌证是不可逆的严重肺动脉高压。右心导管检查肺血管阻力明显升高达 8~12 U/m^2，且不随运动降低，Qp/Qs < 1.3，为手术禁忌。

（二）术前准备

（1）大多数房间隔缺损患者临床症状不明显，诊断明确后，只需按一般心脏直视手术准备。

（2）呼吸道感染是婴幼儿期常见的表现之一，术前应给予较好的控制，以利术后顺利康复。并发肺动脉高压而又未形成手术禁忌者，术前应视病情给予治疗。可口服或静脉滴注血管扩张药物。

（三）手术切口

经胸前正中切口纵劈胸骨是常规的和最常用的入路，近年有多种切口被探索和选用，如胸前正中低位部分纵劈胸骨切口、右前外侧经肋间开胸切口、右侧腋下直切口等，这些切口的优点是美容和可能减少患者创伤，但共同的不足是增加建立体外循环的难度和风险，或者需要经股动静脉插管建立体外循环，对于一些合并畸形的处理较为困难，有一定的学习曲线和风险。创新技术和方法的探索，应该始终以患者的安全为中心，在熟练掌握常规手术和积累一定经验的基础上谨慎开展。

（四）体外循环建立和心肌保护

采用正中切口，剪开心包悬吊后，应先行心外探查。观察心脏大小、形态，各房室大小及比例，主、肺动脉直径及比例，有无异常冠状动脉、肺静脉异位连接和永存左上腔静脉及回流部位。肺动脉干若能触及粗糙收缩期细震颤，可能提示并发肺动脉瓣狭窄；短暂用手指阻断肺动脉血流，肺动脉干远端仍可触及细震颤时，提示有动脉导管未闭。

肝素化后，先插主动脉灌注管，在婴幼儿房间隔缺损患儿，由于心房水平左向右分流导致主动脉相对较细小，要细心选择合适大小的灌注管。插管时也要格外注意，以免插管位置不当，或者反复插管时，出血过多，导致低血压，甚至心脏停搏，同时也要防止损伤主动脉后壁。我们主张上下腔静脉均采用直角管直接分别插管，以利于合并畸形的处置。应该常规放置左心房引流管，既可作为探查肺静脉回流的标志，也防止术中心脏膨胀和肺淤血，利于心肌保护和防止肺部并发症，对于完善心脏排气和防止栓塞并发症也有意义。

开始体外循环后，在升主动脉根部置放心脏停搏液灌注管，适度降温后，钳闭主动脉，灌注心脏停搏液，心脏停搏保护心肌。房间隔缺损修补可以在不使用心脏停搏液灌注不阻断主动脉，心脏跳动下进行，可以避免或减轻心肌缺血和再灌注损伤，但要注意防止气栓并发症。

心脏停搏后，做右心房斜切口，牵开切口行心内探查。明确房间隔缺损类型、大小，是否并发肺静脉异位连接，冠状静脉窦位置、大小，三尖瓣关闭不全情况，经三尖瓣口探查有无并发右心室流出道狭窄、室间隔缺损和肺动脉瓣狭窄，经房间隔缺损还可探查是否并发二尖瓣关闭不全、狭窄和三房心等畸形。

（五）手术方法

1. 中央型房间隔缺损修复术

（1）直接缝合房间隔缺损：适用于中央型缺损，直径较小，且周围房间隔组织发育好。

采用 4-0（成年人）或 5-0（儿童）涤纶线先在缺损下缘缝一"8"字缝合，向上做连续缝合，至最上一针时，停左心房引流，可以灌注心脏停搏液，利用回心血充盈左心，膨肺排除左心气体，收紧缝线关闭房间隔，再向下做双层连续缝合，结扎，完成心内修补。

（2）房间隔缺损补片修补术：如果中央型房间隔缺损直径较大，或周边组织较薄弱，或左心房发育较小，以及在儿童患者应该采用补片修补。

多选用不经处理的自体心包片修补，也可以采用涤纶补片。先于缺损周边缝牵引线固定补片，然后采用 4-0（成年人）或 5-0（儿童）涤纶线连接缝合，将缺损缘与补片缝合，最后一针收紧前先排除左心房内积气。

（3）中央型房间隔缺损并发右肺静脉异位连接矫正：中央型房间隔缺损可并发右肺静脉异位连接，如右心房，手术中部分切除肺静脉开口附近的房间隔残余组织，扩大房间隔缺损，然后剪取较缺损口面积稍大之自体心包或涤纶补片进行连续缝合修补。于肺静脉开口前方，可用数针带垫片无创线做间断褥式缝合，缝于右心房壁，以免单纯连续缝合线撕脱。缝线需与肺静脉开口保持 0.5 cm 以上距离，以防肺静脉回流不畅。

2. 上腔型房间隔缺损修复术

上腔型房间隔缺损也称静脉窦型房间隔缺损，往往并发有上肺静脉异位连接到上腔静脉或者上腔静脉与右心房结合处。建立体外循环时，上腔静脉插管应高于右肺静脉异位连接处，采用直角管。套上腔静脉阻断带，应该避开和防止损伤右上肺静脉。

为防止损伤窦房结，可从右上肺静脉根部做一小切口，向下延长至右心房上部后外侧做纵向切口。按缺损情况修剪补片成葫芦形，上端伸入上腔静脉。补片后缘缝于肺静脉开口前方，保证肺静脉导入左心房途径通畅，为防止修复房间隔缺损补片影响上腔静脉回流，在上腔静脉与右心房切口上部加用心包片以加宽，补片前方进针切勿过深，以免损伤窦房结。

3. 下腔型房间隔缺损修复术

（1）补片修补下腔型房间隔缺损：此类房间隔缺损直径较大，与下腔静脉入口处无组织残余，且其后缘也多数仅残余薄弱组织，甚至直接为心房壁，因此，我们主张对于此类缺损应该采用补片修补。修复方法已如前述，但要注意，在下腔静脉缘，组织较为薄弱，缝针要确切，避免残余缺损。缝线可适当偏向左心房侧，避免收紧缝线时发生荷包效应，导致下腔静脉开口狭窄。还要注意避免将下腔静脉开口隔入左心房的错误的发生。

（2）合并右肺静脉异位连接入下腔静脉的矫正：此类畸形少见，但手术处理比较复杂，根据不同病变，有以下矫正方法供选择。由于吻合期间须阻断肺静脉，可能引起严重的右肺淤血，手术应在体外循环降温至 25℃时，低流量灌注或体循环下临时拔除下腔静脉插管进行。

肺静脉异位连接膈上段下腔静脉矫治术：由于肺静脉开口位置较高，可将右心房下部切口向下腔静脉延长，进一步分清肺静脉开口，向下扩大房间隔缺损，根据肺静脉开口情况修剪长条补片一块，补片下缘缝于肺静脉开口下方，将肺静脉开口经下腔静脉内侧壁经扩大的房间隔缺损下方隔离入左心房，在经下腔静脉入口时，注意防止造成梗阻。待补片下半两侧均缝至房间隔缺损中部时，重新插入下腔静脉管并恢复正常流量体外循环并复温，应用连接缝合继续完成房间隔缺损上半部缝合。在修补缺损前下缘时，应避免伤及冠状静脉开口前区，为了防止心内补片造成下腔静脉梗阻，缝合心房壁切口时，在下腔静脉至右心房段切口需应用补片加宽。

肺静脉异位连接膈下段下腔静脉矫治术：由于肺静脉开口位置较远，或开口于肺静脉，经右心房切口不能修复，则可在低温低流量体外循环下于膈肌上结扎右肺静脉干，然后离断，将右肺静脉干与左心房后壁左侧吻合，或将右肺静脉干切断，近端剪成斜面与左心房做端-侧吻合。也有作者将右肺静脉干切断，与右心房侧壁吻合，然后按右肺静脉引流入右心房扩大房间隔缺损后，应用补片覆盖右肺静脉在右心房开口经房间隔缺损，隔入左心房。

4. 冠状静脉窦型房间隔缺损修复术

此型房缺损非常罕见，其前缘紧靠房室结区，应采用补片修补，在前缘缝合时，避免进针过深，可以偏向冠状窦内缝合，避免损伤房室结。

九、并发症及防治

继发孔型房间隔缺损和/或部分肺静脉异位连接术后恢复多较平稳，可按心脏直视手术常规处理，一般很少出现严重并发症。主要并发症有：

(1) 心律失常：以室上性心律失常多见，如房性期前收缩、结性期前收缩、窦性心动过缓或心房纤颤等，多为短暂发作，及时治疗后多能恢复。

(2) 急性左心功能不全：继发孔房间隔缺损，尤其是缺损大，左向右分流量大的患者，左心发育相对较差，围术期容量负荷过重，如输血、输液过多过快等，均有引发肺水肿的可能。术中、术后应适当限制输血、输液量。对术前有心功能不全，特别是年龄较大的患者，术后应给予强心（地高辛）和正性肌力药物支持，包括多巴胺、多巴酚丁胺微泵输注。

(3) 右心功能不全和肺静脉高压：多见于成年人和手术前即并发有肺动脉高压的患者，术中特别是停止体外循环后和关胸前常规测量肺动脉压并及时处理，对这类患者，即使术后肺动脉压有明显下降，仍应给予适量扩血管药物治疗，重症肺动脉高压的高危患者术后应注意安静，充分给氧，预防肺动脉高压危象的发生。

十、疗效评价

单纯继发孔型房间隔缺损手术疗效良好，且随着外科麻醉、转流技术的进步，手术死亡率已降至1%以下。手术死亡原因与年龄、心功能及肺动脉高压程度有关，年龄小于1岁或大于45岁、肺血管阻塞性病变伴肺动脉高压及心力衰竭者是增加手术危险性的主要因素。

第二节　室间隔缺损

一、概述

先天性室间隔缺损是由胚胎期原始室间隔发育障碍而在左右心室之间形成的异常交通，引起心室水平左向右分流的一种最常见的先天性心脏病，占先天性心脏病的12%~20%。

二、病理解剖

室间隔按解剖分为膜部、流入道部、肌部和流出道部，按组织类型系由纤维膜性间隔和肌性间隔两部分组成，肌性间隔又包括流入道间隔、心尖小梁部间隔和流出道间隔或称圆锥间隔。室间隔缺损主要发生于膜部间隔和肌性间隔及其交界处。室间隔缺损多为单发性，也可见多发性。

虽然室间隔缺损是最为常见的先天性心脏畸形，但室间隔缺损的分型和命名方案迄今难以统一。本文按解剖分型叙述。

(一) 膜部室间隔缺损

膜部室间隔缺损约占手术治疗单纯室间隔缺损病例的80%，可细分为以下几种。

1. 单纯膜部室间隔缺损

单纯膜部室间隔缺损仅限于膜部间隔的缺损，缺损边缘为纤维结缔组织组成，缺损边缘可与三尖瓣隔瓣组织粘连。由于三尖瓣在室间隔上的止点位置较二尖瓣止点平面低，一部分膜部室间隔位于左心室和右心房之间，如果这部分缺如就形成左心室-右心房通道。

2. 膜周型室间隔缺损

这类缺损通常较大，邻近三尖瓣前瓣与隔瓣交界，与中心纤维体、三尖瓣前瓣、隔瓣和主动脉瓣都有复杂的毗邻关系。

(二) 流入道部室间隔缺损

流入道部室间隔缺损位于三尖瓣隔瓣下方，又称房室管型或隔瓣下室间隔缺损，后缘直接由三尖瓣环构成，前缘是肌肉，呈新月形。

(三) 肌部室间隔缺损

缺损的边缘完全为肌肉组织构成，可以发生于室间隔肌部的任何部位，但常见于中部、心尖部和前部；常为多发性，甚至呈乳酪状缺损。希氏束行径距这类肌性室间隔缺损边缘较远。

（四）流出道部室间隔缺损

流出道部室间隔缺损又称圆锥室间隔缺损或漏斗部室间隔缺损，可分为2个亚型：

1. 动脉干下型室间隔缺损

动脉干下型室间隔缺损位于两大动脉瓣下，其上缘仅是一纤维组织缘将主动脉和肺动脉瓣隔开。邻近主动脉右冠状动脉瓣下方，可合并主动脉瓣右冠状动脉瓣脱垂。

2. 嵴内型缺损

嵴内型缺损占室间隔缺损的5%～10%，位于圆锥间隔内，缺损均为肌肉缘，其上缘和后下缘常常有一肌束将其与肺动脉环和三尖瓣环分隔开。这类缺损缘远离希氏束，手术时一般不会损伤传导组织。

3. 混合型室间隔缺损

混合型室间隔缺损是指巨大的室间缺损不限于一个部分，而可能是多个部分或几种类型的室间隔缺损融合在一起。

三、病理生理

室间隔缺损血流动力学变化主要取决于缺损大小、两侧心室压力阶差和肺血管阻力变化。

室间隔缺损大小变异很大，可以从筛孔状大小到几乎整个室间隔缺失，习惯上按室间隔缺损大小大致分成3类。

（一）大型室间隔缺损

缺损大小等于或大于动脉口，称为大型室间隔缺损。这类缺损室间隔缺损阻力小或无阻力，阻力指数 < 20 U/m^2，所以又称非限制性室间隔缺损。右心室收缩压接近或等于左心室收缩压，肺/体血流比率的高低取决于肺血管阻力状况。

（二）中等大小室间隔缺损

缺损大小大约为主动脉口的2/3，血流经室间隔缺损阻力增大，右心室收缩压升高，不超过左心室收缩压的1/2。肺/体循环血流比率在2.5～3.0。

（三）小型室间隔缺损

缺损小于主动脉口的1/3，右心室收缩压一般无明显变化，或稍有升高。肺/体循环血流比率增高较少，可超过1.5。经室间隔缺损阻力指数 > 20 U/m^2。其又称限制性室间隔缺损。多发性小缺损面积相加可类似大缺损的血流动力学变化。

大型室间隔缺损分流量取决于肺血管阻力的高低。肺血管阻力的产生开始是由于肺动脉痉挛，当压力逐渐升高，肺血管内膜和肌层逐渐肥厚，发生器质性变化，阻力增加，最终由动力型肺动脉高压发展成为阻力型肺动脉高压。右心室压力继续升高，最后接近或超过左心室压力。与此同时，左向右分流量逐渐减少，出现双向分流，最后甚至形成右向左的分流，此时肺血管已发生不可逆性变化。

肺动脉高压程度一般按肺动脉收缩压与主动脉收缩压的比值分为3级，轻度肺动脉高压的比值 ≤ 0.45；中度肺动脉高压对比值为0.45～0.75；严重肺动脉高压比值 > 0.75。肺血管阻力也可以分为3级，轻度增高者肺血管阻力 < 7 U/m^2，中度为8～10 U/m^2，重度 > 10 U/m^2。

四、临床表现

（一）症状

小型缺损，分流量小，一般无明显症状。缺损较大，分流量较大者，常有劳力性心悸气急，活动受限。

大型室间隔缺损，可反复发生肺部感染，重者在婴幼儿期，甚至新生儿期可死于肺炎或心力衰竭，多数病例经过药物治疗，肺炎和/或心力衰竭得到控制，肺血管阻力随之增高，分流量减少，肺部感染和充血性心力衰竭发生的次数逐渐减少，但心悸气急仍持续存在，活动耐力下降。一旦发生右向左分流，临床可出现发绀，此时已至病变晚期。

（二）体征

分流量较大的患者，左胸向前凸出或呈鸡胸样，这是由于扩大的右心室将胸壁向前方顶起所致。心尖冲动区能触到有力的冲击感，在心底部和心前区的不同部位能听到收缩期吹风性杂音和触及细震颤。

杂音多于出生后1周内发现，少数于出生后2~3周才出现。分流量大者尚可在心尖听到一短促舒张期隆隆性杂音，系大分流量引起二尖瓣相对性狭窄所致。肺动脉压升高者，肺动脉瓣区有第二音亢进和分裂。出现右向左分流时除口唇发绀外，上述心杂音和细震颤可减轻甚至消失。但肺动脉瓣区第二音更加亢进，甚至出现舒张期肺动脉瓣反流性杂音。

（三）胸部X线检查

缺损小，分流量少者，心脏和大血管形态正常，中等大小的室间隔缺损，左心室扩大，肺血增多，肺动脉圆锥隆凸。大缺损大分流量病例的左、右心室均可扩大，肺动脉段明显扩张，肺野充血。大型室间隔缺损合并严重肺动脉高压和肺血管阻力严重升高者，左、右心室扩大程度反而较轻，周围肺血管影变细，但肺门血管影浓而增粗。

（四）心电图

小型室间隔缺损，心电图大致正常，左心室扩大者在左侧心前区导联R波电压增高，T波高耸，右心室负荷增大时可见双心室肥厚，或右心室肥厚、右束支阻滞。

（五）彩色多普勒超声心动图

这是一项非常重要的无创性常规检查方法，不仅能够显示室间隔缺损部位、大小，而且能发现合并畸形。应用彩色多普勒对小型室间隔缺损和多发性肌部缺损诊断的敏感性更高，但是一个大的膜周型室间隔缺损合并肌部缺损时有时容易漏诊肌部缺损，值得注意。

（六）心导管和心血管造影

术前通过心导管检查计算心室水平分流量、肺/体循环血流比值和肺/体动脉收缩压比值，对较大儿童和成年人室间隔缺损合并肺动脉高压病例明确手术适应证，指导围术期处理及判断手术疗效仍有重要价值。

五、诊断及鉴别诊断

依据典型的临床症状和体征，诊断室间隔缺损并不困难。彩色多普勒超声心动图检查可以确定室间隔缺损的类型，而且可以鉴别诊断有无其他心内畸形，为手术提供可靠依据。儿童大型室间隔缺损伴重度肺动脉高压者，应进行心导管检查，以便进一步了解肺循环高压程度和肺血管阻力。

室间隔缺损伴艾森门格综合征时出现发绀，需要和法洛四联症及其他先天性发绀型心脏病鉴别。从发绀出现时间、肺动脉瓣区第二音强弱、胸部X线肺纹理变化和有无肺动脉干凸出等做出初步判断，确诊需靠超声心动图和彩色多普勒检查，疑难病例可同时进行心血管造影以协助诊断和鉴别诊断。

六、病程演变和自然预后

室间隔缺损的病程演变和自然预后，主要决定因素是缺损的大小和出生后肺血管阻力变化。胎儿期由于肺没有膨胀，肺血管阻力高。出生后随着肺膨胀，肺小血管伸张，氧分压升高，使肺血管内产生缓激肽-促使肺血管扩张和阻力下降，但由于中层肌肉仍肥厚，肺阻力可保持中等度升高。出生后几周，肺血管阻力变化的快慢与幅度大小直接影响新生儿生存。

（一）患儿早期死亡

新生儿在出生后1~2周很少须手术处理，大型室间隔缺损病例出生后一般于2~3周肺血管阻力逐渐下降到正常，左、右心室内压力阶差加大，自左向右分流量增加，肺循环血流量增加，左心容量负荷加重，婴儿可于出生后2~3个月，因肺静脉高压肺水肿和急性左侧心力衰竭死亡。婴幼儿如在出生后6个月内出现心力衰竭，反复上呼吸道感染和心力衰竭，生长发育迟缓，1岁内死亡率大约为9%，2岁内死亡者可高达25%。有的患儿可能与基因缺陷有关，出生后肺血管阻力不下降，肺血管一直保持胎儿型，表现为肺高压持续状态，患儿很快出现右向左分流而丧失手术机会。

(二)晚期发展为艾森门格综合征

大型和一些中等大小室间隔缺损患者,肺血管阻力逐渐升高,而且随着年龄增长,肺血管病变逐渐加重,自左向右分流逐渐减少,肺血管阻力严重升高,超过体循环血管阻力,出现心内双向分流,进而转变为以右向左分流为主,口唇明显发绀,出现慢性右侧心力衰竭、红细胞增多症、大咯血、脑脓肿、脑梗死等临床表现,称为艾森门格综合征。多数在10岁以后出现,但也有报告在2岁前后,甚至更早就可能发生。患者多在40岁以前死于顽固右侧心力衰竭和其他严重并发症。

(三)缺损自然闭合

小型室间隔缺损有一定自然闭合的可能,多发生在1岁以内,4岁以内闭合率约为34%,96%的自然闭合发生在6岁以前。自然闭合者室间隔缺损自然闭合的机制是:①膜部缺损边缘与三尖瓣隔瓣和部分前瓣叶贴近,进而粘连而逐渐闭合;②肌性缺损随着间隔肌肉发育而逐渐缩小,或边缘因血流的冲击而纤维化或内膜增生;③血栓形成或细菌性心内膜炎治愈,缺损由赘生物闭塞。大型缺损合并肺动脉高压则鲜见自然闭合。

(四)主动脉瓣脱垂和关闭不全

约5%室间隔缺损病例可发生主动脉瓣关闭不全,多见于膜周型和动脉干下型室间隔缺损。多在10岁以内逐渐出现,到成年进一步恶化。当主动脉瓣关闭不全加重时,由于室间隔缺损被脱垂的主动脉瓣叶部分堵闭,心室水平左向右分流常可减少。

(五)继发右心室漏斗部狭窄

有5%~10%大型室间隔缺损合并大量左向右分流病例,在婴幼儿期可出现右心室漏斗部狭窄,主要为漏斗部肌肉肥厚所引起,其程度随年龄增长而加重。

(六)感染性心内膜炎

单纯室间隔缺损患者感染性心内膜炎的年发生率为0.15%~0.3%,多见于15~20岁病例,赘生物常位于右心室内,脱落后可造成肺梗死。

七、治疗

在全静脉复合麻醉气管插管,经胸前正中切口纵劈胸骨入路,浅中低温体外循环心脏停搏液灌注心肌保护下进行外科手术修补,仍然是室间隔治疗最为确切和可靠的治疗手段。但近年来不断进行着新的技术方法探索,有作者报道了经皮心导管介入封堵室间隔缺损,经胸小切口非体外循环下心脏超声引导下直接封堵室间隔缺损获得了成功,采用全胸腔镜或机器人成功进行室间缺损修补也获得成功。这些技术的适应范围比较局限,扩大应用和远期疗效尚有待进一步观察。

(一)手术适应证

1. 新生儿和婴儿期大型室间隔缺损

反复感冒、肺炎,表现为严重难治性充血性心力衰竭或肺功能不全时,应在出生后3个月内进行手术治疗。如药物治疗有效,可推迟到6个月后,在这以后肺血管阻塞性病变会进行性加重,当左向右分流>2:1,或肺血管阻力>4 U/m^{2}时应及时手术治疗。多发性肌部缺损伴肺动脉高压者,手术修复困难,死亡率高,主张先行肺动脉环缩术,待2~3岁后二次手术解除环缩,修补缺损。

2. 限制性室间隔缺损

临床无明显症状,胸部X线片和心电图无明显改变,随访过程无肺动脉压增高趋势,1岁内尚有自然闭合的机会,手术可以延迟到2岁以后或学龄前进行。

3. 动脉干下型缺损

即使其症状不明显,因可能发生主动脉瓣脱垂,手术应该在4岁以内进行。

4. 室间隔缺损合并重度肺动脉高压

肺血管阻力>8 U/m^2,肺/体循环血流比值休息时为(1.5~1.8):1,或当中度运动时下降为1.0:1(因体循环周围血管扩张和体循环血流增加,而固定的肺血管阻力妨碍了肺循环血流的增加),有静息时发绀,或运动时发现动脉血氧饱和度明显下降(右向左分流增加),不宜进行手术治疗。对于这类患者有必要进行心导管检查，给予异丙肾上腺素 0.14 mg/（kg·min）静脉滴注并测定肺血管阻力，假如肺血管阻力下降到 7 U/m² 以下，可以慎重考虑手术治疗。

5. 肌部多发性室间隔缺损

肌部多发性室间隔缺损尤其是乳酪型合并严重肺动脉高压、低体重、心功能差的病例，应在婴儿期积极行肺动脉环缩术。

（二）术前准备

室间隔缺损患者术前除按一般心脏直视手术准备外，对反复出现肺炎和充血性心力衰竭者，特别要加强准备。

（1）伴有充血性心力衰竭者，可应用地高辛、利尿药等药物治疗，以纠正心力衰竭，改善心功能；有喂养困难和生长迟缓者，必须给予营养支持。

（2）对伴有重度肺动脉高压者，应常规应用扩血管药物减轻前、后负荷，首选的是硝普钠，以每分钟 2~3 μg/kg 的速度静脉滴注，成年人 25 mg/d，根据病情应用 7~10 天后手术，可以降低肺血管阻力，提高手术安全性。

（3）如有咳嗽、咳痰及肺部啰音者，应在控制心力衰竭的基础上，选用适当的抗生素治疗，以防治呼吸道感染。

（4）如果药物治疗效果不明显，决定立即手术前尚须注意检查有无并发动脉导管未闭、主动脉瓣下狭窄和主动脉缩窄等畸形，以便采取相应治疗方案。

（5）伴有感染性心内膜炎者，原则上先选用敏感的抗生素，给予有效的治疗，感染控制后进行手术。对感染难以控制的病例，在应用高效广谱抗生素治疗 1~2 周后，限期手术。对伴有赘生物随时有脱落危险，或已脱落，造成大面积肺梗死时，即使在感染活动期也必须进行急症手术。

（三）手术方法

尽管有多种切口可采用，但常规采用正中切口进胸。首先进行心外探查，注意有无动脉导管未闭或其他心脏畸形。当伴有较大直径的动脉导管未闭时，必须在体外循环开始前予以游离阻断，以避免转流后发生窃流和严重的肺部高灌注性肺水肿。手术一般在全麻中度低温体外循环和含血心脏停搏液灌注心脏停搏下进行。

心脏切口的选择取决于室间隔缺损和医生的经验和习惯，通常有右心房径路、肺动脉径路、右心室径路和左心室径路。在个别复杂病例，如混合型和多发性室间隔缺损有时需做多个切口。我们主张按室间隔缺损类型选择心脏切口，当无法确定缺损的解剖位置时，可以先做一个右心房小切口，探明缺损位置，再确定合适的径路手术修复。

1. 膜部室间隔缺损修补术

膜周型缺损经右心房切口进行修补，显露清楚，方便操作，对右心室功能影响也较小。

（1）膜部小缺损，周边纤维环较完整，可采用直接缝合，即应用间断带小垫片褥式缝合。如缺损邻近三尖瓣隔瓣，带垫片缝线一侧可缝于距三尖瓣环 1~2 mm 的隔瓣根部，另一侧缝于缺损的对侧缘上。心脏传导组织在此型缺损后下缘左心室侧走行，注意避免损伤。

（2）膜周型缺损补片修补术，牵开三尖瓣前瓣和后瓣后，膜周型室间隔缺损多可得到较好显露。若缺损显露欠佳，可从隔瓣游离缘向三尖瓣环方向切开瓣叶，直至离瓣环 3~4 mm。补片可略大于缺损。新生儿、婴幼儿用 5-0 或 6-0 缝线，年长儿童用 4-0 带小垫片缝线进行缝合。第一个缝线可从圆锥乳头肌止点开始，顺时针方向缝合，距缺损肌肉缘 5~7 mm 进针，由缺损缘的右心室面出针，缝线应有一定深度，但不应超过间隔厚度的 1/2，避免损伤走行于缺损后下缘左室心内膜下的传导束。缝合至三尖瓣环时，带垫片褥式缝线可置于隔瓣根部距瓣环 2 mm，注意将缝线置于腱索下方。在缺损后上缘邻近主动脉瓣，即三尖瓣隔瓣与前瓣交界处，有时仅有很少组织与主动脉瓣环隔离，缝线可从三尖瓣前瓣根部和心室漏斗皱褶进针，此时可从主动脉根部灌注少量心脏停搏液，看清主动脉瓣后再进针，避免损伤瓣膜组织，然后缝针转至室上嵴缝合。缘线分别穿过补片相应部分，将补片送下后结扎缝线。剩余室间隔缺损边缘可应用往返连续缝合。也有作者提倡使用连续，或间断褥式结合连续缝合修补术。

2. 流入道型室间隔缺损修补术

流入道型室间隔缺损修补术又称房室管型或膈下型室间隔缺损，该类缺损常被三尖瓣隔瓣掩盖，后缘为三尖瓣环，缺损呈半月状，直径较大，均需补片修补。修补时先在三尖瓣隔瓣缘置 2 根牵引线牵开三尖瓣隔瓣和腱索，一般可显露其下方缺损。若遮盖室间隔缺损的瓣膜和腱索无法牵开，可于三尖瓣隔瓣根部距瓣环 3 mm 处环形切开三尖瓣，并将切开瓣叶牵开，隔瓣下方缺损即可得到良好显露。应用 3～5 个带小垫片间断褥式缝合，缝于缺损后下缘，缝线只能置于右心室面，如前所述，顺时针方向缝合抵达三尖瓣环时，缝线穿过三尖瓣隔瓣根部，然后转向缺损上缘。缺损前上缘已远离传导组织，在这个部位缝线可穿透肌缘进行缝合，直至完全闭合缺损。

3. 流出道型室间隔缺损修补术

动脉干下型室间隔缺损宜采用肺动脉切口径路，距肺动脉瓣环 1.5 cm 做横切口，牵开切口，即可显露缺损。干下型室间隔缺损比较大，上缘紧接肺动脉瓣环下方，主动脉右冠瓣窦或脱垂的瓣叶可覆盖缺损，甚至凸向右心室流出道。必须进行补片修补，切忌将主动脉瓣作为室间隔缺损上缘进行直接缝合。要细心修剪补片使其与缺损形状和大小相适应。缺损上缘应用 4-0 或 5-0 带垫片聚丙烯线做间断褥式缝合，缝于肺动脉瓣窦内的瓣环上，缝线穿过补片上缘并结扎。其余边缘，可进行连续缝合，也可一周都用带垫片聚丙烯线做间断褥式缝合。然后缝合肺动脉切口。嵴上型和嵴内肌性缺损全为肌肉缘，可经右心室流出道做横切口，应用补片修补。

4. 肌部室间隔缺损修补术

肌性间隔前部缺损只能经右心室切口显露，且有时不容易发现，因为这类缺损常被隔束和粗大肌小梁掩盖，切断连接于隔束和右心室前壁的肌束，方能清楚显露。这类缺损，一般主张应用补片修复和带垫片间断褥式缝合方法，值得指出的是室间隔缺损前缘预置平行褥式缝线时进针不宜过深，避免损伤冠状动脉前降支。为了防止上述并发症，Breckenrdige 等对靠近右心室前壁室间隔多发性缺损提出了另一种修复方法，先经右心房通过三尖瓣口初步探查和确定这类缺损部位和数目，于缺损相应部位做右心室纵切口，切口距离冠状动脉左前降支最好在 1 cm 以上，牵开右心室切口，再经右心室面观测缺损数目和大小，采用 2 条聚四氟乙烯条或涤纶条，1 条放在心内，另 1 条放在右心室前壁外侧近室间隔部位，应用多个褥式缝合从心内穿过涤纶条和缺损后缘，再在相应部位穿出右心室前壁和心外的垫条，一般缝上 3～4 个褥式缝合，收紧缝线，结扎后即可将缺损牢固闭合。挤压呼吸囊，检查缺损缝合处有无漏血或残余缺损，心内操作完毕，应用 3-0 缝线连续或间断缝合右心室切口，缝线必须贯穿右心室壁全层，并可应用 2～3 个带小垫片褥式缝线加固缝合。

心尖部多发性缺损，若经右心室切口修复，常常遗漏小缺损，造成修补不完善，主张采用左心室切口径路。手术可先通过右心房切口经三尖瓣口探查缺损部位，然后将纱布垫置入心包腔内将心尖垫高，于左心室尖部少血管区距左前降支 1 cm 处做一短的鱼嘴状切口，长为 25～30 mm。向上延长切口时要防止损伤二尖瓣前乳头肌。应用拉钩牵开室壁切口，显露室间隔缺损。缺损缘在光滑的左心室面很容易辨认，从左心室面观多为单一缺损，也须注意是否有多个或高位缺损存在，以防遗漏。此类缺损均须应用补片修补，假如为多个缺损，而且彼此很邻近，亦可应用一块大补片覆盖全部缺损上，应用 4-0 无创缝线做间断褥式缝合。由于左心室腔内压力高，闭合左心室壁切口时，应加用带小垫片无创缝线做间断褥式缝合，或应用聚丙烯无创缝线进行双层连续缝合和涤纶垫条加固，缝线必须穿过心室壁全层。

对于乳酪状多发肌部室间隔缺损婴儿，可采用肺动脉带束术。于肺动脉绕带上端的主肺动脉上做一个荷包缝线，将测压针头或导管分别插入肺动脉远端和近端。

主肺动脉带束缩窄程度可参考以下指标：①将束带远端肺动脉收缩降低到正常范围（30 mmHg）。②根据体循环压变化来决定，随着束带收紧，远端肺动脉压力下降，体循环压力开始上升，当体循环压达到平稳时适可而止。③肺动脉主干缩小到原来直径的 1/3～1/2，使右心室与肺动脉压力阶差达到 50 mmHg，或使肺动脉压降至体循环压的 50%。当束带收缩到适当程度后，立即将束带在原位间断缝合，并将束带固定在肺动脉主干上。拔除肺动脉上测压针头，结扎预置荷包线，彻底止血。

术中注意要点：①在做肺动脉环缩术前应先放置好中央静脉测压管和动脉测压管，以监测动脉压及评估带缩术的效应。②若体循环压力过低，可静脉滴注儿茶酚胺类药物，因在低心排血量下难以精确估计肺动脉合适的束窄程度。③营养不良的婴儿在成功的肺动脉环缩术后，病情好转，生长发育迅速，环缩程度会变得过紧。对这类婴儿术后必须定期随访观察。

5. 合并心脏畸形手术处理

（1）室间隔缺损合并动脉导管未闭：室间隔缺损合并动脉导管未闭的发生率约为10%，多数患者可以在术前明确诊断。但合并较细小的动脉导管，尤其是在严重肺动脉高压的患者，动脉导管分流不明显，可能会遗漏较大的动脉导管（所谓"哑型"导管）。漏诊较大直径动脉导管，在术中会导致严重的后果。因而，对每个接受室间隔缺损修补的手术患者都应该警惕有无合并动脉导管。

切开心包后，应该注意探查肺动脉有无震颤。如果开始体外循环转流，肺动脉张力不下降，甚至更加膨胀，同时伴有静脉回流减少，心脏膨胀，动脉压难以维持。或者切开右心房或右心室时，有大量动脉血液回流，这些情形都高度提示并发动脉导管，应该及时明确和加以处理。

对于术前明确合并有较大直径的动脉导管未闭时，必须在体外循环开始前予以游离阻断，以避免转流后发生窃流和严重的肺脏高灌注性肺水肿。如果术中体外转流后才发现合并动脉导管，可以降低灌注流量，从心外手指压迫导管，直接切开肺动脉，用带气囊尿管或专用器械封堵导管，用带垫片4-0涤纶线从肺动脉内间断褥式封闭导管。

经正中切口结扎动脉导管，应该避免损伤喉返神经和损伤导管后壁发生大出血，尤其应该明确解剖关系，避免误扎左肺动脉或降主动脉。

（2）室间隔缺损合并主动脉缩窄：室间隔缺损合并主动脉缩窄并不少见，有报道发生率高达15%~20%，且经常合并主动脉弓发育不良。术前查体时注意准确测量上下肢血压，详细的心脏多普勒超声检查，必要时可以进行CT或磁共振血管造影，多数可以明确诊断。

如果室间隔缺损直径较小（<0.5 mm），无明显肺动脉高压，可以考虑经左侧开胸仅纠治主动脉缩窄，室间隔缺损可能自行愈合，或者后期经介入手段封堵室间隔缺损。

对于较大室间隔缺损合并主动脉缩窄患儿，目前治疗策略尚有争议。一些作者认为对于有大量左向右分流和严重心力衰竭的婴儿患者，可以采用左侧开胸纠治主动脉缩窄，同时做肺动脉带束环缩。也有作者主张采用2个切口同时纠治室间隔缺损和主动脉缩窄，先经左外侧开胸矫治主动脉缩窄，然后正中切口修补室间隔切口，认为可以避免深低温停循环，左侧开胸也利于充分显露和纠治缩窄畸形。

近年来，越来越多的作者主张采用胸前正中切口同期纠治室间隔缺损和主动脉缩窄，应用深低温停循环或深低温低流量灌注技术，切除缩窄段主动脉后行扩大端－端吻合，或者加宽缩窄段和发育不良的弓部主动脉。

（3）室间隔缺损合并主动脉瓣关闭不全：主动脉瓣脱垂和关闭不全多见于膜周型和动脉干下型室间隔缺损，在膜周型缺损多见无冠状动脉瓣脱垂，而在动脉干下型缺损以右冠状动脉瓣脱垂常见。

对于轻度主动脉瓣脱垂和轻度主动脉瓣反流者，应该尽早补片修补室间隔缺损，室间隔缺损补片可以对主动脉瓣环起到支撑和加强作用，防止瓣叶进一步脱垂和关闭不全加重。

对于中度以上主动脉瓣关闭不全，则应该先修补室间隔缺损，然后经主动脉切口，精确折叠脱垂的主动脉瓣叶，紧缩固定，必要时可部分关闭瓣膜交界。手术中应该在体外循环开始后，尽早放置左心引流，防止左心室膨胀。

在一些严重的病例，主动脉瓣叶重度发育不良或者继发严重的瓣叶卷曲、纤维化，甚至钙化，可能需要进行瓣膜替换，在儿童可能还需要同时加宽主动脉根部。

八、并发症及防治

（一）完全性房室传导阻滞

完全性房室传导阻滞发生率为1%~2%，多与手术损伤传导束有关。从解剖上准确界定各类缺损，掌握房室传导束行径，是防止发生传导阻滞的关键，术中应避免对其钳夹、牵拉、吸引和缝合。术中可拆除可疑缝线，重新修补缺损。心表面安装临时起搏导线，进行临时起搏。如果术后1个月后仍未能恢复，应安放永久起搏器。

（二）室间隔缺损残余漏

室间隔缺损残余漏发生率据统计为1%~5%，多见于以下几种情况：缝线撕脱或组织割裂；术中显露不良；转移针位置不当；留有缝隙，或为多发性室间隔缺损被遗漏。因此在缺损修补完后要膨肺，于直视下确认修补完善；心脏复跳后及时扪诊右心室细震颤是否消失；术中超声心动图可提高残余室间隔缺损检出率，争取在术中及早发现和及时处理。

部分室间隔缺损残余漏是术后早期发现的，心前区收缩期杂音为消失或再度出现，经胸部超声心动图和彩色多普勒检查可确立诊断。如撕裂较小，患者无症状，可暂时密切观察，有时可自行闭合。如果残余左向右分流量较多（Qp/Qs > 1.5∶1），或出现心力衰竭症状，应及时再次手术修复。随着介入性室间隔缺损封堵技术的发展及经验积累，对于较大儿童或成年患者，有学者认为应用介入封堵技术是治疗室间隔缺损残余漏的首选方法。

（三）三尖瓣或主动脉瓣反流

室间隔缺损补片或介入性治疗的封堵伞如果压住三尖瓣腱索，使其活动受限，会引起三尖瓣反流。主动脉瓣损伤则多由于缝合膜周型或干下型缺损缝针误伤瓣叶所致，应以预防为主，如反流严重，应及时手术修复。

（四）肺动脉高压危象

肺动脉高压危象是术后严重并发症，可发生在反应性较强的肺血管病患者，主要表现为肺动脉突然急剧升高，超过体循环水平，右心房压亦上升，左心房压下降，体循环压下降和休克。诱发因素包括气管吸痰、低氧和高碳酸血症、代谢性酸中毒、高浓度正性肌力药物应用和烦躁不安等。处理方法可给镇静药和肌松药，吸入高浓度氧和过度通气。如$PaCO_2$维持35 mmHg以下，前列环素静脉滴注，可能是治疗肺动脉高压危象的最佳药物。NO吸入被认为特别有效。

九、疗效评价

（一）手术效果

室间隔缺损修补术手术死亡率目前在许多医学中心已逐渐下降到1%以下，大龄单纯室间隔缺损手术死亡率已接近零。多发性室间隔缺损和有心脏畸形并存的室间隔缺损手术死亡率仍较高，此类室间隔缺损手术死亡率为5%~10%。早期死亡原因，主要是急性心力衰竭，可能与重症婴幼儿手术前已存在心功能不全，加上手术对心肌创伤和保护不良有关。术前反复呼吸道感染和严重肺功能不全，是造成少数婴幼儿术后死亡的主要原因。影响手术死亡率的因素如下。

1. 年龄

手术患者年龄越小，病情越重，特别是新生儿，手术死亡率越高。

2. 室间隔缺损类型

单纯室间隔缺损手术死亡率很低，多发性室间隔缺损是增加手术死亡的一个重要因素，因为病情重，修复困难，可能残留缺损。

3. 肺动脉压力和阻力

肺动脉压力轻度及中度增高者手术死亡率低，伴有严重肺动脉高压者手术死亡率明显增高，主要死于进行性肺血管病变。

4. 室间隔缺损伴心血管畸形

室间隔缺损伴心血管畸形包括合并动脉导管未闭、主动脉瓣关闭不全，均会增加手术复杂性和延长体外循环时间，因而术后并发症和手术死亡率亦增加。

5. 术后严重并发症

术后严重并发症包括完全性房室传导阻滞和室间隔缺损残余漏，并发完全性房室传导阻滞者死亡率甚高。

室间隔缺损修补术后晚期死亡率在2.5%以下，少数死亡病例和严重心律失常有关，主要为心室纤颤和完全性房室传导阻滞。在术前肺血管阻力明显升高者，术后部分病例的肺血管病变可能进行性恶化，最终造成右侧心力衰竭和死亡。

（二）存活质量分析

1. 生长发育

儿童特别是婴幼儿大型室间隔缺损修复术后，术后前 10 个月内生长发育明显改善，体重增加，症状也随之消失。Weintraub 等指出出生后 6 个月内修复大型室间隔缺损，大多数病例到 5 岁以前的体重、身高和头围都发育正常，出生时低体重婴儿除外，仅体重增加。

2. 心脏功能

儿童特别是 2 岁以内的婴幼儿，室间隔缺损修补术后晚期心功能均基本恢复正常。Craham 等报告室间隔缺损修补术后 1 年检查，发现左心室终末舒张压、每搏排血量、射血分数均恢复正常。大儿童室间隔缺损修补术后症状虽然消失，左心室扩大和左心室功能有的难以完全恢复正常，提示大型室间隔缺损应该在 1～2 岁进行手术。

3. 肺动脉高压

术前的肺血管阻力和年龄是影响室间隔缺损修补术后晚期肺动脉压恢复的两个决定因素，手术时肺血管阻力越低，年龄越小，术后肺血管病变越容易恢复或接近正常。2 岁以上进行手术者 25% 的病例手术后 2～11 年肺血管病变仍进行性发展和造成过早的晚期死亡。另有报道，术前肺动脉高压和高肺f管阻力（>10 U/m^2）病例中大约有 25% 于术后 5 年内死于肺动脉高压。然而有部分患者随访了 20 年，肺动脉高压和高肺血管阻力既不发展，也不改善，仅日常活动量受到一定限制。术前肺血管阻力轻至中度升高（8 U/m^2），不同年龄组预后都比较好。

4. 心律失常

（1）室性心律失常：室间隔缺损修复术后晚期发生严重室性心律失常和猝死者不多见，Houye（1990）报道应用动态心电图随访一组术后晚期病例，室性期前收缩发生率为 40%，但全部患者均无症状，未观察到 1 例发生室性心动过速，手术经心房切口病例发生率比经心室切口者少，年轻手术病例发生率也较低。

（2）右束支传导阻滞：经右心室切口修复室间隔缺损，术后右束支传导阻滞的发生率有报道高达 80%。Gelband 等认为和右心室切口有关。Rein 等报道经右心房切口修复膜周型缺损，新的右束支传导阻滞发生率为 34%～44%，部分病例可能和手术缝合膜周缺损后下缘时损伤右束支有关。右心房切口比右心室切口发生率为低。右束支传导阻滞临床重要性一直有争议，有待进一步研究。

（3）双束支传导阻滞：室间隔缺损修复术后有少部分患者术后出现右束支传导阻滞伴左前半束支阻滞，其发生率为 8%～17%，这类并发症的预后如何尚有不同认识，有的作者认为可能和晚期发生完全性房室传导阻滞及猝死有关，因为双束支传导阻滞损伤的部位可能比完全性右束支传导阻滞更靠近主干，危险性自然更大。

（4）完全性房室传导阻滞：单纯室间隔缺损修复术后完全性房室传导阻滞发生率在有经验单位现已下降到 1% 以下，这与对传导束在各类室间隔缺损中的行径有了深入的了解和改进修复技术有关。但其在多发性室间隔缺损修复病例中仍稍高。

5. 室间隔缺损残余漏

小的残余分流临床随诊报告为 3%～11%，在血流动力学上虽无明显影响，但因为这类患者有发生感染性心内膜炎倾向，应严密随诊，有条件者可考虑导管介入封堵术。

6. 医源性三尖瓣和主动脉瓣损伤

这类并发症虽不多见，但仍有散在报道，有的在术后立即发生，也有报道在术后几个月后杂音才逐渐出现。术后三尖瓣或主动脉瓣出现轻度关闭不全，对血流动力学无明显影响，可随诊观察，严重者明显影响预后。

第三节 房室隔缺损

一、概述

房室隔缺损，既往也称为房室通道缺损和心内膜垫缺损，是由于心内膜垫组织发育障碍导致房室孔分隔不全，并伴有房室瓣形态和功能异常的一组心脏畸形，约占先天性心脏病的4%。

二、病理解剖

对于房室隔缺损的病理和发生机制争议非常多。房室隔缺损一组病理形态差异极大，又因为同属程度不同的原始心内膜垫发育障碍，而具有以下共同的病理特征：①房室隔组织缺损或完全缺如，包括房间隔前下内侧部分和室间隔流入道部分，室间隔流入部缺损表现为室间隔在房室瓣隔叶附着处呈勺状凹陷，隔叶瓣环距心尖距离和左心室隔面长度短缩；②房室瓣畸形，表现为形态、数目、结构和瓣下结构位置和形态异常，左右房室瓣环融合；③主动脉根部由于左右房室瓣环融合而发生前上位移，失去了与左右房室瓣环的楔嵌位置，左心室流出道延长呈"鹅颈"状畸形；④房室结易位到右心房下壁，房室束经由三尖瓣隔瓣和二尖瓣后下桥瓣结合处进入室间隔左心室侧；⑤冠状静脉窦口形态和位置异常等。

临床上通常将房室隔缺损分为部分性、过渡性和完全性三种病理类型。

（一）部分性房室隔缺损

部分性房室隔缺损主要包括原发孔房间隔缺损伴有或无房室瓣畸形，无室间隔缺损。原发孔房间隔缺损呈半月形，位于房间隔的前下方，部分病例可并发继发孔房间隔缺损，甚至整个房间隔缺如，形成单心房。部分性房室隔缺损有两个完整的房室瓣环，房室瓣直接附着在室间隔上缘，其左侧房室瓣通常呈三瓣叶结构，以往称之为二尖瓣前瓣裂，发生裂缺的两个瓣叶边缘常常增厚和卷曲，有时可有异常腱索存在。三尖瓣隔瓣常发育不全，如瓣裂或部分缺如。

（二）完全性房室隔缺损

完全性房室隔缺损的病理特征主要包括：①原发孔房间隔缺损，可同时合并有继发孔房间隔缺损；②左右房室瓣环和房室瓣叶融合，形成一组复杂的多瓣叶房室瓣结构，融合的瓣叶称为前后共同瓣叶，也有人称之为"前桥瓣叶"和"后桥瓣叶"；③流入部室间隔缺损；④主动脉瓣向前上移位，房室结和传导束异位。

Rastelli根据前桥瓣叶形态及其腱索附着点将完全性房室间隔缺损分成三型。A型临床最常见，约占75%。其病理特点是前桥瓣完全分隔为左上及右上两个瓣叶，各自借其相应的腱索附着于房室隔嵴上，左上瓣完全位于左心室上方，右上瓣完全位于右心室上方。C型约占25%，其前桥瓣叶呈漂浮状态，瓣下无腱索附着于室间隔嵴上，瓣下形成巨大的室间隔缺损。B型临床罕见，其病理形态介于A型和B型之间，左上瓣跨越室间隔嵴，通过腱索与室间隔右侧的乳头肌相连。

（三）过渡性房室隔缺损

过渡性房室隔缺损是介于部分型与完全性房室隔缺损之间的病理类型。病变包括原发孔房间隔缺损，有两组分开的左右房室瓣结构，房室瓣一部分直接附着，另一部分靠腱索间接附着于室间隔，在腱索之间形成限制性流入部室间隔缺损。

在完全房室隔缺损病理分析中，双侧心室的均衡性对于手术治疗方式的选择具有重要意义。Bharati和Lev等根据前后桥瓣跨越室间隔，以及共同房室瓣与左右心室发育的关系，将完全房室隔缺损分为双侧心室均衡型、右心室优势型和左心室优势型，以双侧心室均衡型为多见，但有10%左右的患者存在左心室或右心室发育不全，严重者类似单心室病理变化。

（四）合并畸形

完全房室隔缺损合并心脏畸形非常多且复杂。完全性房室隔缺损患者中占5%~10%，可合并法洛四联症中占0.8%~2%。其解剖具有完全性房室隔缺损和法洛四联症的特征，有四联症的漏斗部狭窄和主动脉横跨，完全性房室隔缺损的房室瓣畸形以及此两畸形的室间隔缺损融合而成的泪滴形缺损。完全性房室隔缺损多为"C"型，少数为"A"型。3.1%～6.7%完全性房室隔缺损合并右心室双出口，其解剖特征为右心室出口合并完全性房室隔缺损的房室的房室瓣畸形和两者融合的室间隔缺损。3%～4%完全性房室隔缺损合并完全性大动脉转位，其解剖特征为完全性大动脉转位合并完全性房室隔缺损的房室瓣畸形和室间隔缺损。

其他合并心脏畸形包括继发性房间隔缺损、双上腔静脉、肺动脉异位连接、多发性室间隔缺损、动脉导管未闭、主动脉弓畸形和无顶冠状静脉窦等。房室隔缺损可以是一些复杂心脏病的一部分，可合并内脏异位综合征。

三、病理生理

房室隔缺损的病理生理取决于心房间交通、室间交通和房室瓣关闭不全程度，以及合并畸形等。

在部分性房室隔缺损无室间隔交通，往往有大的房间左到右分流。在小到中度房间交通的病例，仅有左心房与右心房压力阶差。如有大的心房间左到右分流和轻度或二尖瓣关闭不全时，则引起右心室容量超负荷，与继发孔房间隔缺损的病理生理相同，严重者可有心排血量和动脉血氧饱和度下降。如有严重二尖瓣关闭不全时，二尖瓣反流从左心室直达右心房，从而心房间左到右分流增加。因左和右心室容量超负荷，可在1～3岁儿童甚至婴儿产生充血性心力衰竭。产生心力衰竭的主要原因为左心室发育不全、左侧房室瓣特别左下瓣叶缺如、主动脉下狭窄和肺动脉高压。成年人部分性房室隔缺损可产生心房颤动或扑动和心功能不全。

完全性房室隔缺损有大的房间交通和室间交通，其中15%～20%合并中到重度左侧房室瓣关闭不全。在婴儿时期由于大的心室间左到右分流，往往引起左心室为主的容量超负荷和充血性心力衰竭。同时肺动脉压力升高达到体循环压力水平，文献报道平均肺血管阻力（PVR）在出生至3个月时为（2.1 ± 0.9）U/m^2，4～6个月时增加到（4.1 ± 2.6）U/m^2，7～17个月后已是（5.7 ± 3.0）U/m^2。在1岁时可产生Health-Edward分级的3～4级肺血管病变，2岁时产生3～5级的肺血管病变，80%死于2岁以内。如合并主动脉下狭窄、主动脉狭窄或先天愚型，则充血性心力衰竭发生更早，肺血管病变更重。

完全性房室隔缺损合并法洛四联症，或右心室双出口和完全性大动脉转位的全部或大多数病例均合并肺动脉狭窄或闭锁，出生后有不同程度的发绀，很少在婴幼儿时出现充血性心力衰竭。

四、临床表现

（一）症状

部分性房室隔缺损有大的原发孔房间隔缺损和轻度二尖瓣关闭不全患者，可在10岁以内无症状。有中度和重度二尖瓣关闭不全者症状出现较早，有运动性心悸和气短以及进行性充血性心力衰竭等症状。Manning报道115例部分性房室隔缺损的心内修复，其中11例（占10.5%）在婴儿时因充血性心力衰竭手术。在40岁以上部分性房室隔缺损病例，往往出现心功能减退、心房颤动和肺动脉高压。

完全性房室隔缺损的患者往往在1岁以内时出现症状，甚至在新生儿产生进行性充血性心力衰竭，内科治疗难以控制。在临床上出现呼吸困难和加快，周围循环灌注和生长发育差。少数病例在生后心力衰竭并不明显，但在1～2年出现静息时发绀，产生肺动脉高压和严重阻塞性肺血管病变，即Eisenmenger综合征。

在完全性房室隔缺损合并法洛四联症、右心室双出口和完全性大动脉转位的病例，全部或大部分合并右心室流出道阻塞或肺动脉闭锁，生后有发绀，很少出现充血性心力衰竭。少数右心室双出口无肺动脉狭窄者，则在新生儿时出现充血性心力衰竭，在1岁左右产生严重肺血管病变。

（二）体征

在部分性房室隔缺损的患者，大多数生长和发育正常。在胸骨左上缘处有相对肺动脉狭窄产后的收缩期柔和杂音和固定性心音分裂，在心尖区可有二尖瓣关闭不全引起收缩期反流性杂音。在婴儿有重度二尖瓣关闭不全时，可出现心跳快和肝大等充血性心力衰竭体征。在40岁以上的患者因房性心律失常产生心悸和心功能减退等症状。

在完全性房室隔缺损的患者，在婴儿时往往出现呼吸快、呼吸困难和肝大等进行性充血性心力衰竭的症状，生长发育迟缓，部分病例有先天愚症。在胸骨左上缘处有收缩期射血性杂音、第二心音固定性分裂和亢进，从心前区到心尖有室间隔缺损的房室瓣关闭不全产生的收缩期反流性杂音。在心尖部亦可听到大量血流（包括房间和室间左到右分流和二尖瓣关闭不全的血流）通过房室瓣产生的舒张期辘辘性杂音。在4~5岁后往往伴有严重肺动脉高压和阻塞性肺血管病，静息时可出现发绀，胸骨左上缘处有收缩期杂音和肺动脉关闭不全引起的泼水性舒张期杂音。在完全性房室隔缺损合并法洛四联症、右心室双出口和完全性大动脉转位的患者，大多数在生后出现发绀，但很少出现心力衰竭体征。

五、诊断及鉴别诊断

依据临床表现和辅助检查，房室隔缺损的诊断并不困难，重要的是深入和详细分析患者的病变特征，全面掌握患者的病理生理进程，把握正确的手术时机和制定个性化的手术方案。主要诊断依据如下。

（1）临床症状和体征。

（2）心电图：部分型房室间隔缺损病例具有典型的心电图表现：P-R间期延长（一度房室传导阻滞），电轴左偏，aVF导联主波向下。其他非特异性改变包括右心房增大、右心室肥大或双心室肥大。

（3）胸部X线片：可表现为肺血增多，右心房右心室增大，左心房左心室增大，肺动脉凸出和主动脉结变小。出现艾森门格综合征时，肺血减少。

（4）超声心动图：二维彩色多普勒超声心动图检查对明确诊断房室间隔缺损具有非常重要的价值，而且通过超声心动图检查还可以明确瓣膜异常的性质，室间隔缺损和房间隔缺损的大小、形状及并发的畸形及房室瓣反流的程度，以上信息将有助于外科医生制定手术方案和评估疗效。超声心动图的征象包括心腔扩大，左心室流出道变窄变长，房室瓣环下移，二、三尖瓣环等高级瓣膜分裂等畸形。新近的三维实时动态超声心动图检查，对于术前房室瓣的形态分析和成形设计具有重要的参考意义。

（5）心导管和选择性心血管造影：多普勒超声心动图检查的进步，能无创明确诊断，并能提供非常有价值的外科治疗信息，因此，大多数部分型和过渡性房室间隔缺损病例已经无须进行心血管造影检查。对于完全性房室间隔缺损者有学者提出应对6个月以上的患儿常规进行导管检查，目的是测量和计算出肺血管阻力，为能否进行根治手术和判断预后提供重要参考依据。完全性房室间隔缺损的左心室流出道变狭窄且拉长，选择性心血管造影可显示典型的"鹅颈征"，分析手术对左心室流出道的影响。

根据一般临床表现，包括心电图和胸部X线片，多可提示房室隔缺损诊断。二维超声心动图检查即可确立诊断。须和继发孔房间隔缺损、肺动脉瓣狭窄、单纯室间隔缺损等进行鉴别。房室隔缺损患者合并心脏畸形较多，应该重视。

部分性房室隔缺损患者的预后较好，在部分性房室隔缺损伴有轻度二尖瓣关闭不全者，其自然历史与大的继发孔房间隔缺损患者相仿，年轻时无症状。在40岁以后，约有30%的患者出现心房颤动和心功能不全；在60岁以后则多数产生心房颤动和心力衰竭。文献报道有生存至79岁而手术者，手术后活到89岁。有10%~20%患者在婴儿时期出现心力衰竭和严重症状，多数由于二尖瓣双瓣口、左侧单一乳头肌、主动脉下狭窄或主动脉缩窄而致的严重二尖瓣关闭不全，如不早期手术，多死于10岁以内。

完全性房室隔缺损患者预后极差，如不早期外科治疗，多在幼儿时死亡。主要原因为婴儿时期出现充血性心力衰竭，1岁以后产生阻塞性肺血管病。Berger等报道39例完全性房室隔缺损的尸解，发现未手术者中65%死于1岁以内，85%死于2岁内，96%死于5岁内。在出生后1~2岁婴幼儿死亡主要原因为大的心室间左到右分流和中到重度二尖瓣关闭不全引起的充血性心力衰竭和肺部感染，完全性房室隔缺损患者的严重肺血管病从出生1岁后开始发现，在2岁时就可能较为普遍。

六、治疗

（一）手术适应证和禁忌证

1. 适应证

由于房室间隔缺损没有自行愈合可能，且病情发展的结果是进行性心功能恶化和继发肺血管病变，因此，原则上一经诊断明确均应进行手术治疗。手术时机的选择需参考病变类型及自身的技术条件。

（1）部分型房室间隔缺损：大多数患者症状出现较晚，多在体检时发现，既往主张在学龄前进行治疗。近些年来随着体外循环技术及监护技术的进步，心内直视手术渐趋低龄化并且手术的安全性大大提高，因此多主张早期在 2 岁以内手术，可减轻房室瓣受损的程度，有利于瓣膜的修复重建和功能恢复。如存在明显的二尖瓣反流、主动脉缩窄、二尖瓣畸形及主动脉瓣下狭窄者更应提前手术。对于少数伴有严重的二尖瓣关闭不全有充血性心力衰竭表现者需要急症手术。

（2）过渡性房室间隔缺损：与部分型病例相似，若心室水平分流量大，手术应尽早进行。另外，小型室间隔缺损发生心内膜炎的概率高，因此，也主张早期手术。

（3）完全性房室间隔缺损：此类患儿较早发生肺动脉高压和肺血管梗阻并不少，文献报道 1 岁以内有 65% 的患儿死亡，而 96% 的患儿已有肺血管病变。因此，一般主张在 1 岁以内进行根治手术，但关于此年龄段的最佳手术时机尚存在争议，多数学者提议在 3～6 个月手术，近些年有关新生儿期进行根治手术的病例报道逐渐增加。有学者认为，尽早进行手术干预，不仅可以阻止肺血管梗阻性病变的发展，而且更有利于瓣膜的修复和功能恢复。

2. 禁忌证

患儿发绀明显往往提示肺血管发生严重的梗阻性病变，心导管检查发现肺血管阻力（PVR）> $10 U/m^2$，吸氧以及降压实验无效时，被列为手术禁忌。完全性房室隔缺损合并法洛四联症或右心室双出口，肺动脉发育极差者，不适合心内修复，仅做姑息手术。

（二）术前准备

（1）改善心脏功能有充血性心力衰竭，先用洋地黄和利尿药等内科治疗，如短时间内科治疗无效，亦应早期手术。

（2）对于伴有严重肺动脉高压的患者，进行吸氧治疗，并选用扩张血管药物，如硝普钠、前列腺素 E_1 或一氧化氮等，降低肺血管阻力。

（3）防止呼吸道感染如患者咳嗽、咳痰以及肺部有干、湿啰音，应在控制心力衰竭的基础上，选用适当抗生素，防治呼吸道感染。

（三）手术方法

对于房室隔缺损患者，术前综合分析临床、超声心动图和心血管造影等资料，详细分析和准确掌握患者的病变特点，尽可能完全明确合并畸形，特别是要分析房室瓣病变形态、瓣下结构、房室瓣组织缺失情况、心室发育均衡和主动脉下狭窄等严重畸形，制定个体化的手术方案。然后根据病情，尤其是患者心力衰竭程度和肺动脉高压进程，适时进行手术治疗，对于减少手术死亡率和并发症具有重要的意义。

房室隔缺损的主要手术方式包括双心室矫治术，心室发育不均衡者进行 1 个半心室矫治或按单心室方式纠治，危重新生儿患者肺动脉带束术等姑息手术。

房室隔缺损心内修复术目的在于闭合原发孔房间隔缺损和／或室间隔缺损而不产生心脏传导阻滞，以及将房室瓣分为二尖瓣和三尖瓣两部分和尽量减少和不发生术后二尖瓣关闭不全。

全麻，气管内插管维持呼吸，仰卧位。胸部正中切口，保留一大块心包准备修复原发孔房间隔缺损用。在无名动脉下方插入主动脉灌注管，直接插入直角上、下腔静脉引流管，经未闭卵圆孔或继发孔房间隔缺损插入左心减压管。部分性房室隔缺损多在 1 岁以上儿童时手术，采用中度低温（25～26℃）体外循环。在完全房室隔缺损应在出生后 3～6 个月施行心内修复，应用深低温（18～20℃）低流量体外循环，个别病例需要在深低温停止循环下手术修复。应用冷血心脏停搏液间断冠状动脉灌注保护心肌。

1. 部分型房室间隔缺损修复术

平行右侧房室沟做右心房切口，牵开心房切口，探查心内有无其他畸形。明确二尖瓣、三尖瓣和原发孔房间隔缺损的病理解剖结构，按下列步骤实施手术。

（1）探查二尖瓣：向左心室内注入冷生理盐水测试二尖瓣闭合状况，了解瓣膜发育情况及瓣膜反流的部位。

（2）修复二尖瓣裂缺：先缝合二尖瓣裂缺，从瓣叶根部直至邻近瓣口中心第一组腱索附着处，应用 4-0 到 5-0 聚丙烯线间断缝合。特别注意要在自然状态下将二尖瓣裂隙完全对齐缝合，防止扭曲和变形。小婴儿由于二尖瓣瓣叶菲薄，则应用带心包片的间断褥式缝合，防止撕裂。如有二尖瓣脱垂，则做缩短腱索术。再次左心室注水了解瓣膜闭合是否满意。同时测量二尖瓣开口的大小，防止二尖瓣狭窄。

双孔二尖瓣畸形多见于部分型房间隔缺损者，术前易漏诊，是影响手术近、远期效果的重要因素。病理特征表现为两孔不等大，中间有纤维组织分隔，每孔均有各自对应的瓣叶，并通过腱索与相应的乳头肌相连。较小的孔称为副孔，其瓣膜功能一般正常。术中应注意不能切断两孔之间的纤维分隔，否则会造成二尖瓣严重反流。如果二尖瓣膜开口面积较大，可缝合裂缺，若瓣口面积较小，裂缺可不缝合或部分缝合。

（3）二尖瓣瓣环成形：二尖瓣裂缺修复后，若左心室注水发现瓣膜中心处有反流，多为瓣环扩大所致。此时需要在一侧或两侧瓣环交界处进行瓣环成形术，以缩小瓣环。可用 3-0 带垫片涤纶缝线在交界处做瓣环折叠褥式缝合。

（4）修补原发孔房间隔缺损：用自体心包片修补房间隔缺损，光滑面位于左心房，用 4-0 或 5-0 聚丙烯缝线连续缝合固定。有两种缝合方法：① McGoon 法：从二尖瓣大瓣裂基底部中点开始，逆时针方向沿其瓣环根部连续缝合，逐渐过渡到缝至房间隔缺损的上缘；将另一头缝线继续沿瓣环根部顺时针缝合，避过窦房结危险区，经由二尖瓣根部直接转移至房间隔缺损边缘顺时针方向缝至房间隔缺损上缘，会合后结扎，将冠状静脉窦口隔入右心房。② Kirklin 法：从二尖瓣和三尖瓣交界处开始，沿三尖瓣隔瓣根部下行，经瓣环向后绕过冠状静脉窦至右心房游离壁过渡到房间隔缺损，顺时针方向缝合，到房间隔缺损上缘会合，结扎，将冠状静脉窦口隔入左心房。一般认为缝合位置在二尖瓣基部，可以有效避免损伤传导束造成三度房室传导阻滞。

（5）三尖瓣成形：术中应常规探查三尖瓣膜，部分病例因三尖瓣环扩大、隔瓣裂缺或缺如而发生反流，需要同期进行三尖瓣成形术。

（6）合并左上腔静脉引流至冠状静脉窦者，如有大的无名静脉时可以结扎。左、右上腔静脉之间无交通者，应将冠状静脉窦口引流至右心房，其方法有二：① Pall 方法：如上法缝合不经冠状静脉窦口后方，而是缝在窦口与房室结之间，经扩大的窦口内缘缝至缺损边缘。② McGoon 方法：将心包直缘缝在左下瓣叶根部至缺损下缘。后一方法比较安全，可防止房室结和心脏传导束的损伤。

2. 过渡性房室间隔缺损修复术

手术步骤及方法与部分型房室间隔缺损相同，修补室间隔缺损时可采用 3-0 涤纶缝线带垫片间断褥式缝合，需要注意的是应仔细探查三尖瓣隔瓣下的缺损，注意多发性室间隔缺损，以免遗漏。

3. 完全性房室间隔缺损修复术

完全性房室间隔缺损的纠治方法较前两种复杂，手术一般在中度（28℃）低温体外循环下进行，对于新生儿可采用深低温体循环方法。手术成功的关键是精确修复房室瓣，尤其是左侧房室瓣；避免损伤传导束和防止左心室流出道梗阻。纠治方法包括单片法、改良单片法和双片法。

（1）单片法：修补的材料有自体心包片、膨体聚四氟乙烯（Teflon）、聚四氟乙烯（polytetrafluoroethylene，PTFE）以及涤纶补片等。通过右心房切口进行修补。根据室间隔缺损的大小和形状、房室瓣环前后径、房间隔缺损的大小，剪裁成相应大小的心包片。如前后桥瓣未分隔，则需要在室间隔嵴上方相对应的桥瓣部位预定分割线，在其右侧剪开前后桥瓣，尽可能地保留左侧房室瓣面积，并应用褥式缝合将二尖瓣前后瓣裂拉拢。应用 3-0 涤纶线带垫片间断褥式缝合将补片结扎固定在室间隔嵴上，注意在室间隔缺损的后下缘宜采取远离或超越缝合方法，以免损伤房室束。然后采用简单褥式缝合法将左房室瓣上、下瓣叶悬吊固定于补片上。间断缝合修复二尖瓣裂缺，左心室注水了解是否有反流，必要时需进行二尖瓣环成形。将贯穿左心房室瓣和心包片的间断褥式缝线分别穿过右房室瓣根部，收紧这些缝线，将瓣膜固定于室间隔上方适当高度。用同一补片修补原发孔房间隔缺损。间断缝合修补三尖瓣裂，注水了解是否有反流，部分病例需要做三尖瓣环成形。

（2）改良单片法：也称为简化单片法或直接缝合法，即将共同房室瓣直接缝合在室间隔嵴上以关闭室间隔缺损，可采用自体心包片修补原发孔房间隔缺损。有两种方法可供选择。一种是"三明治"法，即采用 3-0 涤纶线带垫片间断褥式缝合，从室间隔缺损的右心室面进针。对于 Rastelli A 型病例，缝线穿过房室瓣的二尖瓣部分后，再穿入心包片；对于 Rastelli C 型病例，缝线穿前后桥瓣后再穿心包片，第一针的缝合位置是在室间隔缺损的中点，然后沿其前后缘依次缝合，室间隔缺损后下缘采取远离缝合方法，以避免损伤传导束。布线完毕后依次打结固定，将桥瓣压向室间隔嵴的右侧面，然后用 5-0 聚丙烯线连续缝合心包片以修补原发孔房间隔缺损。另一种方法是先采用间断褥式缝合法将桥瓣压向室间隔嵴的右侧面，并打结固定，然后再用自体心包片修补原发孔房间隔缺损。二尖瓣前瓣裂缺均采用 1 号丝线间断缝合修补，术中采用注水试验探查房室瓣修复情况。

（3）双片法：根据室间隔缺损的大小和形状裁剪相应的涤纶或聚四氟乙烯补片置入室间隔右侧，以 3-0 涤纶线带垫片间断褥式缝合固定。将左上、下桥瓣在中心对合后悬吊于室间隔缺损补片上，采用 1 号丝线间断缝合修补二尖瓣裂缺，并根据注水试验决定是否行二尖瓣环成形术，用 5-0 聚丙烯缝线将二尖瓣根部缝合于室间隔缺损补片上缘及心包补片之间类似于"三明治"。连续缝合心包补片，修补原发孔房间隔缺损。

4. 完全性房室间隔缺损并发法洛四联症修补术

做平行右心房切口。观察房间隔缺损和室间隔缺损以及房室瓣的病理解剖，大多数病例为"C"形完全性房室隔缺损。经右心室纵切口，切除漏斗部肥厚肌肉，偏向室间隔嵴的右侧切开前桥瓣到瓣环，完善显露室间隔缺损全貌。剪裁聚四氟乙烯补片呈泪滴形，上部为半圆形，下部为三角形。将补片下部弧形缘缝合至缺损下缘右心室面，从后瓣环下部室间隔开始缝合直达缺损上部，均用间断带垫片的褥式缝合。环绕主动脉瓣口将补片缝至缺损上部应用 5-0 聚丙烯线将心包片连续缝合或间断缝合至前后桥瓣至房室瓣环之间的室间隔缺损补片的直缘上，此处缝合必须缝在前后桥瓣最佳对合点，平行室间隔至瓣环；而且在此处的室间隔缺损补片长度应相当于测试房室瓣环前后直径，否则会产生二尖瓣关闭不全或狭窄。测试左侧房室瓣的闭启情况，间断缝合左上瓣叶和左下瓣叶裂隙。应用心包片闭合原发性房间隔缺损，将冠状静脉窦口放在左侧。最后做右心室流出道补片和缝合右心房切口。

此畸形如有右心室发育不全，其容量约为正常的 2/3 时，可同时施行此畸形的心内修复和双向腔肺动脉分流术。遇有左心室和/或右心室发育不全时，如符合 Fontan 手术的标准，可做双向腔肺动脉分流术或全腔静脉与肺动脉连接手术。

5. 合并右心室双出口的心内修复

右心室双出口合并主动脉下和靠近两大动脉室间隔缺损的手术方法，基本上与合并法洛四联症相同。有肺动脉狭窄应做右心室流出道补片或右心室到肺动脉的心外管道。合并肺动脉下室间隔缺损者，可施行完全性房室间隔缺损心内修复和闭合室间隔缺损以及大动脉转位术。合并远离两大动脉室间隔缺损者，多合并肺动脉闭锁或严重狭窄，可考虑应用双向腔肺动脉分流术或全腔静脉与肺动脉连接。

6. 左心室流出道阻塞的修复

在完全性房室隔缺损中，左心室流出道阻塞并不多见，有时为术后并发症。应根据其阻塞类型，选用不同的手术方法。由于过多的瓣膜和腱索凸至左心室流出道或隔膜，引起局限性主动脉下狭窄，可经主动脉瓣口切除。如为广泛性隧道式狭窄，则做改良 Konno 手术。将示指通过主动脉瓣口放入左心室，经右心室纵切口平行左心室流出道切开漏斗部室间隔。经室间隔切口切除左心室面肥厚肌肉，并用补片扩大和修复此切口。

七、并发症及防治

(1) 室间隔缺损残余分流：多发生在室间隔缺损的后下缘，细束分流可以允许观察，绝大多数可以闭合。如残余缺损较大，引起血流动力学改变并导致心功能不全时，应立即修补。

(2) 心房水平的残余分流：多由于缺损修复不全或补片撕脱所致，应再次手术修复。

(3) 二尖瓣关闭不全：房室间隔缺损手术远期效果取决于有无残余二尖瓣反流。少部分患者术后存在不同程度的二尖瓣关闭不全。术中左心室注水试验的可靠性较差，停机后采用经食管超声评估二尖瓣修复情况，能有效地提高二尖瓣修复成功率。大多数术后早期轻至中度的二尖瓣反流患者长期随访病情无明显变化，若存在中度以上的反流，则病情会进行性加重，心脏进行性扩大，容易出现心力衰竭，需要再次手术进行二尖瓣成形或瓣膜置换术。

(4) 心律失常：房室间隔缺损患者术后可以出现多种类型的心律失常，包括窦性心动过缓、结性心律、室上性心动过速及完全性房室传导阻滞等。若心律失常对血流动力学有影响，可用抗心律失常药物治疗。完全性房室传导阻滞是一种严重的心律失常，采用McGoon法和Kirklin法修复部分型房室间隔缺损时，两者发生完全性房室传导阻滞的概率无差异。由于完全性房室间隔缺损病例的传导束是沿室间隔缺损的后下缘走行，因此，后下缘采用远离和超越的缝合方法可有效避免完全性房室传导阻滞的发生。当术中发生完全性房室传导阻滞时，大多数是暂时性的，多为术中牵拉所致，一般首先采用普鲁卡因和冰生理盐水刺激房室沟，部分病例可以恢复，若无效则应该拆除后下缘数针重新缝合，并启用心脏临时起搏器，40%~50%的病例术后2~4周可恢复窦性或结性心律。4周以上未恢复者应考虑置入永久起搏器。

(5) 术后肺动脉高压危象：术前肺动脉高压程度、患儿年龄、是否并发Down综合征、术后残余二尖瓣反流程度及室间隔缺损残余分流等都是引发术后肺动脉高压的重要因素，甚至可以导致肺高压危象。一旦患儿脱机困难，应及时检查心脏畸形纠治是否彻底，若发现残余病变应立即手术修复。另外，应采取充分镇静、适当过度通气、血管扩张药如硝普钠、米力农、一氧化氮以及加强呼吸道护理等措施。并发Down综合征患儿术后容易发生肺高压危象，且难以治疗，死亡率高。

八、疗效评价

部分型房室间隔缺损术后早期的死亡率为0.6%~4%，完全性房室间隔缺损术后早期死亡率为5%~13%，三种手术方法的效果大体相同。单片法的最大优点在于操作简便，主要适用于大龄儿童，不适用于婴幼儿，因为单片法需要切开前后共同瓣，然后再缝合于补片上，可损失瓣膜面积25%。而双片法的主要优点是利用相应大小和形状的室间隔缺损补片可以将左侧房室瓣抬高至合适高度，从而降低了左心室流出道梗阻发生率，尽可能保留房室瓣功能。另外，"三明治"式的夹缝法将左侧房室瓣置于室间隔和房间隔缺损补片之间，将补片撕裂的危险性降到最低。但对于Rastelli B型和Rastelli C型病例，无论是单片法还是双片法术中往往需要分割共同瓣，影响瓣膜的完整性。Fortune指出，桥瓣的分割是导致术后瓣膜反流的危险因素，保留桥瓣的完整性能改善瓣膜的功能，降低再手术率和死亡率。合并复杂畸形和肺动脉高压是术后早期死亡的最主要原因。

改良单片法最早由Wilcox提出，适用于过渡性房室间隔和室间隔缺损较小的完全性房室间隔缺损，以后Nicholson对Wilcox方案进行了改进。他在心包补片上加用一条涤纶片，其目的不仅在于提高修补的强度，减轻瓣膜组织的张力，而且能够使前后共同瓣靠近以增加中心汇合区的瓣膜面积，最大限度地保证新的房室瓣的功能，尤其是二尖瓣，降低术后瓣膜反流概率。另外，还可以提升二尖瓣的前瓣，避免发生左心室流出道梗阻。该小组报道自1995年用此法连接手术纠治72例，平均年龄4个月，手术死亡率2.5%（2/72）。20%的患者有轻微残余室间隔缺损，不需再手术。66%左心房室瓣功能正常，轻度反流29%，中度反流5%。术后早期无左心室流出道梗阻。平均随访3.3年，远期无须房室瓣修复或置换。无远期左心室流出道梗阻，无远期死亡。波士顿儿童医院Mora一组34例手术病例中，患儿包括新生儿，平均体重5.6 kg，其中左心室优势型3例，右心室优势型6例。术前室间隔缺损小型6例，中等

9例，大型19例。并发心脏畸形包括右心室双出口、法洛四联症者。术后无死亡，无左心室流出道梗阻，没有因房室瓣反流而须再手术者，术后无重度二尖瓣反流。

与传统双片法和单片法相比，改良单片法最主要的特点是：①手术操作简便，体外循环转流及心肌缺血时间短。②不需要剪开共同瓣，保证了瓣膜结构的完整性，改善了瓣膜功能，术后反流发生率很低。有学者提出直接将桥瓣缝合在室间隔嵴上会降低左侧房室瓣环的高度，有造成左心室流出道梗阻的可能性，因此目前对改良单片法的适应证意见分歧较大。多数学者认为改良单片法主要适用于小至中等大小、新月形的室间隔缺损，尤其适用于新生儿及婴幼儿。

第四节　三尖瓣闭锁

一、概述

三尖瓣闭锁（tricuspid atresia）是由于先天性三尖瓣未发育，使右心房与右心室之间无直接通路，仅有一些纤维或肌性隔膜样组织代替应有的三尖瓣结构，同时伴有房间隔缺损或卵圆孔未闭、右心室发育不良、二尖瓣和左心室扩大。大多数病例为心房正位和心室右襻，少数为心房反位和心室左襻，心室与大动脉关系可一致也可不一致。此外，尚可伴有肺动脉瓣狭窄、室间隔缺损、动脉导管未闭、大动脉转位等畸形。三尖瓣闭锁为较少见的先天性心血管畸形，患病率为活产婴儿的0.039‰～0.1‰，占先天性心血管畸形的1.2%～3%，为先天性心脏病发病率的第14位，在发绀类先天性心脏病中为第3位，仅次于法洛四联症和完全性大动脉转位。

二、病理解剖

由于三尖瓣未发育，只有二尖瓣一组房瓣连接于左心房与左心室之间，左、右心房经房间隔缺损交通，右心室通常发育较小，通常为心房正位并心室右襻（即右心房、右心室位于右侧）。大动脉与心室的连接关系正常或转位，在三尖瓣的位置仅有一凹窝或局部性纤维、增厚或呈薄膜状，无三尖瓣瓣膜组织和三尖瓣孔，右心房扩大、肥厚，左、右心房之间保留胚胎期房间隔的交通，其中2/3病例未闭的卵圆孔为一裂隙或可容纳指尖，其余病例则为大小不等的房间隔缺损，多为继发孔型，偶尔为原发孔型，可伴有二尖瓣大瓣裂。因全部体静脉和肺静脉回血均汇集于左心，故左心房和左心室都肥厚和扩大，尤其是房间隔通道大、血流通畅者。右心室发育不良，右心室腔多为数毫升大小或呈裂隙状。室间隔完整者，右心腔常变成一由心内膜衬垫的裂缝样间隙，埋藏在左心室的右壁，甚至已闭塞；室间隔缺损较大者则右心室腔中度缩小。有1/3的病例合并大动脉转位，多为右型转位，少数为左型转位，室腔中度缩小。凡肺动脉闭锁或室间隔完整者，多合并有细小的动脉导管未闭。三尖瓣闭锁病变复杂而且差异很大，根据心室与大动脉的关系分为三型，每一型再按肺动脉发育和室间隔的状况分为2个或3个亚型。

1. 三尖瓣闭锁分型

Ⅰ型：大动脉位置正常类，约占69%。

Ⅱ型：肺动脉闭锁，室间隔完整，合并细小的动脉导管未闭。

Ⅲ型：肺动脉发育不良，瓣下狭窄，极少数为肺动脉瓣及瓣环狭窄，同时伴小室间隔缺损。25%合并有细小的动脉导管未闭。本类型占大动脉位置正常类的75%，占总数的50%以上。

Ⅳ型：肺动脉发育正常，无漏斗部狭窄，室间隔缺损大。

Ⅴ型：升主动脉起源于左心室，左心室血流通过室间隔缺损到肺动脉，右心室漏斗部内壁光滑呈囊状，有20%的肺动脉瓣为二叶瓣，冠状动脉分布和心脏传导系统基本正常，但由于左心室增大而左冠状动脉前降支右侧移位，传导束穿过异常的中心纤维体至室间隔的左心室面，在室间隔缺损后下缘分支，右束支在室间隔的右心室面沿缺损下缘到漏斗部。

2. 心室与大动脉关系的分型

Ⅰ型：无大动脉错位类。

Ⅰa型：肺动脉闭锁，室间隔完整，右心室高度萎缩，呈裂隙样，合并细小的动脉导管未闭，有丰富的侧支循环。

Ⅰb型：最常见。肺动脉全程发育不良，瓣环亦小于正常，瓣膜常呈两瓣化，右心室细小，室间隔缺损较小，可合并细小的动脉导管未闭。

Ⅰc型：肺动脉基本正常，右心室细小，室间隔缺损中度大小。

Ⅱ型：右旋大动脉转位类，约占28%。主动脉由右心室发出，肺动脉由左心室发出。一般主动脉位于肺动脉的右前方，其位置关系符合TGA（右动脉移位）的标准。

Ⅱa型：肺动脉闭锁，室间隔缺损很大，合并有小动脉导管未闭。

Ⅱb型：肺动脉瓣和/或肺动脉瓣下狭窄，合并大室间隔缺损，偶有主动脉骑跨。

Ⅱc型：粗大肺动脉，合并大的室间隔缺损。在Ⅱ型三尖瓣闭锁中最为多见，占70%以上。

Ⅲ型：左旋大动脉转位类，约占3%。主动脉位于左前，肺动脉在右后，心室可正常或转位。

Ⅲa型：肺动脉瓣或肺动脉瓣下狭窄。

Ⅲb型：主动脉瓣下狭窄。

三、病理生理

由于右心房的血液必须通过房间隔缺损至左心房，从而左心房就成为体、肺循环静脉血液混合心腔，因此所有患者均有不同程度的动脉血氧饱和度降低，其降低程度取决于肺血流阻塞的轻重。肺部血流减少的患儿，如Ⅰa、Ⅰb、Ⅱa、Ⅱb和Ⅲa型，肺静脉回心血少，则动脉血氧饱和度明显下降，70%出现低氧血症，临床上有明显发绀。在肺部血流正常或增多的病例如Ⅰc型和Ⅱc型，肺静脉回心血量正常或增多，则动脉血氧饱和度仅较正常稍低，临床上可无发绀或轻度发绀。由于室间隔缺损的自发减小或闭合或由于右心室流出道狭窄加重，致使进入肺循环血流进行性降低，发绀及缺氧随之加重。如房间隔缺损小，右向左分流受限，出生后即出现严重体循环静脉高压和右侧心力衰竭的表现。

室间隔缺损大无肺动脉狭窄者，肺血流明显增多，发绀轻，但可较早发生肺动脉高压。

由于必须接受体循环和肺循环的全部静脉血液回流，造成左心房、二尖瓣的扩大及左心室的扩大肥厚，长期的血流超负荷造成左心室舒张容积增加，二尖瓣反流，左心室收缩功能降低直至心功能衰竭。

四、临床表现

1. 症状

患儿通常在出生时就发现发绀并进行性加重，常伴有缺氧发作，表现为呼吸困难或晕厥，较大儿童出现明显的杵状指（趾），但较少有蹲踞现象。

2. 体征

胸骨左缘常可闻及粗糙响亮的收缩期杂音，心尖区可能闻及舒张中期隆隆样杂音。肺动脉第二音可能减弱或亢进。

五、辅助检查

有上述临床表现，疑为三尖瓣闭锁的患者，须进行下列检查。

（1）心电图：多为窦性心律，P波高并有切迹，电轴左偏，左心室肥厚。

（2）胸部X线片：三尖瓣闭锁的X线片表现与病理解剖类型及肺血流多少有关，肺血减少者，右心室小，左心室圆隆，肺动脉段凹陷，肺血增多者，肺动脉段突出，左心室增大。

（3）超声心动图：通常可经此检查明确诊断，一般应确定主动脉及肺动脉的位置及大小，室间隔缺损的位置和大小，右心室的位置及发育情况，二尖瓣的情况，心房间的交通及其大小，室腔大小，室壁厚度、心室功能情况以及合并畸形等。

（4）导管和造影检查适用于：①超声心动图诊断不明确者；②疑肺动脉发育不良或异常者；③术前

需测定肺血管阻力者；④需导管介入治疗者，如房间隔缺损球囊扩张术。

六、诊断及鉴别诊断

确诊须经超声心动图检查。超声心动图检查还可以了解二尖瓣及左心室功能。但对病情复杂或超声不能明确诊断者，须经心导管及心室造影来明确诊断。本病须与以下疾病进行鉴别：

（1）其他发绀性心脏病，如法洛四联症等。

（2）艾森门格综合征。

七、治疗

（一）手术适应证

如不接受手术治疗，三尖瓣闭锁患者的预后极差。肺血流极度减少（如Ⅰa型、Ⅱa型）和肺血严重增多（如Ⅱc型）的患者，一般在3个月内死亡。对此类患者应争取在出生后1个月内行姑息性手术。对肺部c流较接近正常的Ⅰb型、Ⅱb型患者，可择期进行姑息性或生理性矫治手术。

患儿一旦确诊，即应根据患儿就医时的病理改变，制订不同的最适个体治疗计划，达到最后单心室生理矫治的目的。一般分3个治疗阶段。

1. 第一阶段

新生儿期，主要为保持体肺动脉血流平衡，使肺血管正常发育，既防止肺血过多导致肺血管梗阻性病变和心力衰竭，又不使肺血过少、氧饱和度太低影响生长发育。氧饱和度维持在75%~85%，为后续治疗创造条件。

（1）血氧饱和度<70%或肺动脉发育细小的新生儿，行体-肺动脉分流术，以促进肺血管发育，改善氧合状态。

（2）肺血流明显增多，应行肺动脉束带术，以保护肺血管。

（3）肺血管发育尚好，肺血流量平衡者，不需治疗，待3个月后可直接进行第2阶段的治疗。

2. 第二阶段

3~12个月或以上行双向格林手术或者半房切手术，以维持适度血氧饱和度和减轻心脏容量负担，等待房坦类手术。

3. 第三阶段

在2~5岁或以上行房坦类手术。

（二）手术方法

1. 房间隔切开术

由于大部分患者均存在ASD，一般不需要行此手术，只有ASD小的新生儿，需要心内介入治疗，即导管气囊扩大房间隔缺损，使体静脉血流更容易进入左心室，有利于心内血液的混合和患儿循环的稳定。

2. 体-肺分流术

可由正中切口或胸部侧切口完成此类手术，手术有利于肺血管床发育和增加肺血流量，减轻发绀等症状。在各种分流手术中，锁骨下动脉与肺动脉分流术（Blalock-Taussig手术，简称B-T分流术）分流量易于掌握，新生儿及小婴儿期手术效果较好，但随着患儿年龄的增长，分流量则相对减少，甚至需要再次施行分流手术。近年来，利用Gore-Tex人造血管施行改良的Blalock-Taussig分流术日益增多，逐渐取代了Ports、Waterston分流术。

此分流手术常规采用膨体聚四氟乙烯管（Gore-Tex管道），新生儿期采用3.5 mm或4 mm粗管道，婴幼儿可选用5 mm或更粗管道。

胸骨正中径路后，打开心包，显露心脏后，充分游离显露无名动脉右锁骨下动脉和右肺动脉，如非体外下进行吻合，必须在做动脉钳夹前注入1 mg/kg肝素。取适宜长度的Gore-Tex管道分别与无名动脉或右锁骨下动脉和右肺动脉（或左锁骨下动脉与左肺动脉）切口行端侧连续吻合（7.0或8.0 prolene缝线或 PDS 吸收线）（图 5-1）。

术后注意体、肺血流平衡，维持适宜的血压和氧饱和度，根据氧饱和度和脉压调节肺循环阻力，一般术后 2～4 小时无出血倾向者用小剂量肝素 24 小时静脉维持抗凝血。

3. 肺动脉 Banding 手术

肺动脉 Banding 手术适用于少数三尖瓣闭锁合并 VSD，无肺动脉瓣狭窄而肺动脉高压的患者，以预防肺血管病的发生和心力衰竭。新生儿早期肺动脉 Banding 手术仅用于肺血流多足以导致心力衰竭者，否则，则须等待肺血管阻力降低，如肺血管阻力未降低前行肺动脉 Banding 术，随肺动脉阻力下降肺血流会增加，可能须再次行肺动脉 Banding 手术。理想的 Banding 手术时机应在肺血管阻力已降低和肺血流高时，肺血管阻力降低时间有个体差异，一般在出生后 2～4 周。方法是在肺动脉主干充分游离后，用涤纶条或其他束带绑扎使肺动脉压尽量降低，肺血流量减少。术后维持血氧饱和度在 75%～85%，右心室肺动脉压一般在 5.33 kPa（40 mmHg 左右），要注意将环扎带固定好，避免滑脱和移位（图 5-2）。

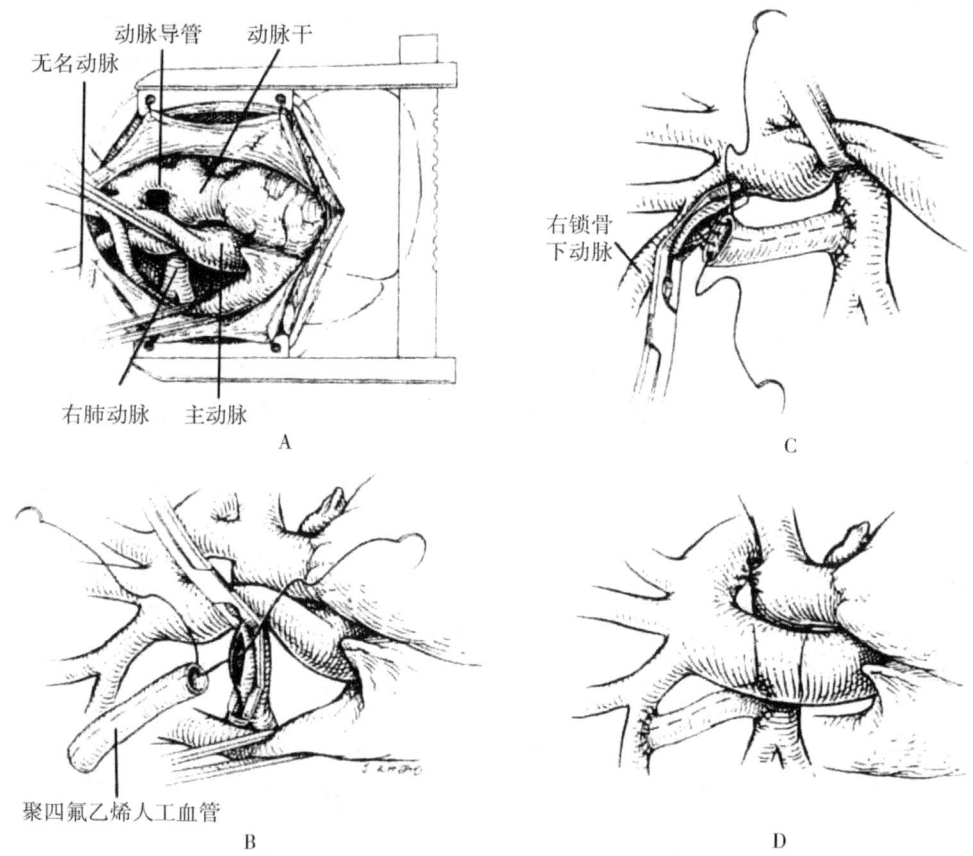

图 5-1　改良 Blalock-Taussig 分流术

A. 胸骨正中切口游离显露右肺及无名动脉；B. 取合适管径的 PTFE 管道与右肺动脉上缘行端侧吻合；C. 无名动脉（或右锁骨下动脉）与管道端侧吻合，注意管道长度，避免右肺动脉和右锁骨下动脉扭曲变形；D. 完成改良 Blalock-Taussig 分流术，动脉导管已结扎

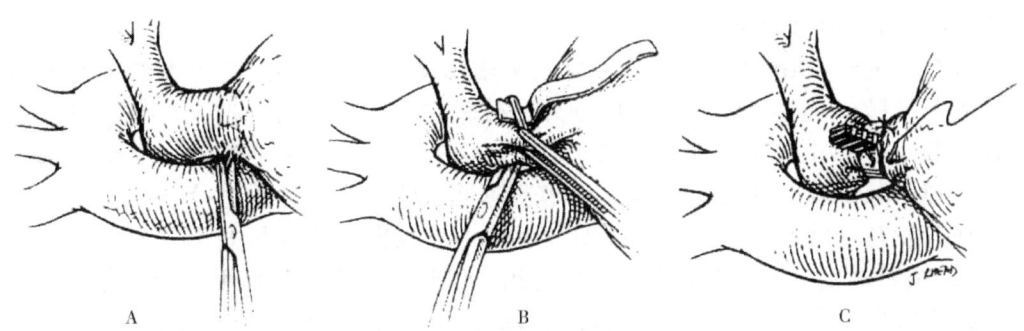

图 5-2 肺动脉 Banding 手术
A. 胸骨正中切口显露主肺动脉，游离主动脉 - 肺动脉间隙至环缩带通过即可，虚线示肺动脉瓣交界顶部；B. 直角钳引导环缩带包绕主肺动脉，置于窦管交界与右肺动脉起始部之间；
C. 调整环缩带至合适直径，并缝合固定环缩带于主肺动脉外膜

4. 双向格林手术

双向格林手术的目的是增加肺血流和减轻心室负荷，尽早手术可避免左心室肥厚，有益于房切手术的远期疗效。3～6月龄时手术获益最大。适用于有或无第一阶段手术而肺血管发育好者。双向格林手术的禁忌证为年龄 < 6 周，肺动脉平均压 > 19 mmHg，肺血管阻力 > 4 U/m²，肺静脉梗阻。

此手术（图 5-3）可在心脏跳动并行体外循环下或非体外循环下完成。非体外循环下完成，可避免体外循环所带来的炎性反应、渗出、短期内肺阻力升高等影响，利于术后恢复。少数情况下因缺氧或阻断上腔静脉压过高，或心脏不能耐受时须在并行体外循环下进行。手术一般经正中切口，切开心包后，探查心脏是否并存左上腔静脉、PDA（动脉导管未闭）或原有体 - 肺分流交通。充分游离上腔静脉和右肺动脉，建立临时性上腔静脉 - 右心房旁路。开放旁路前应将管道内空气充分排净，以免进入心腔引起气栓，并保持分流通畅。在上腔静脉入右心房处上方约 0.5 cm 处横断右上腔静脉，在横断前上阻断钳，先用 5-0 Prolene 线缝闭近端，将右肺动脉充分游离后，可用侧壁钳阻断右肺动脉或用阻断钳分别阻断右肺动脉的近端和远端，并在右肺动脉前上方切开 1.5～2.0 cm，将上腔静脉近端吻合在肺动脉上，一般多用 6-0 或 7-0 Prolene 线连续吻合，也可用连续加间断缝合的方法。吻合时要注意吻合方向，不可扭曲，要注意针距不可太远以免缩窄，个别情况下可用自体心包补片加宽，吻合口如存在左上腔静脉可予以暂时阻断以明确两腔静脉间是否有交通，如有交通则可直接阻断两侧上腔静脉，无须上腔静脉插管分流或体外循环。同上法行左上腔静脉与左肺动脉吻合，少数情况下，一侧上腔静脉较细，在完成较粗上腔静脉与肺动脉吻合后，结扎另一侧上腔静脉。可将左上腔静脉结扎。如双上腔静脉没有交通，则应在临时上腔静脉 - 右心房旁路下将左上腔静脉与左肺动脉吻合。

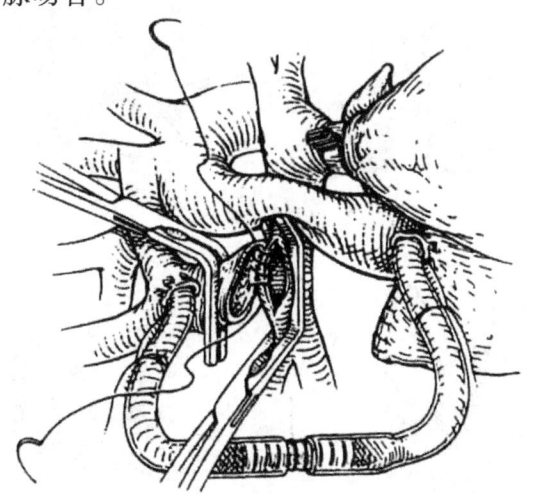

图 5-3 双向格林手术

5. 改良房坦（Fontan）类手术

房坦手术是 Fontan 于 1968 年首先用来治疗三尖瓣闭锁的一种术式。它是将体循环静脉血不经过右心室直接引流入肺动脉，从而使体、肺循环分开，减轻左心室负荷的一种生理矫治方法。该方法在发展过程中得到不断改进，并有几种改良术式，目前常用的是心外管道全腔静脉－肺动脉连接术和心内侧管道或心内管道全腔静脉肺动脉连接术。手术适应证的选择是保证手术疗效的基础。影响手术最重要的因素为肺血管发育、肺血管阻力、肺动脉压和左心室功能。患儿最好于 2 岁以后成年以前手术，4 岁以内手术心律失常的发生率可能低于 4 岁以上组，但年龄大不是房坦手术的高危因素。当全肺阻力超过 4 U/m²，为房坦类手术的禁忌证。一般要求肺动脉压（PAP）≤ 2.40 kPa（18 mmHg）。肺动脉发育不良仍是改良房坦手术禁忌证，当肺动脉指数（PAI）< 250 mm/m² 为房坦手术高危因素之一。一侧肺发育良好，而另一侧肺动脉发育差，不是绝对禁忌证。EF > 60%，左心室舒张末压 ≤ 1.3 kPa（10 mmHg），适宜行改良房坦类手术；EF < 45%，左心室舒张末压 ≥ 2 kPa（15 mmHg）不宜行改良房坦类手术。左侧房室瓣的功能也不可忽视，存在中度以上反流，左心室功能良好者，可在改良房坦手术同时施行瓣膜整形或置换术。

（1）体外循环下心外管道全腔－肺动脉吻合术（图 5-4）：虽然存在体外循环本身对机体的影响，但并行体外循环下手术可保证腔静脉的引流通畅，避免腔静脉高压，并保持术中循环稳定，提供良好的操作环境。在上腔静脉与肺动脉充分游离后，升主动脉插管，上、下腔静脉插直角管，建立体外循环，于并行循环下阻断上腔静脉并行双向格林手术（部分患者已行过此术），结扎或切断缝闭主肺动脉，选用 16～24 mm Gore-Tex 插管一端与右肺动脉吻合，再切断下腔静脉，缝闭心房侧切口，人工管道另一端与下腔静脉相连，用 5-0 Prolene 线连续缝合。如停机后 CVP > 16～18 mmHg，应在心外管道与右心房之间建立直径 4～5 mm 的交通口，以利于循环的稳定。此种方法操作简便、安全，不利方面是由于体外循环本身的损害，术后早期可能肺动脉压偏高，而使 CVP 升高。

（2）非体外循环下心外管道全腔－肺动脉吻合术：常规正中切口，切开心包，充分游离上、下腔静脉及左、右肺动脉，切断动脉导管韧带，心外探查。如为第一次手术，先完成 Glenn 手术，后用 5-0 Prulene 线将直径 16～24 mm 的人工血管与右肺动脉或主肺动脉吻合，钳夹人工血管后开放上腔静脉至右肺动脉的血流，将上腔静脉的插管拔出，另以一插管建立下腔静脉，建立与右心房的临时旁路，阻断并切断下腔静脉，缝合心房侧断端，人工血管另一端与下腔静脉远端吻合。如与右肺动脉吻合，应在吻合完成后，将主肺动脉切断，并缝合两断端。开放后 CVP > 16～18 mmHg，应在心外管道与右房之间建立直径 4～5 mm 的交通，以利于循环的稳定。

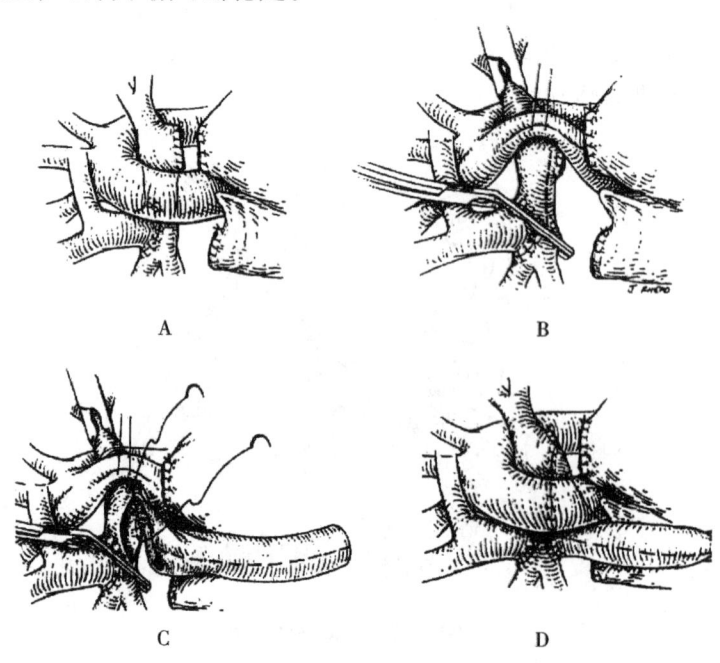

A　　　　　　B

C　　　　　　D

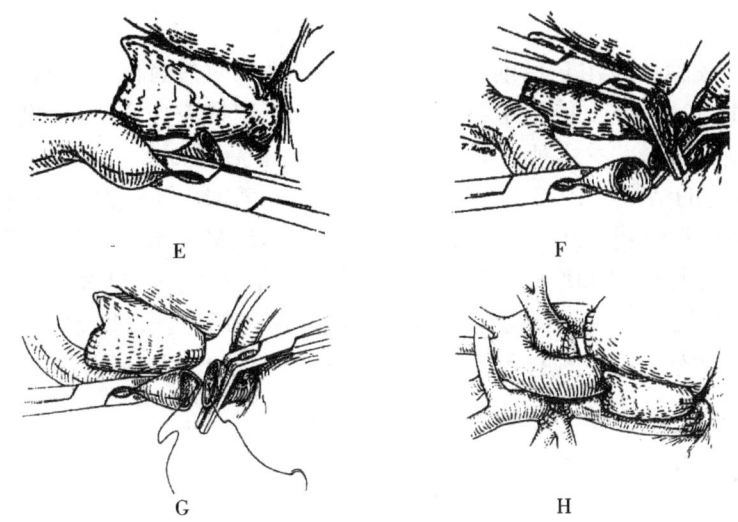

图 5-4 体外循环下心外管道全腔-肺动脉吻合术

A. 胸骨正中切口充分游离显露右肺动脉及主肺动脉；B. 肝素化后取阻断钳分别于 Glenn 吻合口内侧（注意保持上腔静脉至右肺动脉血流通畅）及左肺动脉（或主肺动脉）处阻断右肺动脉，切开右肺动脉下缘；C. 右肺动脉下缘与管道端-侧吻合；D. 移除肺动脉阻断钳，恢复双向 Glenn 血流，并阻断管道；E. 裁剪管道至合适长度，置下腔静脉荷包线；F. 阻断并离断下腔静脉；G. 缝闭下腔静脉房侧切口，管道与下腔静脉端-端吻合；H. 完成心外管道全腔-肺动脉吻合术

（3）心房内侧通道全腔-肺动脉吻合术（图 5-5）：其手术切口和体外循环的建立与心外管道手术相同，切断主肺动脉，用 5-0 Prolene 线缝合主肺动脉切口远、近端。切断上腔静脉，远端与右肺动脉上缘吻合，近端与右肺动脉下缘吻合。心脏停搏后终嵴前右心房壁做斜切口，切除房间隔，用 Gore-Tex 血管剪成合适长短、大小的血管片，围绕上、下腔静脉开口与心房右侧面一起形成心房内侧通道，此人工血管片边缘用 5-0 Prolene 线缝在右房侧壁上（图 5-5），或也可用 Gore-Tex 血管为心房内管道建立下腔静脉与右肺动脉的连接，部分医生在心房内侧通道或心内管道打孔 4～5 mm，作为腔静脉至心房的分流。对于全腔静脉-肺动脉吻合是否开窗（腔静脉管道与心房通）仍有争论。开窗可减少术后胸腔和腹腔的渗出，对患者的手术转归并无明显影响。部分医生认为应常规开窗，多数认为术后 CVP > 16～18 mmHg 时应开窗分流。

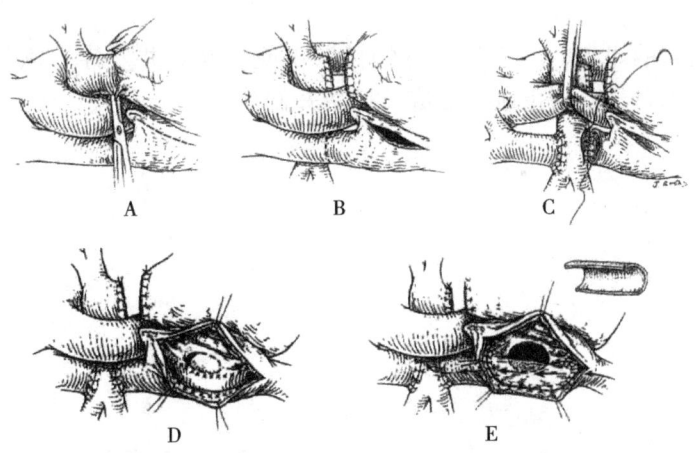

图 5-5 心房内侧通道全腔-肺动脉吻合术

A. 胸骨正中切口，游离主肺动脉，虚线示右耳切口；B. 充分游离左右肺动脉（至分支处）及上腔静脉（显示奇静脉），建立体外循环，于肺动脉瓣处横断主肺动脉并缝闭两侧残端，虚线处横断上腔静脉；C. 上腔静脉远心端吻合至右肺动脉上缘，近心端吻合至右肺动脉下缘；D. 剪除部分卵圆窝组织（虚线内）扩大房间交通，"X"虚线示内通道板障缝合处，延伸至上下腔静脉开口处，冠状静脉窦可引流至新的肺静脉心房；E. 裁剪 PTFE 材料至合适大小（1/2 内通道直径），连续缝合建立心房内侧通道

(三)手术结果

三尖瓣闭锁矫治中腔肺分流术是目前主要治疗方法,由于对患者的合理选择和手术技术的进步,尤其采用分期完成房坦手术,心室更能适应容量负荷的变化,选择应用心房内侧隧道开窗和心外管道开窗等技术,手术死亡率逐年下降。手术死亡率由 10%~20% 下降至 2%~7%。

Mair 报道 Mayo 医院的结果,1973—1998 年房坦手术治疗 216 例三尖瓣闭锁,总存活率为 79%,并在近 10 年手术死亡率逐渐下降至 2%。Sittwanqkui 报道了多伦多儿童医院房坦手术治疗三尖瓣闭锁的结果,1971—1999 年 225 例患者,10 例术前死亡,203 例进行姑息治疗(151 例体肺分流、27 例肺动脉束扎、60 例静脉分流),44 例死亡,8 例等待房坦手术,12 例为房坦禁忌证,11 例失访。137 例完成房坦手术,7 例早期死亡,11 例晚期死亡,3 例进行了心脏移植。1 个月、1 年、10 年、20 年生存率分别为 90%、81%、70%、60%。

八、并发症及防治

(一)手术并发症

1. 低心排综合征

低心排综合征见于术前肺阻力较高、术中心肌保护不佳等。

2. 胸腔积液、心包积液及腹水

术前存在房坦类手术影响因素的患者,胸腔积液发生率及持续时间均高于矫治术。

3. 心律失常

室上性异位心律较多见于房坦手术后,而心外管道全腔静脉肺动脉连接术后的发生率较低,其他的心律失常有心动过速、室性期前收缩,甚至猝死发生。

4. 血栓形成、栓塞

血栓多见于右心房内或外通道内,血栓可造成肺梗死或脑栓塞。

5. 吻合口狭窄或通道狭窄

吻合口狭窄或通道狭窄需二次手术。

(二)术后并发症防治

(1)术后常规强心、利尿治疗 3~6 个月,并注意补钾。

(2)心功能差的患儿应延长强心利尿治疗的时间,并适量加用血管紧张素转换酶抑制药等血管活性药物。

(3)对术后 CVP 较高的患者,或术后存在慢性渗出或合并有并发症等恢复缓慢的患者应常规应用华法林抗凝血治疗 6~12 周,以防止血栓形成及栓塞并发症。

第六章 主动脉疾病

第一节 主动脉夹层

主动脉夹层（aortic dissection）是主动脉疾病中潜在危险性高，甚至危及生命的一种严重病变。主动脉夹层指在主动脉中层发生撕裂后，使血液在撕裂形成的腔隙（假腔）中流动，原有的主动脉腔称为真腔。真假腔之间由内膜与部分中层分隔，并有一个或数个破口相通。该病常用的名称有主动脉夹层、主动脉夹层形成、主动脉夹层剥离和夹层动脉瘤等。近年来，国内外学者多认可并统一使用"主动脉夹层"这个概念。主动脉夹层有别于主动脉壁的自发破裂以及内膜撕裂。主动脉夹层很少累及主动脉全周。

一、流行病学

主动脉夹层年发病率为（5～30）/100万，男性发病率高于女性。

我国主动脉夹层患者发病有如下特点。

（1）我国青壮年病例居多，这是因为青壮年高血压的人群比例较大，对疾病的知晓率和高血压的有效控制率很低。

（2）动脉瘤基础之上的夹层发生率高：马方综合征患者在主动脉根部瘤基础之上形成的 Stanford A 型夹层和并发 Stanford B 型夹层的比例较发达国家高，无症状的单纯主动脉根部瘤患者的确诊率很低，很多患者是在出现了症状或有了并发症后才就诊。

（3）国人主动脉夹层的病因多数为高血压和动脉中层发育异常，因此主动脉夹层患者的平均年龄较发达国家年轻15～20岁，这些患者如果能得到及时、有效的治疗，总体预期寿命较发达国家患者要长得多。

（4）由于我国医疗资源有限，主动脉夹层的诊断和治疗技术水平较发达国家低得多，急性主动脉夹层往往得不到及时、有效的治疗，多数有并发症的患者往往死于医院外或者是住院早期，临床上见到的慢性主动脉夹层或合并有巨大广泛动脉瘤形成的病例，明显高于西方发达国家。

二、病因

主动脉夹层的患者多数合并有高血压，其他致病因素包括马方综合征、主动脉瓣狭窄、主动脉缩窄、二瓣型主动脉瓣、Ehler-Danlos 综合征、吸食可卡因、妊娠、医源性等。

三、病理解剖

主动脉夹层患者的血液通过内膜撕裂口进入主动脉壁内，导致血管壁分层，形成由内膜片分隔的真假"双腔"主动脉。原发内膜撕裂口在升主动脉多位于主动脉窦管交界远端1～2cm处升主动脉前壁，在降主动脉多位于左锁骨下动脉开口远端。仅有少数主动脉夹层为单一破口（原发破口），夹层呈盲袋状，其中大量附壁血栓及少量流动血液随心动周期在破口出入。绝大多数主动脉夹层有一个或多个继发破口，血液自原发破口进入假腔经继发破口重入真腔，继发破口可位于主动脉弓、胸主动脉、肾动脉开口附近或髂动脉。主动脉夹层在急性期少有血栓，而在慢性期因假腔大血流速度慢可有大量附壁血栓。

主动脉夹层沿血管走向顺行及逆行剥离，可累及升弓部、主动脉全段。原发破口位于升主动脉逆行剥离累及主动脉窦者为90%～95%，累及主动脉瓣交界引起主动脉瓣关闭不全者为60%～70%，累及冠状动脉开口者为60%。顺行剥离仅累及升主动脉或部分主动脉弓的占10%～15%，大多数累及主动脉全长。原发破口位于左锁骨下动脉开口以远的主动脉夹层绝大多数为顺行剥离，累及胸主动脉及腹主动脉。

夹层在升主动脉位于右前侧；在弓部约2/3位于头侧，同时累及头臂血管，约1/3累及主动脉弓前壁；在降主动脉均位于左侧及前壁。所以，头臂血管、腹腔动脉、左肾动脉以及肠系膜上动脉受夹层累及。

肉眼观察，急性夹层的外膜菲薄呈紫蓝色，水肿，并有充血及出血，少数可从表面观察到搏动血流，80%以上有血液渗液甚至凝血块，渗出量不等。除发生在主动脉瘤基础上的急性夹层外，急性夹层的主动脉直径略粗或正常。慢性夹层的外膜增厚、瘢痕化，主动脉直径增粗，且与周围组织多有粘连，假腔较大，其内多有附壁血栓，真腔受压变细。

镜下观察，可见主动脉壁中层原有的基本病理改变。如长期高血压引起的中层弹力纤维变性，血管平滑肌退变、减少；马方综合征患者主动脉壁中层退变所表现的弹力纤维退变、黏液性变、平滑肌细胞排列紊乱等。此外在急性期，主动脉壁可见灶性出血及大量炎性细胞浸润，局灶性坏死。慢性期主动脉壁可见纤维瘢痕组织增生，夹层腔内血栓机化，新生血管内皮覆盖。

四、病理生理

主动脉夹层可引起主动脉破裂、主动脉瓣关闭不全以及重要脏器供血障碍三方面病理生理改变。

（一）主动脉破裂

主动脉破裂是主动脉夹层致死的首要原因。有报道约80%的急性夹层患者死于主动脉破裂，且多发生于起病的48小时以内。慢性主动脉夹层有40%～50%死于主动脉破裂。

主动脉夹层破裂的部位多位于内膜原发破口处，即血流剪切力最大部位。升主动脉破裂时造成急性心脏压塞，常引起患者猝死。主动脉弓部夹层破裂时可引起纵隔血肿，胸主动脉夹层破裂则引起大量胸腔积血，腹主动脉破裂时造成腹膜后血肿。

（二）主动脉瓣关闭不全

主动脉夹层可累及主动脉瓣结构，引起主动脉瓣关闭不全。造成主动脉关闭不全的原因有两种：夹层累及主动脉瓣交界，使其原有位置剥离引起主动脉瓣脱垂；夹层逆行剥离，累及无冠状动脉窦及右冠状动脉窦形成盲袋并产生附壁血栓，压迫推挤瓣环及窦管交界，造成主动脉瓣关闭不全。严重者可引起急性左侧心力衰竭。

（三）重要脏器供血障碍

主动脉夹层可累及主动脉分支血管的开口造成相应脏器的供血障碍，如冠状动脉、头臂干动脉、肋间动脉、肾动脉、腹腔动脉、肠系膜动脉、髂动脉等。严重者可引起脏器缺血坏死，造成脏器功能衰竭。

五、临床分期

目前多认可临床采用的分期标准是：发病14天之内为急性期，14～60天为亚急性期，60天以后为慢性期。这种分期方法对临床上决定治疗方案和确定手术或介入治疗的时机有一定的指导作用。也有学者提出发病72小时内夹层没有稳定，病情极易突然变化，并发症和死亡率极高，应定为急性期；72小时至14天为亚急性期，此间多数患者病情趋于稳定，但组织水肿严重，少数急性期有并发症但还幸存的患者有可能在此期间死亡；将14天以后定为慢性期，此期间病情基本稳定，无论是手术治疗还是介入治疗，均是比较安全的时期。各种如何改进临床分期并指导临床治疗的分期方案尚无定论。

六、临床表现

急性主动脉夹层发病非常突然,临床表现为胸、背或腹部刀割样或撕裂样锐痛。剧烈疼痛者往往出现休克,吗啡类药物亦常难制止疼痛。病变起始于升主动脉时,症状类似心绞痛。当血流在高压下向中层剥离时,刀割样疼痛能自胸部传至腹部。夹层内膜剥离或管腔内较高血压作用,可造成主动脉瓣关闭不全,出现急性左侧心力衰竭;压迫头臂分支、冠状动脉及肾动脉和肋间动脉的开口则可造成脑缺氧、心绞痛或心肌梗死、无尿及下肢瘫痪。

七、辅助检查

临床上一旦疑诊主动脉夹层,就须尽快通过影像学检查确诊夹层的存在及获得下列重要的资料:夹层类型累及范围、破口位置、重要分支血管及主动脉瓣累及情况,是否有心包积液以及假腔是否血栓化,在此基础上决定采取的治疗措施。随着影像学技术的发展,诸多影像检查手段可用来诊断主动脉夹层,每一种技术在准确性、特异性、诊断速度、获取方便性、安全性以及价格方面都有自身的优点与不足,因此需要根据具体情况加以优选。

(1) X线胸片:诊断主动脉夹层为非特异性,主要表现为纵隔影或主动脉影增宽。结合病史和临床表现,对诊断有一定帮助,有研究表明突发胸痛呈撕裂样或刀割样,脉搏或者血压不对称以及X线胸片纵隔或主动脉影的增宽,三者结合起来可以诊断大约96%急性主动脉夹层,因此X线胸片可以作为主动脉夹层筛选、初步诊断的手段。

(2) CT:CT作为大多数医院拥有的设备,往往作为急性主动脉夹层的首选检查手段,敏感性为83%~94%,特异性为97%~100%,但对于升主动脉夹层的敏感性却<80%。主要不足是需要应用造影剂,难以评估升主动脉分支血管累及和正确辨认内膜撕裂口,以及不能提供主动脉瓣是否存在反流的信息。近年来,随着螺旋CT、多排CT和电子束CT的应用,不仅诊断主动脉夹层敏感性和特异性有很大提高,获得的三维图像重建能够较全面显示内膜片和真假腔的形态学特点,有助于评价动脉分支血管受累的情况及其真假腔。因此CT快速、简便、无创、准确率高等优点可以作为主动脉夹层的诊断首选和治疗后的随访评价的检查技术。

(3) MRI:MRI成为诊断主动脉夹层成熟而有效的无创性技术。Nienber等系列研究,其敏感性和特异性均为98%,目前被认为诊断主动脉夹层的金标准。MRI利用大视野、多体位、多平面、无须对比增强成像,可以准确提供夹层主动脉形态结构变化、破口的位置、受累血管分支和血流动态等方面的资料,主要应用于慢性夹层或病情稳定的患者以及随访中并发症的评估。虽然MRI技术的发展进一步缩短了检查时间,但对于不能耐受较长时间检查的急性期病例,检查速度仍然限制了MRI的使用;MRI还不适用于安置起搏器等带有金属物体的患者;另外效价比也是其不足之处。

(4) TTE:经胸超声心动图(TTE)诊断夹层的敏感性与特异性主要取决于夹层的位置,对近端夹层诊断率较高,但对降主动脉探查明显受限,而且诊断效果容易受肺气肿、肋间隙狭窄、肥胖、机械通气等方面影响。

(5) TEE:经食管超声心动图(TEE)已经得到广泛使用,其简便、安全、快速的特点可用于诊断大部分的主动脉夹层,敏感性为98%~99%,特异性为77%~97%。可以显示内膜撕裂口、假腔内血栓、异常血流、冠状动脉与主动脉弓分支是否受累及、有无心包积液、主动脉瓣反流等特征,一定程度上可用于真假腔的鉴别。TEE主要不足是具有一定的假阳性率,诊断依赖于检查者的经验,在随访中难以客观地进行评估。

(6) IVUS:血管内超声(IVUS)实时显示主动脉及血管的形态结构变化,对内膜片和内膜撕裂口的显示、假腔扩张的程度、夹层累及的范围以及分支血管与真假腔的关系等方面具有优良价值。由于主动脉夹层腔内治疗的开展,IVUS对支架的精确定位及放置起着重要辅助作用。

(7) 主动脉造影:主动脉造影属于有创性,具有潜在危险性,且准备和操作费时的检查,随着无创影像诊断技术的发展,已很少作为主动脉夹层的初始检查方法。然而主动脉造影与DSA是应用于带膜血管内支架置入治疗的重要技术。

综上所述的影像学检查方法，尚无某一种技术能够高效益地提供所有的诊断信息，因此在选择检查方法时要兼顾诊断作用与实用性的统一，以满足各种治疗方法的需要。

八、诊断及鉴别诊断

根据主动脉夹层的解剖学形态结构，临床上有 Debakey 分型和 Stanford 分型等分型方法。

（一）Debakey 分型

根据原发内破口起源与夹层累及范围分类：Ⅰ型内破口位于升主动脉，而夹层范围广泛；Ⅱ型内破口位于升主动脉，夹层范围局限于升主动脉；Ⅲ型内破口位于降部上段（左锁骨下动脉远端），夹层范围局限者为Ⅲa，广泛者为Ⅲb。

（二）Stanford 分型

凡是累及升主动脉的夹层均为 A 型，其余为 B 型。根据主动脉根部病变情况，可将 Stanford A 型主动脉夹层分为 A1、A2 型和 A3 型。

（三）Crawford 分型

其主要为远端慢性主动脉夹层的分型，共分 4 型。Ⅰ型：夹层累及全部胸降主动脉及部分腹主动脉。Ⅱ型：夹层累及全部胸降主动脉及全部腹主动脉。Ⅲ型：夹层累及远端胸降主动脉及全部腹主动脉。Ⅳ型：夹层累及膈肌以下全部腹主动脉。

（四）不典型夹层

不典型夹层包括：①无内膜破口与真腔不相交通的主动脉壁间血肿；②无血肿的内膜撕裂，形成膨出的局限性夹层；③穿壁粥样硬化性溃疡，溃疡通常侵入外膜形成局限性的血肿；④医源性或创伤后夹层。

（五）主动脉夹层的鉴别诊断

急性主动脉夹层发病时多存在剧烈胸痛，须与急性冠状动脉综合征相鉴别。心电图及心肌酶学检查可有助于鉴别诊断，必要时可考虑进一步行冠状动脉 CT 或根据病情选择冠状动脉造影检查。

依据病理形态，扩张性主动脉疾病可分为 3 大类：第 1 类是主动脉瘤，指各个部位的真性动脉瘤；第 2 类是假性动脉瘤，指感染、外伤、手术、溃疡破裂等导致的主动脉周围血肿；第 3 类是主动脉夹层，包括 Stanford A 型夹层和 Stanford B 型夹层。因此主动脉夹层尤其是慢性夹层须与其他扩张性主动脉疾病相鉴别。

九、治疗

（一）治疗原则

急性主动脉夹层的治疗目的应以挽救生命为原则，控制临床症状并积极预防和治疗并发症，尽最大可能消灭主动脉夹层，处理好主动脉根部和弓部，努力减少再次手术的可能性。慢性期夹层的治疗应针对形成的动脉瘤、主动脉瓣关闭不全和重要脏器缺血。

（二）内科治疗

主动脉夹层的内科治疗是基础，目的是降低血压，减少对主动脉壁的压力，其次是减少左心室搏动性张力，因此需要联合应用降压、扩血管和抑制心肌收缩的药物。血压升高的患者可静脉应用降压药联合静脉应用 β 受体阻滞药，直到口服药物开始平稳起效。血压正常的患者可静脉应用 β 受体阻滞药或口服 β 受体阻滞药治疗。

对症治疗包括镇静、镇痛、镇咳、控制左侧心力衰竭等。

一般支持治疗包括卧床，保持大便通畅，纠正水、电解质失衡及调整营养。

治疗中须对患者进行持续监护，包括神志、四肢动脉压和脉搏、中心静脉压、尿量、心电图及胸腹部体征。

（三）外科治疗

外科治疗适用于近端夹层（除了伴有严重并发症不耐手术的患者），以及远端夹层合并夹层主动脉明显扩张，或合并主动脉破裂、心脏压塞、重要系统受累缺血、夹层主动脉迅速扩张或有局部隆起等并发症，目的是应用人工血管部分或完全置换被切除的主动脉（包含内破口部分），阻断真假腔之间的血流交通。随着麻醉体外和外科技术的进展，外科治疗夹层效果有了很大的提高。

对患者进行分型后选择不同方案的外科治疗。

1. Stanford A 型主动脉夹层

Stanford A 型夹层的病变范围广泛，牵扯多脏器的供血。一旦确诊，原则上应按急诊手术治疗，尤其是对有并发症的患者应行紧急手术。在我国受地域、技术和经济条件的制约，手术时机均偏晚，应努力尽早手术，减少术前死亡率。手术方式应根据不同病理类型来确定，主动脉窦部正常型主动脉夹层不需要替换主动脉窦部，手术比较简单，预后比较好；主动脉窦部轻度受累型手术比较复杂，须进行主动脉窦部成形、保留自身主动脉瓣的根部替换或冠状动脉开口的移植，围术期风险比较大，但术后生活质量较主动脉窦部重度受累型高；主动脉窦部重度受累型手术比较简单，行主动脉根部替换术，术后需要终生抗凝血，易出现凝血方面的并发症，A2 型和 A3 型夹层易出现急性左侧心力衰竭和冠状动脉受累导致的急性心肌供血障碍等并发症，更应急诊手术治疗。

（1）主动脉夹层近端的处理方法：

①主动脉窦部正常型：在主动脉窦管交界上方约 1.0 cm 处横行切断，直接与相应直径的人工血管吻合（必要时行主动脉瓣交界悬吊成形），远端在深低温停循环下开放吻合，手术方式根据主动脉弓部情况选择。

②主动脉窦部轻度受累型：此型的处理难度最大，技术操作复杂。根据病变程度的不同，手术方式应根据主动脉窦、主动脉瓣和冠状动脉受累情况以及外科医生的经验个性化地选择。如果窦部病变较轻，主动脉瓣少量反流可以行窦部成形 + 主动脉瓣交界悬吊术。如果窦部病变偏重，主动脉瓣有少到中量反流，外科医生有丰富的手术经验，可以行部分主动脉窦部替换 + 主动脉瓣成形术或保留主动脉瓣的根部替换术（David 手术）。如果主动脉瓣有中到大量反流，医生的经验有限，手术应采用 Bentall 手术。可能因冠状动脉受累行冠状动脉旁路移植术。合并马方综合征的急性 A2 型夹层病例行 David 手术的指征尚存在很多争议。有学者认为马方综合征的病例应行 Bentall 手术。有的学者认为马方综合征行 David 手术后的早、中期病死率和再手术率与 Bentall 手术比较无显著性差异，且可以得到与其他方法近似的近期效果，还可以减少二次手术的可能，避免抗凝血和机械瓣相关的并发症的发生。

③主动脉窦部重度受累型：此型病理改变较为严重，无法行主动脉瓣成形，行传统的带瓣人工管道的主动脉根部替换术（Bentall 手术）。

（2）主动脉弓部的处理方法：

①主动脉弓部病变复杂型主动脉夹层可能包括：a. 原发内膜破口在弓部或其远端，夹层逆行剥离至升主动脉或近端主动脉弓部；b. 弓部或其远端有动脉瘤形成（直径 > 5.0 cm）；c. 头臂动脉有夹层剥离；d. 病因为马方综合征。

此型主动脉夹层病变复杂，如果单纯行升主动脉或部分弓部的人工血管替换术，假腔闭合率低，有可能出现夹层剥离导致的脑供血障碍，或再次手术的可能。对于此类患者常规采用全主动脉弓部替换术 + 象鼻术的术式。全主动脉弓部替换术可以完全切除病变的升主动脉和主动脉弓部，二次手术的可能性降低，但是手术操作复杂、手术时间较长，手术的并发症发生率和病死率较高。马方综合征患者在主动脉根部替换术后再出现夹层和瘤样扩张的可能远远高于其他疾病，是主动脉夹层二次手术的主要危险因素。所以应争取在首次手术时行全主动脉弓部替换术，这样可以降低再手术率，也可以降低二次手术的难度，减少因再次正中开胸导致的并发症。象鼻术可以避免远端吻合的针孔漏血，提高远端假腔闭合率，降低再手术率。

②主动脉弓部病变非复杂型主动脉夹层：可考虑行升主动脉及部分主动脉弓部替换，升主动脉 + 部分主动脉弓部替换术操作相对简单，手术时间短，术后并发症发生率和病死率相对较低，体外循环下鼻咽温度降到 18～20℃时，全身停循环 + 选择性脑灌注，人工血管在开放下与无名动脉近端的主动脉相吻合。手术的要点：尽量切除病变和被钳夹损伤的主动脉壁。也有学者主张选择全主动脉弓部替换术 +

象鼻术的术式。

2. Stanford B 型主动脉夹层

Stanford B 型主动脉夹层在治疗上争议比较大。在急性期，多主张非手术治疗。随着主动脉夹层介入治疗的广泛开展和外科手术技术的提高，无论介入治疗还是手术治疗均取得了良好效果，但是在急性期主动脉夹层还不稳定，介入治疗和手术治疗的并发症发生率均很高，建议对没有并发症的病例应尽量在3天以后进行介入或手术治疗。积极的干预治疗可以预防动脉瘤的形成，减轻或者预防主动脉夹层造成的脏器缺血，尤其是肾性高血压、肾萎缩和肾衰竭。

（1）无论是在急性期还是在慢性期，只有夹层内膜撕裂未累及左锁骨下动脉及远端主动脉弓部以及胸降主动脉和腹主动脉扩张不明显的病例才适合介入行腔内带膜支架主动脉腔内修复术治疗。详见介入治疗部分。

（2）Stanford B 型主动脉夹层根据分型也可能须选择手术治疗：我国的 B 型夹层患者青壮年居多，预期寿命长，诊断明确后应积极治疗。早期手术可以避免降主动脉的广泛扩张，缩小手术的范围。脊髓的缺血损伤和术后截瘫是降主动脉手术后的灾难性并发症。文献报道在高危病例中神经系统并发症发生率高达 30%～40%。深低温停循环（DHCA）被认为是可以有效降低神经系统和内脏缺血损伤的方法。在深低温停循环下行降主动脉的手术不仅可以避免游离主动脉的近心端和在正常主动脉上阻断，还可以在无血的视野中辨认和切除主动脉的真假腔间的内膜，适用于主动脉近端无法阻断，或广泛的胸降主动脉、胸腹主动脉病变，或术后有可能发生脊髓缺血损伤的病例。虽然深低温停循环可以降低术后各器官缺血损伤的可能，但是需要延长体外循环时间，术后肺部和凝血相关的并发症发生率明显升高。夹层内膜撕裂累及左锁骨下动脉及远端主动脉弓部以及胸降主动脉和腹主动脉扩张明显的病例需在深低温停循环下手术治疗。

①夹层累及降主动脉近端，主动脉无扩张或仅有降主动脉近端扩张，中、远段直径接近正常的 B 型夹层：体外技术可采用常温阻断+血泵法血液回收股动脉或股静脉输入技术，也可采用股动脉-股静脉转流（股-股转流），股-股转流和左心转流可以降低循环血的温度。必要时采用深低温停循环，经股动静脉建立体外循环，股静脉插入二阶梯静脉引流管，使其尖端达右心房水平，鼻咽温降至 18～20℃时，停循环下完成降主动脉近心端的吻合，之后在人工血管上捕动脉管恢复循环并开始复温，再进行远心端的吻合。手术方式可选择部分胸主动脉替换术或部分胸主动脉替换术+远端支架象鼻术。

②夹层累及全胸降主动脉，整个胸降主动脉均扩张，腹主动脉直径接近正常的 B 型夹层：体外技术可采用常温阻断+血泵法血液回收股动脉或股静脉输入技术，也可采用股-股转流。必要时采用深低温停循环。手术方式可选择部分胸主动脉替换术+主动脉成形术，全胸降主动脉替换术。

③夹层累及全胸降主动脉、腹主动脉，胸降主动脉和腹主动脉均扩张的 B 型夹层：胸腹联合切口，行全胸降主动脉及腹主动脉人工血管替换术。经左侧胸腔和腹膜外游离胸腹主动脉全程，深低温停循环，鼻咽温度降至 18℃时全身停循环，在左锁骨下动脉附近切断降主动脉与四分支人工血管主干端-端吻合，后将备用的动脉灌注管与分支人工血管连接恢复上半身循环。将右肾动脉、腹腔干动脉和肠系膜上动脉的开口修剪为一血管片与人工血管主干的远心端吻合。保留肋间动脉开口附近的主动脉瘤壁，将其成形为一直径为 1～2 cm 的直桶形组织与其中一 8 mm 直径的分支人工血管吻合，恢复脊髓的血供。再分别将左侧肾动脉、左右髂动脉和肠系膜下动脉与人工血管分支吻合。常温阻断下行全胸降主动脉及腹主动脉人工血管替换术，安全时限短，技术要求较高。

（四）介入治疗

介入治疗的时机和适应证的掌握是很重要的。发病早期进行介入治疗的严重并发症发生率很高，主要是夹层逆行剥离所引起的主动脉急性破裂。夹层逆行剥离可能发生在介入手术当时，也可能发生在介入手术之后。

1. 介入治疗的适应证

（1）Stanford B 型夹层，主动脉破裂或接近破裂，置入支架急诊抢救。

（2）急性发作期胸主动脉最大直径 > 4 cm 或者慢性期胸主动脉最大直径 > 5 cm。

（3）Stanford B 型夹层合并重要脏器缺血，顽固性高血压药物不能控制及持续性疼痛药物无法缓解等。

（4）Stanford A 型夹层中的逆行性夹层破口位于降主动脉的一部分患者。

（5）主动脉穿通性溃疡。

2. 介入治疗的相对禁忌证

（1）髂-股动脉严重狭窄或扭曲不适合于导载系统的进入。

（2）并发心脏压塞、升主动脉和主动脉弓分支血管受累、严重的主动脉瓣反流。

（3）锚定区严重粥样硬化病变或者锚定区直径 > 4 cm。

（4）主动脉弓与降主动脉的夹层呈锐角。

关于 B 型夹层介入治疗近端锚定区的问题，主动脉原发内膜破口的位置和大小以及与左锁骨下动脉开口的距离是决定治疗效果的关键因素，内膜破口位于小弯侧的相对较小，但封闭比较困难，容易形成内漏，治疗效果较差；内膜破口位于大弯侧的往往较大，假腔扩展速度快，容易形成动脉瘤，但是介入治疗时内膜破口容易被封闭，治疗效果相对较好。如果破口与左锁骨下动脉的距离过近 < 1.5 cm，使近端锚定区太小，带膜支架主动脉腔内修复术后出现椎动脉缺血的可能性增加，严重的可能威胁生命，需要进行附加的转流手术，增加了手术风险、难度和医疗费用，近端内漏的发生率也会随之增高。

十、并发症

近年来，随着对主动脉夹层在认识上的不断深入、外科技术的提高和临床经验的积累、神经系统保护技术的应用，主动脉夹层术后并发症的发生率不断降低。

（一）出血

大出血是主动脉外科常见而且最危险的并发症，在早年也是手术死亡的最主要原因，因此，出血的防治是主动脉手术，特别是主动脉夹层手术成功的关键。应注意以下几点：选择适宜的体外循环方法及脑保护方法，以便有良好的术野及充足的操作时间；手术操作轻柔精确，吻合口平顺，对位准确，避免夹层动脉壁撕裂、扭曲造成出血；出血时不应依赖人造止血材料填塞止血，因为动脉出血填塞效果不佳，且易感染或在局部形成假性动脉瘤。近端吻合口出血时，可用残余瘤壁包裹并与右心房分流，止血效果满意。出血量较小时，分流逐渐闭合，不致影响循环状态。

（二）神经系统并发症

神经系统并发症包括昏迷、苏醒延迟、定向力障碍、抽搐、偏瘫、双下肢肌力障碍等。发生上述情况与以下因素有关：①术前原因，夹层累及头臂血管，高龄患者伴有颈动脉或脑血管病变；②术中因素，气栓、血栓和动脉硬化斑块脱落引起栓塞，神经系统保护措施不当，术中灌注压过低过高；③术后原因，术后血压因各种原因过高过低，头臂血管吻合口狭窄或血栓形成，夹层术后剥离累及头臂血管或加重头臂血管病变。在诸多因素中，神经系统保护措施不当和气栓造成神经系统并发症者最为常见。高龄和血压不稳是重要的危险因素。因此，选择适当的神经系统保护措施十分重要，如条件允许，尽量采用选择性脑灌注技术。术中注意排气和清除血栓，远端吻合时采用开放吻合技术，防止阻断段以远血栓或斑块脱落。围术期注意控制血压，避免较大范围波动。胸主动脉人造血管替换时要注意重建肋间动脉供血。神经系统并发症治疗目前主要为脱水，提高胶体渗透压，维持血压平稳，应用神经细胞营养药物。如果患者情况允许，可行高压氧治疗。

（三）急性肾衰竭

急性肾衰竭主要原因为：围术期血压过低造成肾供血障碍；术中肾缺血时间过长；体外循环时间过长、血红蛋白尿对肾脏的影响；以及术前长期高血压，夹层累及肾动脉造成的肾功能不全。预防措施主要有选择适当的基本方法，在行升弓部手术或"象鼻子"手术时，在右锁骨下动脉和股动脉插动脉灌注管；必要时上下半身分别灌注；胸主动脉人造血管替换术时采用血泵法全血回收动脉输入技术或股动脉-股静脉转流以缩短肾缺血时间；围术期防止血压过低；尽量缩短体外循环时间；术后应用利尿药，碱化尿液，使游离血红蛋白尽快排出等。急性肾衰竭预后较差，处理原则是维持良好血流动力学状况；纠正水、电解质失衡，特别是高钾血症；采用血液滤过或血液透析；因夹层累及双肾动脉造成肾供血障碍，导致急性肾衰竭者，如果患者一般情况允许，可行"自体"肾移植，将肾动静脉与未被夹层累及的髂内动静脉吻合。

（四）急性呼吸衰竭

急性呼吸衰竭多为Ⅱ型急性呼吸衰竭，深低温停循环和体外时间过长是引起肺损伤的最常见原因。此外输入大量库血引起肺毛细血管微栓；左心引流不畅造成肺循环压力增高导致的肺水肿；左侧开胸、肝素化后，手术过程中翻动肺组织，造成机械损伤等，都是引起急性呼吸衰竭的重要因素。术前伴有慢性阻塞性肺疾病也是诱因。针对以上原因，采用相应的处理是预防急性呼吸衰竭的关键。主动脉夹层术后急性呼吸衰竭的处理原则与一般急性呼吸衰竭的处理原则相同。

（五）远期并发症

1. 吻合口假性动脉瘤形成

吻合口假性动脉瘤形成多与感染及局部血肿有关。临床表现不明显，偶有压迫症状，多在术后复查CT、MRI时发现。术中注意无菌操作及术后合理应用抗生素，可减少感染的发生。吻合口出血时尽量避免使用人造止血材料充填压迫止血，以减少局部血肿的产生。假性动脉瘤应采用手术治疗，行破口修补或人造血管替换术。有学者报道采用经皮腔内带膜支架治疗吻合口假性动脉瘤，效果较好。

2. 吻合口狭窄

吻合口狭窄多发生于头臂血管吻合口，由吻合技术不当、血栓形成以及头臂血管夹层内血栓压迫造成。如症状明显，应考虑手术治疗。

（六）其他

其他包括喉返神经损伤、乳糜胸、心包积液、胸腔积液和肺不张等。

Stanford A 型夹层手术治疗并发症发生率为14.5%。急诊手术并发症发生率21.7%。Stanford B 型主动脉夹层介入治疗并发症发生率为2.9%，外科手术并发症发生率为18.8%，神经系统并发症发生率为10.9%，其中脊髓并发症发生率为7.8%，永久截瘫发生率为1.6%。

第二节 主动脉炎性疾病

一、概述

主动脉炎性疾病是多种原因引起的主动脉壁炎性病变，如巨细胞动脉炎、大动脉炎（takayasu arteritis，TA）、主动脉感染等，其中以大动脉炎最为常见。本文将主要对大动脉炎进行阐述。大动脉炎是主动脉及其主要分支慢性非特异性血管炎性疾病，可引起不同部位的狭窄或闭塞，少数病例因动脉壁中层遭破坏而引起动脉瘤样扩张。大动脉炎在全世界均有发病，但主要见于年轻的东方女性。女性与男性之比为8∶1，典型的起病年龄为15～30岁。病因迄今尚不明确，可能与感染（链球菌、结核菌、病毒等）、遗传和自身免疫损伤等因素有关。

二、病理及分型

大动脉炎早期血管壁为淋巴细胞、浆细胞浸润，偶见多形核中性粒细胞及多核巨细胞。病理变化以动脉中膜受累为主，后期可引起血管内外膜纤维性增生，形成全层性动脉炎。全层动脉广泛不规则性增厚，弥漫性纤维结缔组织增生致管腔狭窄，呈节段性，伴有狭窄后扩张，外形表现为串珠样。少数患者因炎症破坏动脉壁中层、弹力纤维及平滑肌纤维坏死，而致动脉扩张、假性动脉瘤或夹层动脉瘤。组织学检查可见心肌和大血管中有非特异性炎细胞浸润和纤维化。另外，由于动脉管腔狭窄可出现相应组织器官的缺血性改变，继而产生广泛性的侧支循环。病变多见于主动脉弓及其分支，其次为降主动脉、腹主动脉和肾动脉，肺动脉、冠状动脉也可受累。

大动脉炎的分类方法较多，根据临床发生部位不同，中华医学会风湿病学分会2011年大动脉炎诊断及治疗指南中将其分为4种类型。

Ⅰ型：头臂动脉型，即主动脉弓综合征，主要引起颈动脉和椎动脉等头臂血管狭窄和闭塞，约占50%。

Ⅱ型：胸-腹主动脉型，又称主-肾动脉型，即中主动脉综合征，主要侵犯降主动脉，又以发生位置不同分为：①膈上型中主动脉综合征，主要发生于胸主动脉；②膈下型中主动脉综合征，主要侵犯腹主动脉及其分支。

Ⅲ型：广泛型，病变范围广泛，多个部位动脉受累，波及两型以上。

Ⅳ型：肺动脉型，多为上述三种类型合并肺动脉受累，约占50%，单纯肺动脉受累者罕见。

Numano等根据血管造影结果分为6型：①Ⅰ型：病变只累及主动脉的分支；②Ⅱa型：病变只累及升主动脉和/或主动脉弓，主动脉弓分支可同时受累，主动脉的其余部分没有受累；③Ⅱb型：病变累及降主动脉，升主动脉、主动脉弓及主动脉分支可同时受累，但腹主动脉没有受累；④Ⅲ型：病变累及降主动脉、腹主动脉和/或肾动脉，但升主动脉、主动脉弓及主动脉分支没有受累；⑤Ⅳ型：病变只累及腹主动脉和/或肾动脉；⑥Ⅴ型：混合型，具有上述两种或多种病变特征。

Yongquan等根据临床表现将其分为5型：①Ⅰ型：脑缺血型；②Ⅱ型：高血压型；③Ⅲ型：肢体缺血型；④Ⅳ型：动脉瘤型；⑤Ⅴ型：心肺血管和内脏血管受累型。

三、临床表现

本病多见于青年女性，临床表现一般分为早期和晚期两个阶段。早期主要表现为非特异性全身症状，晚期主要为局部症状或体征。

（一）全身症状

全身不适、易疲劳、发热、食欲缺乏、恶心、出汗、体质下降、肌痛、关节炎和结节红斑等症状，可急性发作，也可隐匿起病，由于缺乏特异性的表现，所以早期诊断较为困难。

（二）局部症状与体征

按受累血管不同，出现相应器官缺血的症状与体征。

（1）头臂动脉型（Ⅰ型），患者常表现有头晕、头痛、眩晕，记忆力减退，视觉障碍，面肌萎缩等症状，严重者可出现反复晕厥、抽搐、偏瘫、失语，甚至昏迷。个别病例由于颈动脉窦应激性增高及颈动脉体周围组织粘连，头部位置突然改变时，常可引起反应性晕厥。狭窄部位远端可闻及收缩期血管杂音，偶有细震颤。

（2）胸-腹主动脉型（Ⅱ型），患者可有头痛，头晕，下肢麻木，四肢末梢发凉和间歇性跛行。多数患者伴有持续性高血压，且下肢血压低于上肢。可于背部、腹部听到血管杂音，甚至可触及细震颤。

（3）混合型（Ⅲ型），病变波及范围涉及两型以上，具有上述两型的临床特征。

（4）肺动脉型（Ⅳ型），患者表现心慌、气短，肺动脉瓣区可闻及收缩期吹风性杂音，第二心音增强。

（5）非特异性主动脉炎累及心脏时临床表现有窦性心动过速、心脏扩大、心脏功能下降，也可引起冠状动脉狭窄，造成心肌缺血症状。

四、辅助检查

（一）实验室检查

（1）红细胞沉降率（ESR）：是反映本病疾病活动的一项重要指标。疾病活动时ESR可增快，病情稳定后ESR恢复正常。

（2）C反应蛋白：其临床意义与ESR相同，为本病疾病活动的指标之一。

（3）抗结核菌素试验：如发现活动性结核灶应抗结核治疗，对结核菌素强阳性反应的患者，在经过仔细检查后，仍不能除外结核感染者，可试验性抗结核治疗。

（4）其他：少数患者在疾病活动期白细胞增多或血小板增多，也为炎症活动的一种反应。

（二）影像学检查

1. 彩色多普勒超声检查

可探查主动脉及其主要分支狭窄或闭塞（颈动脉、锁骨下动脉、肾动脉等），但对其远端分支探查较困难。

2. 造影检查

（1）血管造影：可直接显示受累血管管腔变化、管径大小、管壁是否光滑、受累血管的范围和长度，但不能观察血管壁厚度的改变。

（2）数字减影血管造影（DSA）：对头颅部动脉、颈动脉、胸腹主动脉、肾动脉、四肢动脉、肺动脉及心腔等均可进行此项检查。缺点是对脏器内小动脉，如肾内小动脉分支显示不清。

3. CT 和磁共振成像（MRI）

CT 和磁共振成像（MRI）可显示部分受累血管的病变，发现管壁强化和环状低密度影提示为病变活动期，MRI 还能显示出受累血管壁的水肿情况，有助于判断疾病是否活动。

五、诊断

凡青年人，尤其青少年女性患者，有下列 1 种以上表现者，应怀疑或诊断本病：①单侧或双侧肢体出现缺血症状，并伴有脉搏减弱或消失；②单侧或双侧颈动脉搏动减弱或消失，伴有脑动脉缺血症状；③近期发生持续性高血压且四肢血压相差悬殊；④不明原因发热，四肢脉搏异常；⑤有无脉症眼底改变者。二维超声心动图、磁共振、高速 CT 和心血管造影检查，可做出比较明确的定性和定位诊断，可显示出狭窄部位、范围及累及血管分支情况。

1990 年美国风湿病协会制定了大动脉炎的诊断标准，符合以下 3 项者可做出诊断：①发病年龄 40 岁以下；②间歇性跛行；③上臂动脉搏动减弱；④两上肢收缩压差 > 10 mmHg；⑤锁骨下动脉与主动脉连接区有血管杂音；⑥动脉造影异常。

六、鉴别诊断

1. 先天性主动脉缩窄

先天性主动脉缩窄多见于男性，血管杂音位置较高，限于心前区及背部，全身无炎症活动表现，胸主动脉造影见特定部位狭窄。

2. 动脉粥样硬化

动脉粥样硬化常在 50 岁后发病，伴动脉硬化的其他临床表现，血管造影有助于鉴别。

3. 肾动脉纤维肌发育不良

肾动脉纤维肌发育不良多见于女性，肾动脉造影显示其远端 2/3 及分支狭窄，无大动脉炎的表现，病理检查显示血管壁中层发育不良。

4. 血栓闭塞性脉管炎（Buerger 病）

血栓闭塞性脉管炎好发于有吸烟史的年轻男性，为周围慢性血管闭塞性炎症，主要累及四肢中小动脉和静脉，下肢较常见。表现为肢体缺血、剧痛、间歇性跛行，足背动脉搏动减弱或消失，游走性浅表静脉炎，重症可有肢端溃疡或坏死等，与大动脉炎鉴别一般并不难。

5. 白塞病

白塞病可出现主动脉瓣及其他大血管的病变，但白塞病常有口腔溃疡、外阴溃疡、葡萄膜炎、结节红斑等，针刺反应阳性。

6. 结节性多动脉炎

结节性多动脉炎主要累及内脏中小动脉，与大动脉炎表现不同。

七、治疗

（一）药物治疗

1. 糖皮质激素

激素是本病主要的治疗药物，及时用药可有效改善症状，缓解病情。

2. 免疫抑制药

免疫抑制药联合糖皮质激素能增强疗效。常用的免疫抑制药为环磷酰胺、甲氨蝶呤和硫唑嘌呤等。

3. 生物制剂

近年来有报道使用抗肿瘤坏死因子（TNF）拮抗药可使大动脉炎患者症状改善、炎症指标好转，但缺乏大样本的临床验证资料。

4. 扩血管、抗凝血，改善血液循环

使用扩血管、抗凝血药物治疗，能部分改善因血管狭窄较明显所致的一些临床症状。对高血压患者应积极控制血压。

（二）经皮腔内血管成形术

血管成形术为大动脉炎的治疗开辟了一条新的途径，目前已应用治疗肾动脉狭窄及腹主动脉、锁骨下动脉狭窄等，获得较好的疗效。

（三）手术治疗

1. 原则和目的

术前应予以系统的激素及抗感染治疗，一般在病变稳定6个月后手术为宜，除病变严重危及患者生命，应避免在活动期手术，因血管壁有炎症、水肿，可导致吻合口出血、假性动脉瘤和吻合口再狭窄。病变稳定的标志为：体温、红细胞沉降率和白细胞等指标正常。手术目的是重建狭窄远端血供，改善症状。

2. 手术适应证及禁忌证

（1）适应证：①累及血管狭窄后扩张，形成动脉瘤者；②头臂血管狭窄闭塞引起大脑缺血性障碍，后期死亡率高。颈动脉狭窄＞50%，或锁骨下动脉狭窄伴椎动脉窃血和上肢缺血表现者；③胸-腹主动脉狭窄引起胸腹腔脏器缺血性改变、药物难以控制的高血压或下肢明显供血不足者；④累及肾动脉，致肾供血不足，影响肾功能，引起高血压者；⑤累及主动脉根部任一部位者，包括主动脉瓣中度以上反流并左心室扩大，升主动脉扩张（直径≥5 cm），或冠状动脉开口和主干狭窄≥50%。

（2）禁忌证：①在不危及患者生命的情况下，病变活动期不宜手术治疗；②合并严重心、肝、肾等脏器功能衰竭，不能耐受手术者。

3. 手术方法

手术方法以狭窄段血管补片成形、人工血管移植和旁路移植术为主，依发生部位不同而有多种手术方法，传统的血栓内膜切除术应用已越来越少。

（1）头臂动脉狭窄：锁骨下动脉颈总动脉转流术适于一侧锁骨下动脉或颈总动脉起始部狭窄或闭塞；腋动脉-腋动脉转流术适于一侧锁骨下动脉起始部狭窄或闭塞，特别是合并椎动脉窃血综合征者；股动脉-腋动脉转流适于头臂血管均有病变，且股动脉与腋动脉压明显高于两者间的静水压者。以上三种术式均在胸外实施。主动脉-颈总、锁骨下或腋动脉转流术适于头-臂血管均有病变，特别是同期需经胸实施其他操作者。

（2）胸、腹主动脉狭窄：局部切除人工血管置换适于病变局限者。胸主动脉-腹主动脉转流术适于胸腹病变虽广泛，但在弓降部主动脉仍有足够正常管壁用于旁路血管吻合者，须采用左侧胸腹联合切口；升主动脉-腹主动脉转流术适于病变广泛，特别是合并升主动脉、冠状动脉病变需同期处理者，采用正中胸腹联合切口。

（3）肾动脉狭窄：可施行介入治疗或主动脉-肾动脉转流术，严重者施行自体肾移植术。

（4）冠状动脉狭窄：行冠状动脉旁路移植术或支架置入术。

（5）累及主动脉根部：对主动脉扩张并主动脉瓣关闭不全者首选人工血管带瓣管道或同种带瓣管道

行主动脉根部置换术。对升主动脉扩张不明显或无扩张的主动脉瓣关闭不全，是否同期行升主动脉人工血管置换存在争议。

4. 注意事项

在重建器官血供时，临时阻闭狭窄血管远端时，充分考虑是否要建立临时外转流，确保器官供血。多发性大动脉炎周围往往有组织粘连，术中分离时勿损伤周围组织和器官。

5. 主要并发症

（1）人造血管对周围组织的压迫，手术中应注意避免，一旦出现应再手术纠正。

（2）吻合口假性动脉瘤，多与炎症活动、感染、吻合不确实等因素有关，一旦出现需再次手术治疗。

（3）移植血管或吻合口再狭窄，与病变持续进展，吻合口部位、大小不当等因素有关。

（4）主动脉及其分支出现新狭窄，原因为病变持续进展，应尽量不在炎症活动期手术，术前、术后使用激素等药物治疗。

第三节　主动脉假性动脉瘤

一、概述

主动脉假性动脉瘤是由于创伤、感染或医源性因素等导致主动脉血管壁破裂或穿破，血液外溢并被周围纤维组织包裹而形成的搏动性肿块。它与真性主动脉瘤的区别在于瘤壁不具有内膜、中层弹力纤维和外膜3层完整结构，是主动脉损伤后的常见慢性并发症之一。

胸主动脉假性动脉瘤最常见的病因包括外伤、食管异物感染及医源性因素。其中不同部位的常见病因有所差异，升主动脉假性动脉瘤多为医源性或外伤性，主动脉弓部假性动脉瘤多为食管异物感染穿透主动脉引起，主动脉弓降部假性动脉瘤多为车祸或坠落等钝性创伤所致，降主动脉假性动脉瘤往往由食管异物或手术医源性因素引起。

创伤性因素包括减速伤、火器伤及胸部钝性伤等。创伤性假性胸主动脉瘤主要发生于主动脉狭部（90%）和升主动脉根部，其他部位亦有报道，主要是因为这两处较为固定，受血流冲击较为集中，因而血流造成的剪切力较大。在创伤1～3个月后包裹组织及血栓逐渐形成纤维瘤壁。

医源性因素：多发生于主动脉手术或心脏手术、人工血管吻合处愈合不良、主动脉根部插管处或切口缝合部位愈合不良、纵隔感染累及主动脉造成主动脉腔内血液逐渐溢出形成假性动脉瘤。

感染性因素：除心血管术后感染造成医源性假主动脉瘤外，临床上多见食管异物（鱼刺、鸡骨等）透食管壁，另一端穿入或不穿入胸主动脉，合并感染但食管创伤部位愈合封闭，临近主动脉部位逐渐溃烂与主动脉腔相通。可见于主动脉弓或降主动脉紧邻食管的部位。此外，有晚期梅毒性感染、白塞病引起的假性动脉瘤，但目前极为少见。

二、临床表现

（一）症状

患者多有明确的车祸外伤、心脏大血管手术或者食管异物史可追溯。胸主动脉假性动脉瘤患者早期可无症状，临床上多见为持续发热、胸痛、声嘶、呕血或咯血等症状。

感染性因素导致假性主动脉瘤多有发热，表现为持续高热，迁延难以控制。

1. 疼痛

与主动脉夹层不同，胸主动脉假性动脉瘤的疼痛性质多为持续性钝痛，可随呼吸运动而加剧，这主要是由于瘤体增大后动脉壁内神经受牵拉或压迫周围脏器而产生。

2. 压迫症状

压迫气管可产生咳嗽、呼吸困难，甚或导致节段性肺不张、肺部感染等。压迫、牵拉左侧喉返神经可导致声嘶或失声。压迫食管可产生不同程度的吞咽困难。瘤体侵犯食管、气管亦可造成气管瘘、食管瘘而发生呕血、大咯血等。其他症状还有瘤体血栓脱落造成脏器栓塞等。

（二）体征

早期胸主动脉假性动脉瘤多无特殊体征，随瘤体增大，少数可有阳性体征，如胸前区叩诊浊音界增大。胸主动脉假性动脉瘤因胸廓阻挡，较少能扪及波动性肿块，少数可在胸骨上窝处扪及，或仅在瘤体巨大累及胸壁时扪及，甚或胸廓表面可见波动性隆起。降主动脉假性动脉瘤可在胸背区闻及因湍流而产生的血管杂音。压迫上腔静脉时可出现面部及上肢水肿、颈静脉怒张等。

三、辅助检查

（1）CT或MRI：随着三维重建技术的发展，CT及MRI不仅可以精确提供假性主动脉瘤的具体形态学信息，更可以直观立体提供影像，与血管造影相比较更具有无创和低风险的优势，对于血流不稳定的患者实用价值更大。同时，CT及MRI还能提供瘤体周围组织、器官的信息，对于假性动脉瘤的早期诊断以及复合伤的鉴别诊断提供依据，是目前最常用、最有效的诊断手段。

（2）超声心动图是诊断胸主动脉疾病的常用方法之一，可判定主动脉破口位置，发现瘤内收缩期或双期湍流。由于其无创、易操作的特点，更兼能反映心脏各瓣膜及血流动力学的优势，是诊断胸主动脉假性动脉瘤，尤其是升主动脉及根部假性动脉瘤的可靠方法之一。

（3）血管造影：血管造影可以清晰地显示假性动脉瘤的位置及与胸主动脉的关系，但对于瘤体大小的评估具有一定的局限性，尤其当瘤囊内完全充满血栓或已经机化无血流进入时，血管造影的诊断价值减小，同时血管造影不能提供假性动脉瘤瘤壁与周围组织器官的关系，对于术前评估的价值较小。

（4）X线片：假性动脉瘤患者常规X线胸片检查可见纵隔内阴影增宽或局限性肿块影，边界清晰，与主动脉关系密切，有时可见瘤壁钙化。透视检查可见搏动性肿块影，但不能明确瘤体的大小及具体位置，因此并非诊断的最有效手段。

四、诊断及鉴别诊断

早期胸主动脉假性动脉瘤的诊断往往是在体检时意外发现，典型病例尤其是外伤性假性动脉瘤的诊断需要结合病史及影像学的检查。随着影像学技术的不断发展，假性动脉瘤的诊断变得简单，需要外科医师在临床工作中提高警惕，避免漏诊。

五、治疗

假性动脉瘤自愈者很少，首选的治疗方法是手术治疗，包括假性动脉瘤切除人工血管置换术、主动脉壁修补术、主动脉腔内修复术（腔内支架置入术）等。

假性动脉瘤位于升主动脉，需要开胸手术，行主动脉置换或修补。如假性动脉瘤位于降主动脉并不伴感染，可采用主动脉腔内修复术，相比开胸手术，创伤很小；若位于降主动脉并存感染或食管瘘需开胸主动脉置换或修补。如果假性动脉瘤位于主动脉弓，有两种方法：一种为开胸手术，行主动脉弓部置换或修补，创伤较大；一种为先行升主动脉至头臂血管的转流手术，再行腔内修复术。升主动脉、主动脉弓或复杂降主动脉假性动脉瘤开放手术，由于在开胸分离粘连游离瘤体的过程中极易引起破裂大出血，因此在手术开始即需要经股动脉、股静脉或右腋动脉、股静脉插管建立体外循环，并做好深低温停循环准备。

六、并发症

术后并发症的发生率在11%左右，包括出血、声音嘶哑、肾衰竭、心肌缺血、膈神经麻痹、脑血管意外和切口感染等，其中截瘫的患病率是1.4%。

第四节 主动脉真性动脉瘤

一、概述

主动脉瘤是指由于各种原因造成主动脉壁正常结构的损害,在血流压力的作用下主动脉局部或多处向外扩张或膨出,形成的"瘤样"包块,动脉管径超过正常的50%以上者即为动脉瘤(在升主动脉直径>5 cm,降主动脉直径>4 cm)。瘤壁包含动脉内膜、中膜和外膜在内的主动脉壁全层结构。

按病变部位不同,可分为升主动脉瘤、主动脉弓部瘤、降主动脉瘤以及胸-腹主动脉瘤。其中升主动脉瘤占主动脉瘤的45%~50%,弓部动脉瘤约占10%,降主动脉瘤约占35%,胸-腹主动脉瘤约占10%。动脉瘤病变常呈局限性,按形态可分为梭形动脉瘤和囊性动脉瘤,以前者为多见。主动脉瘤确切的发病率目前还无准确的统计。美国研究报道,胸主动脉瘤人群发病率为5.9/(10万·年),且随着年龄的增长而增加,男女比例为(2~4):1。据欧洲一组尸检统计,动脉瘤男性的患病率为489/10万,女性为437/10万。国内尚无统计数据。其自然预后不良,已确诊的胸主动脉瘤未经治疗常因破裂大出血致死,平均破裂时间仅2年,生存时间少于3年。

二、病因

胸主动脉瘤病因以动脉中层囊性坏死或退行性变最为常见。某些先天性疾病或遗传性疾病(马方综合征、Ehlers-Danlos综合征为其典型)及动脉粥样硬化也是主动脉瘤常见的原因之一。其他的病因还包括细菌性感染、梅毒、主动脉创伤、主动脉特异性炎症等。近年来,随着老龄化人口比例增加,主动脉粥样硬化引起的动脉瘤比例明显上升。

三、临床表现

(一)症状

多数胸主动脉瘤早期无任何症状,常在体格检查、X线或CT检查时被偶然发现。当瘤体扩张压迫或侵犯邻近器官和组织后才出现疼痛和压迫两类临床症状。胸痛多见于肋骨、胸骨、脊椎受侵蚀以及脊椎神经受压迫的病例。升主动脉瘤疼痛位于胸骨后,弓部瘤可引起颈部、喉及颌面部痛,降主动脉瘤疼痛位于背部肩胛间区、腰背部及腹部。主动脉弓部瘤的压迫症状可出现较早。瘤体压迫气管、支气管,可引起刺激性咳嗽和上呼吸道部分梗阻;喉返神经受压时可产生声音嘶哑;膈神经受压时可产生膈肌麻痹;胸交感神经节受压产生Horner综合征。腹主动脉瘤患者常因自己在腹部触及搏动性肿块而就医。若突然出现疼痛或疼痛加剧,则多为瘤体破裂的前兆。主动脉根部瘤常并发主动脉瓣关闭不全并累及冠状动脉,可出现心功能不全和心绞痛的症状。当动脉瘤壁内血栓脱落可出现脑和四肢动脉栓塞的表现。

(二)体征

主动脉瘤早期体征并不典型,待瘤体发展到一定程度,可出现相应体征。当升主动脉瘤累及主动脉窦导致主动脉瓣反流,可有相应心功能受损表现,可发现舒张期杂音和脉压增宽等体征。上腹部搏动性肿块常被视作腹主动脉瘤存在的一大体征。

四、辅助检查

超声心动图(包括经食管超声)对胸主动脉瘤诊断有较大帮助,能显示瘤体的大小、部位、范围及并发症等,并可动态观察瘤体进展及术后随访,是目前临床上最常用的无创性检查方法。腹部B超检查则有助于显示腹主动脉瘤的病变情况。

螺旋CT扫描技术是目前用于诊断主动脉瘤的最可靠的影像学诊断手段,结合注射造影剂,其影像诊断效果具有高清晰度和特征性,经轴向二维图像重建显示的主动脉三维成像,不仅有助于诊断,且可据此制定手术方案。

磁共振成像（MRI）能清晰显示动脉瘤的大体及内部结构，但检查时间较长，费用高。

主动脉造影属于有创性检查，具有潜在危险性。主动脉造影不但可明确诊断动脉瘤，而且可进一步明确脊髓血供情况。若为单纯降主动脉瘤可直接进行腔内支架治疗。临床上怀疑合并冠心病时，选择做心血管造影检查。

五、诊断及鉴别诊断

根据动脉瘤的临床表现，结合超声、CT和MRI等影像学检查，基本可明确诊断。主动脉瘤引起的胸痛，可与心绞痛、急性心肌梗死、肺动脉栓塞、肺癌等相鉴别。腹痛须与急腹症相鉴别；腹主动脉瘤形成的腹部肿块，可与腹膜后肿瘤、胰腺肿瘤、肠道肿瘤及腹主动脉延伸屈曲等相鉴别。此外，胸主动脉瘤由于X线检查时显示纵隔影增宽，尚需与纵隔肿瘤相鉴别。

六、治疗

主动脉瘤自然病程预后很差，若不予治疗，90%的患者可于5年内因瘤体破裂而死亡，所以，如果患者症状持续存在，主动脉瘤进行性发展或瘤体较大者，只要无手术禁忌证，均应手术治疗。应用主动脉腔内支架介入治疗是近年来主动脉瘤治疗上的一大进展，由于创伤较小，特别是对高危、高龄或对手术耐受性较差的患者提供了一种新的治疗方法。

（一）升主动脉瘤治疗方法和选择

1. 手术适应证

（1）升主动脉瘤直径 > 5.0 cm，不论有无症状，均应手术治疗。

（2）动脉瘤直径在 4 ~ 5 cm，随访半年内瘤体直径增加超过 0.5 cm 者应手术治疗。

（3）马方综合征或有遗传家族史患者，升主动脉瘤直径 > 4.5 cm，应手术治疗。

（4）主动脉瓣病变须行主动脉瓣置换者，升主动脉直径 > 4.5 cm，须同期置换升主动脉。

2. 手术禁忌证

（1）高龄合并重要脏器（肝、肾及肺）功能不全，不能耐受手术者。

（2）恶性肿瘤晚期或恶病质患者。

（3）不可逆性脑损害患者。

3. 手术方法选择

升主动脉瘤手术治疗前应根据动脉瘤远端累及的范围、主动脉根部和主动脉瓣的情况，并结合病因、病理改变以及患者的预期寿命，制定详细的手术方案。

（1）升主动脉置换术：适用于冠状动脉开口远侧的升主动脉瘤，主动脉瓣环和主动脉窦部均无病变者。不宜用于囊性中层坏死和Marfan综合征患者。在体外循环下进行升主动脉瘤切除、人工血管重建术。

（2）Wheat手术（升主动脉和主动脉瓣置换术）：适用于升主动脉瘤合并主动脉瓣关闭不全，主动脉窦部扩大不明显且主动脉根部近瓣环血管质地尚正常，左右冠状动脉开口无明显上移患者（非Marfan综合征患者）。术中同时行升主动脉人工血管替换和主动脉瓣置换术。Wheat手术由于遗留了冠状动脉开口以下扩张的动脉壁，因此，此处具有潜在继续扩张形成动脉瘤甚至破裂的风险。

（3）Bentall手术（升主动脉、主动脉瓣置换和冠状动脉开口移植术）：适用于主动脉根部瘤病变导致主动脉瓣环扩大而产生主动脉瓣关闭不全，同时左右冠状动脉开口上移者，尤多见于囊性中层坏死和Marfan综合征患者。术中应用带人工瓣的复合人工血管替换升主动脉和主动脉瓣，并进行冠状动脉开口移植。此种术式已成为Marfan综合征根部瘤首选的治疗方法。

（4）Cabrol手术：与Bentall手术的差别在于将一段小管径的人工血管的两端与左右冠状动脉开口吻合，最后再将此段人工血管吻合于升主动脉代用物上。适用于冠状动脉开口位置较低，与带瓣管道的直接吻合较困难者，或者以前做过手术有瘢痕形成，需要避免过多游离的患者，如Marfan综合征巨大根部瘤和二次手术的患者。其不足之处为小管径人工血管内易形成血栓，也存在扭曲或形成折角的危险，影响冠状动脉血液供应。

（5）David 手术：由于部分升主动脉瘤患者主动脉瓣叶结构和功能均是良好的，为了减少带瓣人工血管替换术后的抗凝血并发症，保留主动脉瓣的根部替换术（David 手术）作为一种较为理想的手术方案，同时也能获得较好的血流动力学效果。但术后存在主动脉瓣反流可能，并有再次手术的潜在危险。

（二）主动脉弓部动脉瘤治疗方法和选择

1. 主动脉弓部瘤手术适应证

（1）有症状的弓部主动脉瘤。

（2）弓部主动脉瘤直径 > 6 cm。

（3）弓部主动脉瘤增长率每年 > 1 cm，应手术治疗。

（4）弓部囊性或偏心性动脉瘤易破裂，应尽早手术。

（5）并发升主动脉、主动脉瓣病变或降主动脉瘤需手术治疗者，即使弓部瘤无症状或直径 < 6 cm，也需同期手术治疗。

2. 手术禁忌证

有重要脏器（肝、肾、脑等）功能损害，不能耐受手术为手术禁忌证。

3. 手术方法

主动脉弓部瘤常累及头臂血管，手术操作比较复杂，术中常采用体外循环合并深低温停循环技术，并通过顺行或逆行灌注进行脑保护。单纯主动脉弓部瘤少见，大部分是升主动脉瘤累及右半弓或全弓，升主动脉、主动脉弓及降主动脉均有瘤样病变（全胸主动脉瘤）或降主动脉瘤累及左半弓也占一定比例。因此，术前应根据主动脉弓的病理和主动脉弓近端或远端的累及情况，制定相应的手术方案。

（1）升主动脉瘤合并动脉弓近心端（右半弓）受累，须行 Bentall、Wheat 或升主动脉置换加右半弓置换术。心脏停搏后，可先处理主动脉根部及升主动脉病变。待鼻咽温降至 18 ~ 20℃时，停循环并进行选择性脑灌注，开放状态下进行右半弓与人工血管吻合。弓部吻合完成后，恢复动脉灌注并复温，完成手术。

（2）单纯巨大主动脉弓部瘤，可行主动脉全弓置换。主动脉全弓替换术中须分别游离无名动脉、左颈总动脉及左锁骨下动脉，同时阻断弓部三分支后，经右腋动脉进行选择性脑灌注。根据头臂动脉是否受累，分别采用四分支人工血管分别吻合或头臂动脉"岛状"吻合技术进行弓部重建。

（3）升主动脉和主动脉弓部均有瘤样病变，则须根据主动脉根部和主动脉瓣病变的情况选择 Bentall、Wheat 或升主动脉置换合并全弓置换术。手术在深低温停循环及脑保护下进行。一般在降温阶段先行升主动脉或根部手术操作，当鼻咽温降至 18 ~ 20℃时停循环，进行弓部替换手术。升主动脉和主动脉弓头臂血管均受累，宜采用四分支人工血管进行全弓替换和升主动脉置换术。

（4）左半主动脉弓合并降主动脉瘤：①左心转流下左半弓联合降主动脉置换。主动脉弓部钙化不严重，能在左颈总动脉和左锁骨下动脉之间进行阻断，选择在股动脉和左心耳插管建立左心转流下进行左半弓联合降主动脉人工血管置换手术。②深低温停循环下左半弓联合降主动脉置换。对于无法左心转流或弓部显露较差的患者，则需在深低温停循环下进行弓部及降主动脉替换手术。术中多采用股动脉 - 股静脉插管建立体外循环。

（5）升主动脉、主动脉弓及降主动脉均有瘤样病变，可行传统的主动脉弓部替换术合并象鼻手术（经典象鼻手术）、弓部替换合并支架象鼻干手术（支架象鼻手术）或全胸主动脉替换术。

①经典象鼻手术：在深低温停循环的条件下，将人工血管的远端在直视下经降主动脉近端开口置入降主动脉，并进行弓部重建，人工血管的近端与替换升主动脉的人工血管相吻合。Ⅱ期手术则将人工血管与"象鼻"人工血管远端行端端吻合，再行降主动脉或胸腹主动脉置换。为减少手术间隔期内降主动脉瘤破裂危险，在患者可耐受的前提下，Ⅱ期手术应在Ⅰ期手术后 3 ~ 6 个月完成。

②支架象鼻手术：与经典象鼻在降主动脉腔内置入人工血管不同，支架象鼻手术置入带膜支架的人工血管，再完成主动脉弓及升主动脉置换术。

③全胸主动脉置换术：为减少象鼻手术间隔期内降主动脉瘤破裂风险，可采用双侧前外开胸切口（蛤壳式切口）一期置换升主动脉、主动脉弓和降主动脉瘤。但这一术式范围广，创伤大，手术时间长，目

前临床上应用较少。

④杂交手术：应用外科手术与介入技术完成复杂的主动脉疾病的治疗，称为主动脉杂交手术。Ⅰ期手术进行主动脉弓替换和降主动脉内置入象鼻人工血管。Ⅱ期手术通过介入技术置入降主动脉内覆膜支架，完成象鼻人工血管远端固定，同时隔绝降主动脉瘤。由于其创伤小，恢复快，已成为主动脉外科发展的一个新趋势。

4. 脑保护技术

主动脉弓部瘤手术唯一值得考虑的是脑保护问题。近年来，应用深低温停循环结合选择性顺行性脑灌注能够协同获得较好的脑保护效果。脑保护的其他措施还包括在停循环期间尽量减少缺血以及防止气栓、血栓以及动脉粥样硬化斑块碎屑导致的脑栓塞。

（1）深低温停循环（deep hypothermic circulatory arrest，DHCA）：温度每降低1℃，大脑氧代谢率下降6%~7%。利用体表和血流降温的方法将鼻咽温降至15℃，肛温降至20℃以下，停止全身血液循环，为主动脉弓部手术提供一个无血的操作环境。弓部手术过程中还可采用戴冰帽等方式进行脑部局部物理降温。

（2）选择性脑灌注：以前采用双侧颈动脉插管进行灌注，近年来多采用右腋动脉插管行选择性脑灌注，脑保护效果良好。

（3）上腔静脉逆行性脑灌注：在深低温停循环下间断经上腔静脉逆行灌注脑保护性弓部瘤手术，也是一种确切、有效的脑保护方法。

（4）脑保护相关药物的使用：糖皮质激素、甘露醇、呋塞米、胰岛素、巴比妥类等药物。

（三）降主动脉和胸-腹主动脉瘤治疗方法和选择

根据动脉瘤累及的范围，Crawford将胸-腹主动脉瘤分为4型（即Crawford分型），见图6-1。该分型与动脉瘤的手术处理和手术并发症的发生有关，尤其与脊髓缺血性损伤有直接关系。

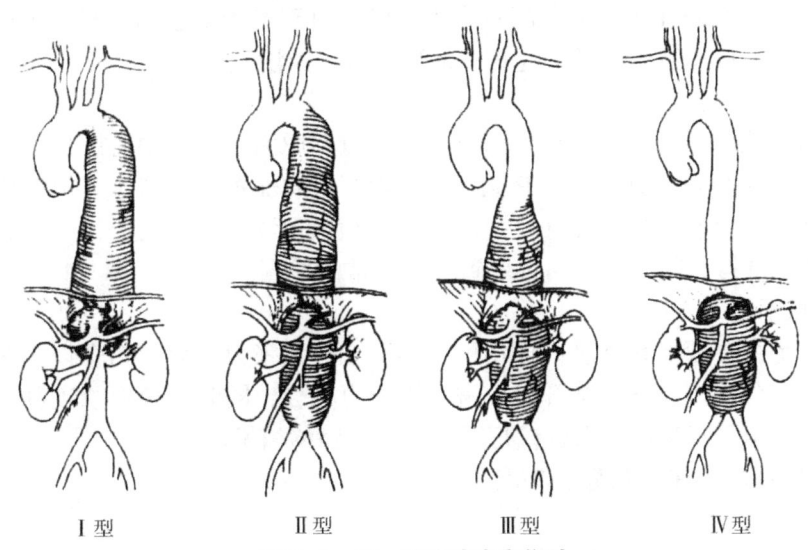

图6-1 胸-腹主动脉瘤分型

Ⅰ型：从降主动脉起始部开始至肾动脉上方的动脉瘤，可累及腹腔干动脉，但通常不累及肾动脉。

Ⅱ型：从降主动脉起始部至全部腹主动脉，甚至可以达到髂动脉。

Ⅲ型：从降主动脉中部开始到全部腹主动脉。

Ⅳ型：从膈肌下腹主动脉开始的大部分腹主动脉，有时可累及髂动脉。

1. 降主动脉和胸-腹主动脉瘤手术适应证

降主动脉瘤和胸-腹主动脉瘤一旦确诊，直径>5cm，不论有无症状，均应及早进行手术治疗。

2. 手术禁忌证

有严重的重要脏器功能障碍（心、肺、肝、肾、脑等疾病），不能耐受手术为手术禁忌证。高龄或部分手术高危患者可选择支架介入治疗。

3. 手术方法

降主动脉瘤，特别是胸-腹主动脉瘤手术时间长，牵涉到脊髓和腹腔器官的缺血和保护，术中可采用左心转流、股动脉-股静脉部分体外循环技术等方法保护脊髓和肾等器官。对于复杂的降主动脉瘤或胸-腹主动脉瘤也可用深低温停循环或上、下半身分别灌注体外循环技术。

（1）介入治疗：应用主动脉内支架血管介入治疗是近年来胸主动脉瘤治疗上的一大进展，特别是针对一些高龄患者或不适宜手术治疗的患者，提供了一种新的治疗方法。介入治疗主动脉瘤基本条件是：动脉瘤两端要有瘤颈（其直径应与两端正常的动脉管径相当），瘤颈 ≤ 40 mm，且要有足够长度，一般要 1.5 ~ 2.0 cm 长，以利于支架锚定。

（2）降主动脉瘤切除人工血管替换术：根据瘤体的位置选择做第 4 肋间或第 5 肋间切口。当远端显露较差或拟行全降主动脉置换，可在皮下游离胸壁至第 7 肋间另做切口。行全降主动脉置换术应尽可能保留胸以下肋间动脉。

（3）胸-腹主动脉瘤切除人工血管替换术：此类手术范围大，须阻断胸、腹主动脉，对脊髓、腹腔脏器（肝、肾、肠道）等供血都将产生严重影响，手术风险大，术后并发症多，死亡率较高。

七、并发症及防治

（一）升主动脉手术主要并发症及防治

1. 出血

主动脉瘤手术吻合口出血和广泛渗血是最常见的并发症，也是术后死亡的主要原因。动脉瘤血管壁薄、缝合技术不当、体外时间过长引起凝血功能障碍等均是导致术后出血的重要原因。主动脉根部瘤手术时冠状动脉吻合口有张力存在也是造成吻合口出血的一个常见原因。正确掌握主动脉吻合的技巧，缝合严密、可靠，尽可能缩短体外循环时间，减少凝血机制紊乱，均能有效预防术中出血。冠状动脉口移植若有张力存在，可选用 Cabrol 手术或者间置人工血管。对于术中凝血功能异常致广泛渗血患者，可给予凝血酶原复合物、血小板及凝血因子等药物，促进凝血功能恢复。

2. 心律失常

心律失常主要指室性心律失常，是导致术后死亡的重要原因，与术中心肌保护不完善，术后机体代谢及电解质紊乱，围术期心肌缺血、梗死有关。重视术中心肌保护，维持水、电解质和酸碱平衡以及术前排除潜在心脏疾病，均可有效预防此并发症的发生。当出现顽固性室性心律失常，首选电击除颤，复律后用抗心律失常药物维持，同时尽快纠正导致心律失常的原因。

3. 冠状动脉供血不足

冠状动脉供血不足主要因冠状动脉口损伤、游离不充分致张力过大、吻合口扭曲或心外膜血肿压迫所致。术中须尽可能充分游离冠状动脉开口，进行无张力吻合，同时避免冠状动脉扭曲和成角。若发现冠状动脉扭曲或开口损伤，则需重新吻合或行冠状动脉旁路移植术。

（二）主动脉弓部手术主要并发症及防治

1. 中枢神经系统并发症

主动脉弓部瘤术后神经系统损害仍然是主要的并发症和死亡的重要原因。由于主动脉弓部瘤手术过程中气栓、血栓或动脉硬化斑块脱落，停循环时间过长，脑保护措施不力，以及患者合并颈动脉或脑血管病变均是术后造成中枢神经系统并发症的原因。对于年龄 > 65 岁、伴有周围血管疾病或有相关病史的患者，术前应行颈动脉检查，术中应采用深低温联合脑灌注技术进行脑保护，同时尽可能缩短停循环时间，注意术中排气和清除血栓，必要时可用甘露醇脱水以减轻脑细胞水肿及加用营养神经细胞药物。

2. 肺损伤

术后急性呼吸衰竭也是比较常见的并发症，主要与深低温停循环时间过长造成肺表面活性物质的破坏、气栓或血栓造成肺毛细血管微栓栓塞以及原发心肺疾病有关。术前应重视呼吸道准备，加强呼吸功能锻炼。术中注意预防气栓、血栓并减少体外循环的时间。术后加强呼吸支持并有效控制肺部感染。

（三）主动脉弓部手术主要并发症及防治

1. 脊髓缺血性损伤及瘫痪

脊髓缺血性损伤及瘫痪是降主动脉术后最严重的并发症，主要与术中主动脉阻断时间过长、脊髓保护措施不当、超过了脊髓对缺血的耐受时间造成脊髓缺血有关。此外，术中损伤了向脊髓供血的主要血管，如根大动脉，造成脊髓永久性缺血也是重要的原因。预防脊髓损伤的措施包括：①限制主动脉阻断时间，在脊髓缺血耐受的安全时限内完成手术；②采取全身中低温、深低温或硬膜外低温，延长脊髓对缺血的耐受时间；③脑脊液引流，增加脊髓灌注压；④术中注重保护重要的脊髓供血血管；⑤应用保护性药物：皮质激素、脱水药、自由基清除剂等。

2. 急性肾衰竭

急性肾衰竭是主动脉瘤术后常见的并发症，术前有肾功能不全或肾病史，术后患病率更高。主要原因包括：①主动脉阻断时间过长，超过了肾脏缺血的耐受时间；②肾缺血再灌注损伤；③主动脉重建后肾动脉扭曲、成角造成肾供血障碍。因此，术中应尽量缩短肾脏缺血时间，术后维持血流动力学稳定，应用利尿药，对于急性肾衰竭应尽早进行血液透析。

第七章　胸部大血管疾病

第一节　胸主动脉瘤

一、概述

主动脉管壁各层在不同病因的影响下变薄弱或者组织结构受到损害时，动脉壁在正常或者高血压的作用下会扩张，形成主动脉瘤。胸主动脉包括升主动脉、主动脉弓和降主动脉。胸主动脉瘤指的也就是这三段部位的主动脉瘤。主动脉是循环系统血运的一根主要的连续的管道，由于解剖关系，病因和发病因素不同，胸主动脉瘤往往涉及邻近段的主动脉，也可以是全身动脉病变的一部分。当然也有相当病例是单发于或者局限于某部位。降主动脉瘤向下延续至不同部位的腹腔段主动脉称为胸腹主动脉瘤（thoracoabdominal aortic aneurysm，TAAA），将不在本节范围之内。主动脉瘤病因病理中的主动脉夹层撕裂有专门的论述。这里介绍的是有关升主动脉、主动脉弓和降主动脉段的胸主动脉瘤以及涉及邻近组织的处理问题。

二、病因学与发病机制

胸主动脉瘤病理分型和其他动脉瘤一样，有真性、假性、夹层撕裂、创伤性等。动脉瘤的形式大致可以分成弥漫性的瘤样扩张（diffuse）或者称纺锤状的（fusiform）、囊状的（sacciform）即盲袋型，还有多发性的主动脉瘤。

病因也因为年代的变迁，发病率也有所变化，大致有以下几点。

(1) 胸主动脉瘤多由退行性变所致（黏液瘤的黏液样退行性变、主动脉硬化）。

(2) 主动脉夹层撕裂。

(3) 马方综合征（Marfan Syndrome）。

(4) Ehlers-Danlos 综合征（综合征的特点是皮肤弹性过度，为一种具有遗传倾向的胶原异常性疾病）。

(5) 各种病菌感染（过去多见于梅毒）。

(6) 多发性主动脉炎（又称 Takayasu 病，指主动脉及其主要分支的慢性进行性非特异性炎症，原因可能与自身免疫有关）。

(7) 外伤（急性或者慢性）。

(8) 外科手术后（如主动脉缩窄手术后，或者升主动脉和主动脉瓣置换后，人工心脏瓣膜感染，瓣周脓肿，反复发作的瓣周漏）。

(9) 患者本身固有的主动脉组织结构改变，加上急性或者慢性的高血压作用形成主动脉瘤。

三、外科适应证

急性外伤（常见于坠落，交通事故中的撞击所致降主动脉狭部的撕裂等）或者动脉瘤破裂（可以局部破裂到胸腔，慢性主动脉瘤也可以因为浸润到食管、支气管而发生咯血、吐血等）在无法进行主动脉内支架介入治疗时应该紧急手术。

大部分慢性的胸主动脉瘤患者都可以择期外科治疗，手术适应证可以参考。

（1）胸主动脉瘤的直径大于5 cm。已经有很多的研究表明，主动脉瘤直径超过5 cm的并发症（如破裂），没有进行治疗的死亡率高于直径小于5 cm者。

（2）胸主动脉瘤扩张迅速，在连续数月或者数周之内增长速率是其本身的直径10%以上。

（3）患者有胸主动脉瘤，近期出现和胸主动脉瘤有关的症状，如疼痛、胸部压迫感、咯血、吐血、贫血、呼吸困难等，巨大的胸主动脉瘤可以压迫食管引起吞咽困难。

（4）年龄不是限制手术的绝对因素，但是如果一般情况很差，合并其他重要器官病变时，年龄是一个参考。

（5）在升主动脉瘤和弓部主动脉瘤病例合并主动脉瓣关闭不全时，一并手术。降主动脉瘤合并主动脉瓣关闭不全，先外科纠正主动脉瓣病变。

（6）冠心病患者应先治疗冠心病，合并升主动脉瘤病例，一起外科治疗。慢性阻塞性肺部疾病患者要检查肺功能。

（7）马方综合征有专门外科手术指南，但是基本上也可以遵循这个原则。如果马方综合征有家族史，诊断明确可以更积极手术。

（8）A型主动脉夹层撕裂，一旦确诊，特别是已经发生心包积液或者有心脏压塞症状应该立即手术。因为夹层撕裂一旦发展到主动脉瓣窦，夹层中的高压的血流可以使主动脉瓣叶向左心室内脱垂，引起急性主动脉瓣关闭不全，左心室扩张而致急性心衰，影响左右冠状动脉窦血供会使心肌急性缺血。心脏压塞是动脉瘤破裂的征象，要刻不容缓地准备手术。

（9）升主动脉瘤合并急性主动脉瓣细菌性感染或者带瓣复合人工血管置换后人工心脏瓣膜感染，瓣周脓肿以及所致的假性升主动脉瘤都要用同种异体升主动脉带瓣移植物，或者自体肺动脉瓣（Ross手术）或者采用无任何人工织片的无支架带瓣生物人工血管。

四、临床检查

胸部X线平片可以显示胸主动脉影增宽，可见扩大的主动脉瘤壁突出、钙化的轮廓，动脉瘤的钙化也可以在标准的前后位或侧位片上见到。经食管超声心动图检查能提供胸主动脉各段的图像。新一代的超声机都带有经食管检查的特殊探头，高清晰的图像一般可以满足诊断的需要，但是在无名动脉和左颈动脉这段弓部由于气管穿插在主动脉和食管之间，经食管超声不能显示这段主动脉。螺旋计算机断层（computer tomography，CT）成像现在已经成为主动脉瘤常规检查诊断手段，它所拍摄的通过轴向的或矢状的横切面呈电影模式重建成形后可以显示完整的主动脉，不仅提示了发病的部位和范围，而且显示了病变的程度、主动脉壁的结构和邻近器官周围血管的关系。360°的全方位旋转使外科医生从不同的角度观察和了解到胸主动脉的情况。增强的计算机断层和造影剂还提供了主动脉的内腔壁的血栓、主动脉夹层的存在、壁内的血肿、纵隔血肿、主动脉破裂。其还用于胸主动脉瘤手术后的常规复查，提供再手术时升主动脉瘤和胸骨的间隙，避免再开胸时损伤主动脉。在患者有肾功能不全，不能使用造影剂时，磁共振血管造影（magnetic resonance angiography，MRA）可以替代螺旋计算机断层检查，避免患者过多地暴露于X线。而磁共振成像（magnetic resonance imaging，MRI），是使用射频能量和一个强大的磁场产生影像。其局限性有两个，因为磁性关系患者体内不能有任何含铁的东西，如起搏器、金属义肢，甚至固定胸骨的钢丝等，费用昂贵。主动脉造影诊断胸主动脉瘤已经有几十年的临床历史，现在仍然是一个常用的方法。它能详细显示动脉瘤的范围，分支血管受累、分支血管异常狭窄的损害。但是主动脉造影术是一种有创检查，其使用对肾功能有损害的造影剂。在患者需要排除冠心病等其他情况下，可以考虑应用。

五、升主动脉瘤

术前评估能使外科医生了解手术的难度，决定采用什么手术方法，充分准备，减少手术危险性。

（一）手术评估

（1）升主动脉瘤是否合并主动脉瓣病变，在主动脉瓣环正常大小，主动脉瓣正常时，只要置换升主动脉，因为主动脉环扩大（直径大于 27 mm）所致瓣膜关闭不全，要考虑升主动脉置换和换瓣手术。瓣环正常大小，仅仅瓣膜关闭不全，要看关闭不全的原因。如果是升主动脉瘤导致的一个瓣叶下垂，不能成形的要换瓣。主动脉二叶化瓣是升主动脉弥漫性瘤样扩张的主要原因，也常导致升主动脉瘤。因为二叶化的主动脉瓣常合并狭窄，也有关闭不全，不管哪种病变，开口都不在主动脉的中心，左心室收缩时开口的血流长期冲击升主动脉壁，被冲击部分的主动脉壁就会扩张，形成主动脉瘤。开口方向不同、开口的大小不同，造成形形色色的升主动脉瘤。也有少数二叶化主动脉瓣的病例，因为开口尚在主动脉中心，对主动脉壁冲击不大，没有升主动脉瘤的形成。

（2）弥漫性扩张的升主动脉瘤壁，不管是何种病因，主动脉壁很薄弱，透视甚至可以看到升主动脉内的血流。手术时要使用 5-0 的聚丙烯线（Prolene），必要时采用间断缝合，外带特佛纶（teflon）小毡片。

（3）慢性高血压患者，主动脉往往粗壮，主动脉壁厚薄视患者不同。

（4）主动脉瓣成形手术因为无标准方法，手术技巧很多，除非外科医生有经验，一般不要冒试。成形失败后一旦发生严重关闭不全，必须分秒必争地左心室引流，阻断升主动脉。如果发生左心室严重扩张而又没有及时处理，预后很差。

（5）在升主动脉瘤手术方法中有一种保留主动脉瓣的技术，这些患者大多主动脉瓣开闭正常，在使用保留主动脉瓣技术时，特别要注意手术后主动脉瓣不能有反流，一旦有反流必须立即认识和处理，如左心吸引减压，立即阻断升主动脉处理。即使小量的关闭不全在本来正常的左心室因为突如其来的体外循环连续灌注，使左心室无代偿可能而短时间内扩张，影响左心功能，甚至带来左心室的不可逆损害。

（6）升主动脉瘤患者合并冠心病需要搭桥手术，尽量使用乳内动脉。采用静脉或者游离动脉做材料的远端吻合口在无名动脉上。

（7）不管是升主动脉瘤远心端接近弓部，还是降主动脉瘤近心端接近弓部，都建议采用深低温停循环做开放式的吻合。累及弓部，按弓部主动脉瘤手术。

（8）除非假性升主动脉瘤，或者在正中开胸手术的患者，一般没有心脏手术史的升主动脉瘤很少侵袭到胸骨，可以按正常心内直视手术劈开胸骨。在怀疑或者确定有主动脉破裂、心脏压塞的病例，开胸以前要准备股动脉插管。

（9）升主动脉瘤手术方法很多，在某些方法中是否要保留瘤壁，将瘤壁同升主动脉人工血管包裹，仁者见仁，智者见智。而且各外科医生经验不同，采取不同处理方法。一般认为切除动脉瘤壁，升主动脉置换采用端-端吻合，吻合方便、简单、可靠，一旦吻合口不严密漏血，容易补针。因为吻合在直视下进行，吻合口有保证，手术后引起的吻合口并发症如假性动脉瘤较少见。因为整个人工血管是异物，裸露在纵隔心包腔内，一旦手术后纵隔感染，简单的冲洗引流是无济于事的，严重的必须重新进行升主动脉置换并且使用其他生物制品的人工血管。相反，将动脉瘤壁包裹在人工血管外，吻合技术较麻烦，吻合口漏血处的定位和补针也较难一些。建议在手术基本结束，确定吻合口不漏血，最后再将瘤壁把人工血管包裹。因为任何少量吻合口漏血，哪怕是针眼都是来自高压的主动脉，聚集在人工血管和瘤壁之间。如果没有凝结，这个压力会压迫人工血管，特别是近心端，引起冠状动脉开口处受压、狭窄，冠状动脉缺血，最后左心功能不全。一旦发生，很突然，表现为动脉血压下降、心房压升高，甚至毫无先兆的室颤，突然心电图改变。出现这种情况后，检查发现动脉瘤壁有张力，应该立即松解开动脉瘤壁，减压。慢性的出血，人工血管和动脉瘤壁的压力小于人工血管内动脉血压，主动脉瘤壁会向外发展，手术后会形成假性动脉瘤。优点是在发生纵隔感染时，动脉瘤壁包裹了人工血管，避免了人工血管感染，纵隔感染处理相对来说简单、可靠得多。为了单纯止血的目的用动脉瘤壁包裹人工血管，为了减压，可以使用一段人工血管，直径在 6 mm 左右做一个主动脉瘤壁到右心耳的分流。这样可以把动脉瘤壁和其内的漏血引流到右心，既可以减压，又减少了血液的流失。

（二）手术

升主动脉瘤手术都需体外循环准备。不涉及主动脉弓部的手术，按医疗单位的经验，常温或者中低温（最多降温到30℃左右）。升主动脉远端如果基本正常，有足够阻断和吻合空间，可以在弓部动脉插管，右心耳直接插双节静脉管到右心房、下腔静脉。建议常规从右肺静脉放左心引流管到左心室，特别是在有主动脉瓣关闭不全的病例。在升主动脉远端有病变时，动脉插管可以选择股动脉或者右锁骨下动脉。

1. 升主动脉置换

升主动脉置换适应证仅为升主动脉瘤，主动脉根部和主动脉瓣正常。近心端吻合口一般在左右冠状动脉开口以上 8~10 mm。主动脉瘤壁厚度或者韧度足够，吻合口可以使用 3-0 的聚丙烯（Prolene）缝线，针眼不必加特氟纶毡片。反之，对于壁薄的动脉瘤壁，常见于主动脉瓣二尖瓣化的弥漫性扩张的升主动脉瘤，采用 4-0 的聚丙烯线，按情况缝合处加特氟纶毡片。在 A 型主动脉夹层撕裂，同样如果主动脉瓣和根部正常，也可以仅行升主动脉置换手术。但是在夹层撕裂到主动脉窦部，只要内膜完整，根部和瓣环大小都正常，不必换瓣，作根部成形。先将升主动脉横断，交界处用 3 针固定，主动脉根部内外用特氟纶条加固，再和人工血管连续缝合。远心端可以像近心端一样处理，不要把远心端的升主动脉壁切除，而是像卷袖口一样卷在主动脉瘤壁外，使得远心端主动脉瘤壁加倍厚，再作连续缝合。

2. 单纯升主动脉置换外加主动脉瓣置换

在有升主动脉瘤时，主动脉根部正常，但是主动脉瓣病变而且必须置换，可以先进行瓣膜置换手术，再按上面的方法进行升主动脉置换。这种手术方法在涉及主动脉瓣病变时，是最简单、最安全、最值得推荐的。因为不必额外处理主动脉窦或者根部，保证了左右冠状动脉的灌注，在为患者再次做升主动脉手术或者再换瓣时带来很大的方便。此方法也适合主动脉夹层撕裂。

3. 带瓣膜复合人工血管手术方法

在升主动脉瘤的病变累及根部，而且主动脉瓣不能保留时升主动脉和瓣膜置换需要用带瓣膜的复合人工血管。手术方法有以下三种，各有其特点。

（1）Bentall 手术方法：如果左右冠状动脉开口的解剖位置正常，在切除主动脉瓣后根据测量瓣膜的大小选择相应大小的带瓣膜复合人工血管，按瓣膜置换手术将复合人工血管缝合在主动脉瓣环上。然后在左右冠状动脉开口对应的人工血管上打孔，用 4-0 聚丙烯线连续吻合。一般先作左冠状动脉口吻合，再作右冠状动脉口的吻合。吻合口不宜太小，避免术后吻合口瘢痕化狭窄，造成冠状动脉缺血。但是尽管如此，还是有部分患者术后有冠状动脉开口狭窄的并发症，在再次手术中发现除了瘢痕狭窄，还有钙化、动脉硬化导致的吻合口狭窄，在年轻患者中，还可以看到动脉内膜增生阻塞了冠状动脉。由于冠状动脉的吻合口带主动脉壁直接和复合人工血管缝合，有一定的手术难度。因为各种原因，如人工心脏瓣膜功能不全时再次手术时，再处理冠状动脉开口和主动脉根部时相当困难。

（2）Cabrol 手术方法和 Cabrol 人工血管分流：如果左右冠状动脉开口位置异常，特别是离开瓣环或者交界很近在采用 Bentall 方法时有一定的难度，1981 年法国医生 Cabrol 使用一段人工血管，直径 8 mm，长短相当于复合人工血管的半圆周，先和左冠状动脉开口作端－端吻合，另一端和右冠状动脉开口端－端吻合。然后把带瓣复合人工血管按瓣膜置换方法缝合在主动脉瓣环上，再将这根已经和左右冠状动脉相连的人工血管选择适当的位置和复合人工血管作侧－侧吻合。Cabrol 的原方法是用主动脉瘤壁把它们包起来，再在主动脉瘤壁和右心耳之间置 1 根 6 mm 的人工血管，以便引流主动脉瘤壁和升主动脉人工血管之间的出血或者渗血，减轻对升主动脉的人工血管压力同时减少失血。这种方法又被称 Cabrol shunt，现在被广泛用在各种主动脉瘤手术后。在使用 Cabrol 手术方法后，有相当部分病例，由于包裹在动脉瘤壁和升主动脉人工血管中的凝血块机化或者钙化等原因，使得连接左右冠状动脉的人工血管不同程度的狭窄，造成患者心肌缺血症状而再手术，因此这种方法现在已经很少使用。

（3）升主动脉根部置换，冠状动脉直接人工血管再移植（skeletonization of the aortic root with thecreation of coronary buttons）：不管是 Betall，还是 Cabrol 手术方法，两者冠状动脉口的吻合技术要求高，如

果漏血，止血困难，术后吻合口狭窄率比较高。本法切除病变的升主动脉和主动脉瓣，左右冠状动脉窦从病变的主动脉壁上切下，但是要带有足够大的主动脉壁，使用带瓣的复合人工血管进行整个升主动脉根部置换。先将主动脉瓣环和复合人工血管缝合，再将人工血管和远端的升主动脉缝合，人工血管要有足够长度，避免手术后张力引起针眼漏血。最后在人工血管上选择相应的位置开纽扣样的开口将左右冠状动脉窦缝合连接。这种升主动脉根部置换，冠状动脉直接人工血管再移植手术方法可靠、简单，止血容易。唯一不足之处在于，如果手术后纵隔感染，因为人工血管像骨架化（skeletonization）样赤露在感染的心包内，人工血管作为异物，无法根治这种纵隔感染，只有再切除人工血管包括人工心脏瓣膜，采用同种主动脉移植物或者 Ross 手术才能治愈。

4. 升主动脉置换保留主动脉瓣

在升主动脉瘤的病变累及根部，但是主动脉瓣大小、形态、功能正常，瓣环大小也正常时，作升主动脉瘤置换保留主动脉瓣。这种方法除能获得几乎正常的生理的血流动力学效果外，还可避免因终生抗凝治疗而存在潜在性假腔破裂或远端发生新夹层的不良后果以及抗凝不当造成的血栓形成。常用的技术有以下几种。

（1）David Ⅰ手术方法（再植入法，reimplantation）：切除病变的升主动脉壁包括根的三个窦部，仅留主动脉瓣叶和小部分和左室流出道相连的主动脉壁以便和人工血管吻合，游离左右冠状动脉开口同样带部分主动脉壁，左心室流出道多针水平褥式缝合，由心室内向外，瓣叶下穿出，在 3 个交界的瓣底部各置 1 对褥式缝线由心外从交界下流出道内穿出。向上提拉这 3 对缝线，确定瓣叶闭合的位置，此时测量人工血管的大小，人工血管的直径按 David 医生的建议，要大于所测量的瓣环直径 3～4 mm。然后将特制的类似主动脉冠状窦的人工血管植入瓣环，这就是所谓的再植入法的含义。把 3 个交界处的缝线固定在相应的人工血管的位置，再次提拉，以确定缝合点位置正确，也就是提拉 3 对缝线后，瓣叶对合严密。如果对合不严，要重新固定缝线。这时将预置在瓣环外水平的褥式缝线和人工血管边缘按相对应的位置缝合，打结，这是第 1 排水平缝线。再在人工血管内，利用预置在交界下的 3 对还没有打结的缝线连续缝合把主动脉瓣缘的主动脉壁固定在人工血管上，这是第 2 排缝线。左右冠状动脉窦移植在人工血管的人工窦上。

（2）Yacoub 或者 David Ⅱ手术方法（主动脉窦重塑术，remodeling）：和上面方法不同之处有两点：其一是只有 1 排缝线，将人工血管的窦按患者主动脉根部的佛氏窦大小剪成相应的缺口，直接连续缝合固定在瓣缘上，形成和正常解剖相类似的佛氏窦，即所谓的重塑术；其二，如果瓣环太大，往往发生在无冠状动脉窦的瓣环，这里置 1 排褥式缝线，外面用特佛纶条固定，缩窄主动脉瓣环，再移植冠状动脉。

5. 同种异体带瓣升主动脉置换术

同种异体带瓣升主动脉的来源有两种：一是在心脏移植时取自患者的心脏，二是来自尸体。处理方法一般也有两种：深冻和特殊溶液处理非深冻保存。前者可以保存多年，后者只能保存 3 周。因为来源有限，手术有一定的难度，再手术困难很大，再加上术后的耐久性等问题，所以目前适应证是主动脉瓣膜性心内膜炎合并瓣周脓肿、累及升主动脉或者主动脉根部、带瓣复合人工血管植入后瓣膜感染、升主动脉瘤合并瓣膜病变的准备怀孕女患者、抗凝禁忌患者。在有急性和活动性感染的这类患者，使用同种异体带瓣升主动脉置换术是一个积极甚至唯一的有效方法。在整个手术中只能使用聚丙烯缝线和带生物制品的代用品，不能用任何人工毡片或者织片，这些异物将导致感染不愈，再次瓣周漏。手术后常见的并发症是瓣周漏，但是这个瓣周漏不是因为异物所致，而常常是因为急性感染，瓣环及周围组织水肿在感染治愈后消退，而缝合处还没有严密地愈合，是主动脉的高压血流造成的。尽管手术操作无可非议，也在所难免。小漏不影响血流动力学，可以观察。否则，在感染确定治愈后可以再手术，使用其他人工血管。

6. 自体带肺动脉瓣主动脉根部置换术（Ross 手术）

对于无急性感染的成人患者是否采用 Ross 手术，手术的难度已经不是大问题。争议点是本来仅一个心脏瓣膜病变，现在成为潜在的两个瓣膜病变，现可使用的人工心脏瓣膜无论是机械瓣还是生物瓣耐久性可以达十数年甚至几十年，再次换瓣手术也不成为今天外科的困难。在有活动性急性瓣膜感染的患者，而又没有同种异体带瓣主动脉时，可以考虑 Ross 手术。在小儿主动脉瓣病变，特别是涉及升主动脉，

Ross 手术是最好的治疗方法，而且自体的带瓣肺动脉管道还可以和小儿一起生长。

六、主动脉弓瘤

主动脉弓瘤仅局限于弓部的主动脉瘤少见，大部分弓部主动脉瘤常累及升主动脉或者降主动脉，也可以说是升主动脉瘤或者降主动脉瘤的延续病变。

（一）手术评估

1. 体外循环

涉及主动脉弓部的手术都要体外循环，一般还采用深低温停循环，因此插管途径很多，看手术切口。除非是主动脉夹层撕裂，动脉插管可以经升主动脉、头臂动脉、腋动脉、股动脉，静脉可用普通双级管从右心耳到下腔静脉。一旦弓部的吻合口完成后，可以再在人工血管上进行插管，开始体外循环，至少可以进行脑部灌注。

2. 脑保护

脑保护是弓部主动脉瘤首先要考虑的问题。脑保护包括深低温停循环脑缺氧的耐受时间，防止脑血管内进气和气体的滞留以及硬化斑块、碎屑、凝血块、脂肪导致的血栓。注意要点是，在深低温停循环的有效时间内尽量缩短脑缺血时间，尽早恢复脑部循环。深低温在膀胱内温度16℃，在配合其他的保护措施下，脑缺血的时间可以达60分钟。短时间的停循环，估计在10～15分钟之内，一般可以仅阻断头臂干，即无名动脉和左颈动脉。顺灌注可以从无名动脉或者左颈动脉进行，一般选用8 Fr 直径的插管，灌注压40～50 mmHg（5.33～6.66 kPa）。逆灌注可以在停循环后开始，从上腔静脉进行静脉插管，直径12 Fr 灌注压低于20 mmHg（2.66 kPa），逆灌注量小于350 mL/min。因为患者的年龄差异、一般情况、术前是否有脑部损害、动脉瘤病变程度、是否有其他器官并发症等，在外科医生方面，手术量和经验的多少，整个手术小组的经验和配合，所以哪一种脑保护方法好，并发症少，不能断然肯定。几十年来，已经发表的众多的文献和我们的实际经验，各种方法都有利弊，结果和并发症也相差不大。

3. 手术切口的选择

局限于主动脉弓的局部的动脉瘤可选用左前外侧切口，第4肋间进胸。正中劈开胸骨切口适合大部分弓部主动脉瘤，特别是累及升主动脉，还要进行其他心脏手术的患者。外科和介入混合手术（Hybrid，又译杂交手术）也用这个切口。主动脉弓瘤累及降主动脉，只能用左后外侧切口。如果仅作主动脉弓部或者近段降主动脉段手术，第4肋间进胸，可以很好地显露整个主动脉弓段。在同时进行升主动脉、弓部、近段降主动脉一次性手术时，第3或者第4肋间横断胸骨双侧开胸横切口可以考虑。随着外科医生经验的积累和介入手术的混合进行，这种切口已经少用。

4. 心肌保护

在整个手术中，有效地避免左心扩张是最好的心肌保护，特别是在有主动脉瓣关闭不全的病例。采用深低温停循环时，降温前或者动静脉插管时必须同时将左心引流管正确无误地插入左心室内，而且在整个手术过程中保障左心有效地引流。正中开胸，左心引流管通过右肺静脉插入左心室。左后外侧切口，左心引流管直接由心尖进入左心室。一般可以不用心肌保护液。

5. 降温和复温

在体外循环开始后，由于过冷的血液进入全身循环，机体应激反应，全身血管迅速收缩，使全身阻力增加。为了全身有效降温，在体外循环开始后就给大剂量血管扩张剂，头部戴冰帽。血管扩张剂的使用也可以帮助缩短复温时间。一般复温时间建议不要少于30分钟。有效的深低温是膀胱温度16℃，复温的温度是膀胱温度36℃。因为整个手术野很大，在室温仅20℃时，患者机体散温很快。

（二）手术

弓部主动脉瘤的外科分类可以分成四型：局部主动脉修补或者成形、全弓置换、升主动脉加半弓置换、降主动脉加半弓置换。

1. 局部主动脉修补

局部主动脉修补适应于局限在弓部的囊状，即盲袋型动脉瘤。这类病变大多数是主动脉内膜层因为各种原因局部撕裂、穿孔，破口没有继续扩大，仅被外膜和纤维组织包裹成假性动脉瘤。一般采用前外侧切口。这个部位邻近很多重要器官，手术野显露不能很全面，主动脉又是一个压力很大的管道，患者也都有动脉硬化等，血管壁的质量很差，所以都要体外循环手术。在能够控制循环的情况下视情，用侧壁钳局部阻断，切除假性动脉瘤，用人工补片或者直接修补破口。如果破口很大，病变范围广就要深低温停循环手术，或者按全弓置换手术方法进行。

2. 全弓置换

全弓手术的关键是人工血管要和头部3支血管、升主动脉、降主动脉连接。这个手术难度大，而脑缺血时间又有限，因此连接方法很多。其中以象鼻管手术最为有名，而且还有多种改良。现在逐渐为外科和介入混合手术（Hybrid手术）所替代。单纯的全弓置换，选用正中开胸切口，主动脉弓端分别和升主动脉、降主动脉离断，切除多余的弓部瘤壁，仅留头部3支血管和主动脉顶一部分主动脉壁作吻合用。开放式的缝合方法，先做降主动脉人工血管吻合，在人工血管没有张力的情况下，在人工血管和主动脉顶的头部3支相应的位置开口，端-侧吻合，最后升主动脉人工血管吻合。开放式的缝合方法简单可靠，但是一旦降主动脉远端处理不当，回缩到胸腔，吻合将很困难，而且费时，将耽误深低温停循环的时间。另外，整个人工血管暴露在纵隔，在遇到感染时，处理很难。建议还是将整个主动脉瘤壁包裹人工血管为好，同时还可以起到一定的止血作用。

3. 升主动脉加半弓置换

升主动脉加半弓置换是一种最简单、安全，目前也最常被采用的手术方法。这类病变往往是以升主动脉瘤为主，不仅升主动脉远端有病变，而且部分弓部也累及。在远端吻合口完成后，可在人工血管上插管，进行体外循环，复温，再作近段吻合。如果整个升主动脉都有病变时，需要整个升主动脉替换，可将人工血管分成两段，分别用于手术，减少降温时等待的时间。在阻断升主动脉后，可以先作升主动脉近段吻合，同时继续降温到16℃，最后再将这两段人工血管端-端吻合。

4. 降主动脉加半弓置换

这是近段降主动脉瘤累及弓部，或者因为远端弓部主动脉壁质量差，或者弓部端无法阻断，吻合口必须开放式缝合。同样在完成近段吻合口后可以在人工血管上插管进行体外循环，脑灌注，复温，再进行远端吻合。

5. 外科和介入混合手术（Hybrid手术）

这实际上是所谓象鼻管手术的改良。象鼻管手术的原意，不仅是方便弓部置换，还在于患者有降主动脉瘤时，在进行降主动脉瘤手术时可以利用已经旷置在降主动脉内的人工血管，给以后继续进行手术带来便利。在B型主动脉夹层撕裂，象鼻管手术置入真腔内的人工血管，可使受压的降主动脉真腔扩大，假腔内的血流变缓，形成血栓，从而达到治疗主动脉夹层的目的。然而，术后随访发现，过长的"象鼻"人工血管周围形成的血栓以及"象鼻"随血流摆动，可导致重要脏器栓塞甚至截瘫等严重并发症。而且，对于慢性主动脉夹层，某些病例内膜长期受压，纤维化真腔狭小，无张力的"象鼻"非但不能使降主动脉真腔扩大，反而会引起真腔内血流阻塞，加重脏器缺血。经典的象鼻管手术是把人工血管的一半套入人工血管腔内，折叠部分和降主动脉近段连续缝合。再将套入人工血管腔内的一段拉出来，分别和头部3支血管、升主动脉端缝合。另一段人工血管旷置在降主动脉内。自从主动脉内支架介入主动脉外科以后，主动脉内支架也相应地发展了。外科和介入混合手术（Hybrid手术）利用主动脉内支架是一段带支架的人工血管旷置在降主动脉内的特点，克服了原创象鼻管手术的不足之处。而无支架的这段和弓部、升主动脉吻合。

七、降主动脉瘤

降主动脉瘤累及弓部的按照弓部主动脉瘤方法手术，累及腹部主动脉则按胸腹主动脉瘤手术方法进行治疗。孤立的降主动脉瘤是指左锁骨下动脉到膈肌段的胸主动脉。这段主动脉没有大的分叉血管，但是有众多的肋间动脉。肋间动脉是供应胸部脊髓脊柱动脉的主要血管。脊柱动脉各自发出大的前根动脉和小的后根动脉。在解剖上，虽然个体差异很大，然而，并不是全部的前、后根动脉都到达脊髓，也就是说并非都形成末梢微血管网的交通支。正是由于这一事实，脊髓前动脉常常在受到突然削弱甚至完全断流，而脊柱动脉末梢的交通支如果还没有形成时，使得脊髓极易遭受缺血损伤。在主动脉阻断过程中，大的前根动脉是一个造成脊髓损伤的决定性影响因素。主动脉阻断的病理生理就是脊髓的血供永久的或暂时的阻断，结果造成脊髓缺血损伤、截瘫。降主动脉以下的腹主动脉担负着整个腹腔器官的血供，腹腔器官对耐缺血时间虽然较脊髓长久，但是不同的器官耐缺血时间都有一定的限制。已经有很多基础和临床研究表明，降主动脉阻断后，腹腔器官还有侧支循环，肾少于30分钟，肠道系统少于60分钟，常常是安全的。采用适度降低体温（30℃），能够延长各脏器缺血时间，在降主动脉瘤手术时，降主动脉以下采用部分转流（主动脉－股动脉或心房－股动脉）或者并行循环，更可以延长手术时间。所以降主动脉手术对于脊髓的保护成功，也保护了腹部其他脏器。降主动脉外科对脊髓的保护主要包括：

（1）手术时，尽量避免牺牲和结扎那些对脊髓直接供血的肋间动脉，特别是在降主动脉近段结扎后，回血多的大的肋间动脉更要保留，直接或者分别使肋间动脉和人工血管吻合。

（2）采用并行体外循环，逐渐降温到30℃，严格掌握身体上下部分的血压，避免激烈的血流动力学波动。

（3）分段阻断降主动脉，使没有阻断部分的降主动脉一直有肋间血管灌注。

脊髓缺血以后导致的截瘫还有其他因素，包括再灌注损伤、代谢和电解质的紊乱等，所以在保护脊髓方面还有其他方法，比如肋间动脉的冷灌注、引流等。但是临床经验的积累，基本上整个手术都能在有效的时间内完成。目前这些局部的脊髓保护措施不再成为争论的焦点。

在很多慢性降主动脉瘤病例，特别是有附壁血栓的，因为血栓处的肋间血管由慢性的狭窄到完全阻塞，经年累月已经形成了丰富的侧支循环，所以在降主动脉手术后引起的脊髓缺血截瘫很少。急性夹层主动脉撕裂例外。

降主动脉瘤因为解剖学的特点，最适合主动脉内支架介入治疗，特别是对于慢性患者，并且有明显附壁血栓、老年体弱、一般情况差、急性动脉瘤破裂，经不起大手术干预者。主动脉内支架介入手术的条件：①动脉瘤近侧有一正常大小的动脉段，并且距左侧颈总动脉远侧的长度至少2 cm，直径小于38 mm；②动脉瘤的远侧也要有一正常的动脉段，并且距腹腔干的近侧长度至少2 cm，且直径小于38 mm；③髂动脉的直径大于8 mm。不适合放支架的病例需要手术治疗。

孤立、局限的降主动脉瘤较少见，常发生在主动脉缩窄患者早年手术后的并发症，如缝合口漏形成的假性动脉瘤、外伤后的后遗症，也有局部动脉硬化、钙化、溃疡穿孔破裂所致。这类手术简单，现在多为介入手术替代。但是在无法采用主动脉内支架时，也可以手术。如果外科医生经验丰富，可以在麻醉医生配合控制血压的情况下，不用体外循环完成手术。根治的方法，切除病变，使用人工血管端－端吻合。如果患者年老体衰，局部动脉硬化严重，病变离弓部很近，患者不适合体外循环或者停循环，可以使用近远端旁路人工血管移植。

降主动脉瘤涉及整个左侧胸腔和肺，一般建议用双腔管气管插管。切口的选择至关重要。一般近心端选择第4、5肋间，远心端第6、7肋间进胸，全胸段的降主动脉手术，一个皮肤切口，但是要第4和第7肋间两个入口。手术要点，脊髓和腹腔脏器的保护包括以下几个方面：①使用机械辅助循环，控制血液动力，防止失血。机械辅助方法很多，有左心转流，即左心耳－股动脉或者升主动脉－股动脉，不用氧合器。体外循环，股动静脉或者胸主动脉－股静脉。估计手术需要一定时间，建议降温到30℃。②如果要换全降主动脉，分段阻断、缝合（clamp-and-sew），始终保持上下身体的灌注。③不要任意牺牲吻合口附近的肋间动脉，而是尽量将人工血管切口成斜面，把肋间动脉吻合在内。在有众多肋间动脉开口的降主动脉处，分别另作吻合口和人工血管连接。④如果远端降主动脉暴露困难，建议开放吻合，也就是停体外循环。由灌注师控制血压，远端吻合口的出血可以通过体外循环机回收再由静脉管输入。

降主动脉瘤手术后是否要用瘤壁包裹人工血管也是涉及止血和防止胸腔感染的问题，无法定论，除非确定各吻合口绝对不出血，可以用瘤壁包裹，否则被包裹在内的腔因为潜在的出血，逐渐增大，天长日久增大的瘤壁腐蚀或者浸润到附近的气管、支气管、食管形成瘘、破裂，导致大出血，一旦发生，处理和预后都不乐观。当然人工血管感染也同样可以造成气管瘘、支气管瘘、食管瘘。

第二节 胸腹主动脉瘤

一、概述

当某些疾病或致病因素造成主动脉壁变薄弱时，动脉壁会扩张，形成动脉瘤。胸部的降主动脉瘤是指从左锁骨下动脉至膈肌平面。动脉瘤同时累及降主动脉并向下延续至不同部位的腹主动脉称为胸腹主动脉瘤（TAAA）。胸腹主动脉瘤因其病变广泛、手术过程艰难以及截瘫等严重并发症的不可预测性等诸多因素，导致这一疾病至今仍然对外科医生极具挑战性。自从1955年Etheredge等人首次成功地修复TAAA，这一类患者的处理已经历了重大的改进。由于检查设备的更新普及，诊断水平不断提高，TAAA的临床检出率大大增加，近年来手术技术和介入治疗技术的进步使得这一疾病外科干预治疗的频率逐年增多。

二、历史回顾

1955年Etheredge成功地进行了首例胸腹主动脉瘤切除同种主动脉移植手术，术中用1根直径5 mm的聚乙烯管，将血液从胸段降主动脉分流至腹主动脉，控制并横断近端主动脉，与移植血管端-端吻合，重建腹腔动脉，将动脉钳换至腹腔动脉远端，阻断移植血管，恢复腹腔动脉血流灌注，这样缩短了内脏缺血时间。以同样方法直接端-侧吻合肠系膜上动脉，左肾因致密粘连于瘤体而切除，在右肾动脉水平以上完成远端主动脉端-端吻合，切除动脉瘤。术后随访11年移植血管通畅。患者康复良好。1955年De Bakey用带腹腔、肠系膜上、左肾和右肾动脉的同种主动脉手术，先吻合左肾动脉和远端主动脉，阻断钳换移至左肾动脉上方，恢复左肾逆行灌注，再从远到近依次吻合其他动脉，最后吻合近端主动脉。此后10年中，De Bakey又用编织涤纶人造血管，近端不完全阻断血流，端-侧吻合施行了38例胸腹主动脉手术，手术死亡率为26%。在此基础上，1967年，Hardy开创了动脉瘤旷置的术式，从而减少了手术时间和失血。以后Papadopoulos Robicsek和Bosque相继报道了手术成功的经验。1973年Crawford在南美外科协会的年会上报告了借助辅助循环措施，进行胸腹主动脉瘤人造血管置换手术，因其方法简单合理，临床应用较广。回顾主动脉瘤手术发展的历史，从Dubost（1951）世界上第一例肾动脉水平之下的腹主动脉瘤手术到现代的全程主动脉置换，手术方法几经改进，成功率不断提高，无论何种术式均以重建主动脉和内脏动脉为原则，尽量缩短手术时间，尤其是缩短重要脏器的缺血时间，减少内脏缺血性损伤。手术的基本方式包括：①动脉瘤切除，人造血管移植，内脏血管直接与人造血管吻合或与人造血管分支重建。②瘤囊内永久性旁路置入，内脏动脉与人造血管分支吻合，切除过多的动脉瘤壁或重叠缝合。③永久性旁路人造血管移植，内脏动脉重建于人造血管分支、旷置动脉瘤、闭合流入道。④人造血管套入，直接重建内脏动脉。

三、分型

胸腹主动脉瘤分型：胸腹主动脉瘤可涉及从左锁骨下动脉起始部至主动脉的分叉处整个的胸腹主动脉，或仅涉及一处或多处的节段。

De Bakey根据动脉瘤范围将胸腹主动脉分型如下。

Ⅰ型：锁骨下动脉以下肾动脉以上胸腹主动脉瘤，累及肋间动脉、腹腔动脉及肠系膜上动脉。

Ⅱ型：胸腹主动脉全程累及，病变范围最广，累及肋间动脉、腹腔动脉、肠系膜上动脉及双肾动脉。

Ⅲ型：动脉瘤位于腹主动脉，累及腹腔动脉、肠系膜上动脉及双肾动脉。

Crawford分型如下。

Ⅰ型：胸腹主动脉瘤包括从左锁骨下动脉下至腹部血管的大部分，通常肾动脉不包括在Ⅰ型动脉瘤内。

Ⅱ型：动脉瘤始于左锁骨下动脉延伸至肾下的腹主动脉，甚至达腹股沟区。

Ⅲ型：动脉瘤包括远端的一半或少部分的降主动脉加大部分腹主动脉段。

Ⅳ型：动脉瘤是指那些包括上段腹主动脉加所有的肾下主动脉。

Crawford 分型对 TAAA 的外科治疗较为有利，因为这一分型可使动脉瘤范围有一标准报告，并给予恰当的风险分析。TAAA 的治疗选择是依据动脉瘤的范围决定的，TAAA 修复相关的神经系统功能不全的发生率和死亡率则与 TAAA 类型有关联。

四、诊断

（一）临床表现

在诊断时，退变引起的 TAAA，无症状的患者占大约 43%，而有症状的占约 48%。然而，无症状的 TAAA 随时间周期的延长，大多数最终发生多种破裂前征兆，并且不可避免地导致死亡。

最常出现的症状是位于背部肩胛骨之间的疼痛。当动脉瘤的扩大在主动脉裂孔处时，可出现后背中部和上腹部的疼痛。这些症状的发生由压迫邻近组织、动脉瘤扩张、壁内的血肿，包括破裂所致。

气管或支气管的受压可引起喘鸣、哮鸣或咳嗽。远端支气管阻塞进一步发展，假如分泌物不能清除，则出现局限性肺炎。当动脉瘤侵蚀直接进入肺实质或支气管时，出现咯血。

食管受压可引起吞咽困难，腐蚀进入食管则引起呕血。同样地，腐蚀进入十二指肠引起局部梗阻或间歇性大量的胃肠道出血。肝脏或肝门部的受压是罕见的，但是当发生时，其结果是黄疸。

声音嘶哑是由于主动脉弓部扩张牵拉迷走神经，发生喉返神经麻痹，胸或腰部锥体受侵蚀引起背痛，脊柱不稳定和因脊髓受压造成的神经系统障碍。由真菌引起的动脉瘤有一个奇特的破坏锥体的倾向。急性主动脉夹层可发生肋间和脊髓的动脉血栓形成，出现神经系统的症状，包括截瘫和/或下肢轻瘫。

侵蚀进入下腔静脉或髂静脉的漏管形成，将出现腹部的杂音、脉压增宽、水肿和心衰。胸主动脉瘤，类似于其他部位的动脉瘤，可产生远侧血栓的栓子或动脉粥样硬化碎块，逐渐地使内脏动脉和肾动脉或下肢分支血管栓塞和血栓形成。

在动脉瘤中的粥样硬化斑块和血栓的继发感染可以引起非特异性败血症。9% 的患 TAAA 患者在诊断时存在明确的破裂。

（二）体格检查

体格检查可以发现大的肾下腹主动脉瘤，但一个明显的主动脉瘤累及胸主动脉是很少能在体格检查中察觉的，除非腹部的部分扩张非常严重，由于肋弓的原因触诊扪不到上极。部分患者在腹部可扪及膨胀性搏动性肿块，其上缘扪不清楚。瘤体可有轻度压痛，在对应的内脏血管开口区如肾动脉及腹腔动脉开口、双侧髂动脉处可闻及收缩期杂音。

（三）其他诊断性检查

1. 胸片

胸部 X 线平片可以显示胸降主动脉影增宽，可见扩大的主动脉瘤壁突出、钙化的轮廓。动脉瘤的钙化也可以在标准的上腹部前后位或侧位片上见到。很多的钙化可存在于主动脉的壁，占诊断动脉瘤病例中 65%~75%。一张胸 X 线平片不能排除主动脉瘤的诊断。

2. 超声波检查

超声波检查具有较宽的适用性、费用低、便于携带、非创伤性、没有电离辐射和检查快捷等特点。当确定一个肾下主动脉瘤的颈部不能在肾动脉的平面得到证实时，应当怀疑胸腹主动脉受累。超声波检查虽然有助于评价肾下腹主动脉瘤，但对胸主动脉或原发于肾上的主动脉，由于肺组织重叠的原因无法成像。

3. 经食管超声心动检查

经食管超声心动检查提供了一个途径检查近端主动脉，并弥补经腹超声检查的不足。这一技术需要很高的技巧以获得适当的图像和进行描述。这一技术对确定夹层的存在非常好，但只是局限于评估横向的主动脉弓和腹主动脉上段的部分。

4. 计算机断层扫描检查

计算机断层扫描检查具有较宽的适用性，并可提供获取完整的胸腹主动脉，能有助于诊断，可提供关于部位和范围的资料。大的分支血管包括腹腔干、肠系膜上动脉、肾动脉、髂动脉、左锁骨下动脉的图像和所有邻近器官的图像。虽非广泛适用，但计算机程序能构建矢状的、冠状的和斜位的重建图像，以及三维重建图像。增强的计算机断层扫描可提供关于主动脉的内腔、壁的血栓、主动脉夹层的存在、壁内的血肿、纵隔或腹膜后的血肿、主动脉破裂、主动脉周围纤维化伴有炎性动脉瘤。尽管血管造影依然是评估主动脉闭塞性疾病的金标准，计算机断层扫描（CT）和磁共振成像（MRI）是首选检查，可提供极好的影像，而且无创。由于无创性成像形式的改进及血管造影存在0.6%～1.2%的突发风险，针对主动脉弓部血管的诊断性的血管造影受到限制。

目前螺旋CT成像的出现使其临床价值有很大提高。硬件设备的进步和图像处理软件的更新对阐明患者的解剖非常有帮助，大幅度提高了影像学检查的诊断水平。

5. 磁共振血管造影

磁共振血管造影（MRA）超过计算机X线断层扫描（CTA）的一个重要优势在于它使用无害的钆替代对肾脏有害的对比剂，且患者避免暴露于X射线。MRI使用射频能量和一个强大的磁场产生影像。MRA提供与CTA相同容量关于图像处理的信息，并进一步提供关于血流量的信息和一个与传统血管造影相似的影像。加之这一技术能提供三维空间的解剖学剖析，主动脉的MRA成像能阐明关于管壁构成的信息和管腔内的血栓，而传统的主动脉造影术只能描述内腔。目前MRA的局限性是易受到由铁磁原料的人造物品影响。虽然花费昂贵，这一技术具有广泛的适用性，并有能力检查整个主动脉。MRA成像能更清楚地从内脏和其他周围组织辨别动脉和静脉血管信息。

6. 主动脉造影术

对于患者患胸腹主动脉瘤的术前评估，经典的主动脉造影术仍然是重要的，它能详细说明动脉瘤的范围，分支血管受累，分支血管异常狭窄的损害。主动脉造影术的风险包括肾脏毒性，是由于需要大量的造影剂充分地充填大的动脉瘤。另外还存在因血管腔内的导管操作造成沉积的血栓而发生栓塞的风险。从前、后、斜和侧位的观察可以同时得到满意的分支血管信息。在修复TAAA前，患者疑有肾脏和/或内脏缺血、主动脉-髂动脉闭塞性疾病、马蹄肾或周围动脉瘤，应考虑主动脉造影。假如发生肾功能不全或损害，手术过程应当推迟，直到肾功能恢复正常或是达到满意的稳定程度。

五、手术适应证

1. 主动脉瘤的症状

有症状的动脉瘤不论其动脉瘤的大小均考虑手术治疗。无症状的动脉瘤直径小于3.5 cm可不手术。

2. 动脉瘤直径

动脉瘤的破裂与动脉瘤直径有直接关系，动脉瘤直径超过8 cm，5年内破裂者达75%，动脉瘤直径小于4 cm，5年内破裂者达25%。由于动脉瘤通常无症状，发现较晚，协和医院资料表明，患者就诊时，动脉瘤直径超过4 cm，占42/45，85.7%，超过5 cm，36/45，73.4%。

3. 手术安全性及死亡率应综合考虑

腹主动脉瘤手术死亡率小于5%，胸腹主动脉瘤手术死亡率高达26%，非手术死亡率更高。高危患者，如年龄超过70岁，患心脑肾重要脏器病变，胸腹主动脉瘤手术要慎重。如动脉瘤增长迅速，或有症状，濒于破裂手术仍然是必要的。

4. 手术禁忌证

（1）无症状、直径较小的动脉瘤可暂定期复诊观察。

（2）心、肺、肝、肾等重要器官功能不全不能耐受手术者。

六、术前准备

外科手术血管重建仍是目前治疗动脉瘤的有效方法。但该手术风险较大,围术期死亡率和严重并发症率较高,故而术前应慎重对患者病情进行评估,并做好术前准备。

术前的评估和准备:针对生理储备进行一个恰当的术前评估,其目的和重要性在于评估患者的手术风险。

1. 心脏

有30%的患胸腹主动脉瘤的患者存在冠状动脉闭塞性疾病,加之49%的早期死亡和34%的晚期死亡的主因是心脏疾病,经胸廓的超声心动描记术是一个满意的无创检查方法,可以评价瓣膜和左右心室功能。应用双嘧达莫-铊心肌扫描识别心肌的可逆性缺血区域,比运动试验更实际,这是由于在超过中年的人群中,常因并发下肢周围血管疾病而受限。在术前常规给所有患者进行DSA动脉造影以筛查冠状动脉疾病。患者有明显心绞痛史或射血分数为30%或更低,心脏的导管检查有冠状动脉闭塞性疾病(左主干、三支血管和左前降支近端),则在动脉瘤置换前先接受心肌的血管重建。

2. 肾脏

术前肾功能的评估是通过血电解质、血尿素氮(BUN)及肌酐测定,肾脏的大小可以从CT扫描、超声波检查或从动脉造影中肾X线照片获得。应用动脉造影证实肾动脉通畅性。依据肾脏功能可以不排除患者为外科手术的候选者。患者术前有肾衰并已制订血液透析计划者的并发症发生率不明显高于正常肾功能者。术后早期,患者有严重的肾功损害,但这些患者不进行长期的血液透析,常需要短暂的临时性血液透析。另外,因严重的近端肾脏的闭塞性疾病而肾功较差的患者,在手术时通过双侧肾动脉内膜切除术或肾动脉搭桥术,可预期其肾功能将会稳定或改善。

3. 肺

所有患者用动脉血气和呼吸量测定法进行肺功能检查。患者的FEV_1大于1.0并且$PCO_2 < 45$是手术候选者。对一些肺功能处于临界状态的患者,术前可通过停止吸烟、进一步治疗支气管炎、减轻体重,并经过1~3个月时间的一般性锻炼计划,其肺功能常常可以得到改善。然而,对于有症状的主动脉瘤和肺功能不足的患者,其手术不应受限制。对这种患者,保存左侧的喉返神经、膈神经和横膈的功能是特别重要的。

七、手术方法

1. 麻醉管理

成功的手术需要外科医师与麻醉医师之间紧密协调。麻醉技术、监护和灌注技术的进步为改善TAAA的治疗结果做出了贡献。由于高龄和普遍伴有冠状动脉闭塞性疾病,促使实施麻醉时使用对心肌抑制风险最小的麻醉剂(芬太尼)。放置1条大孔径中央静脉导管(三腔,12号导管)和Swan-Ganz肺动脉导管,建立通道和监测。在右侧桡动脉,而常常是双侧桡动脉内放置导管,用于监测和血液回输。应用溴化双哌雄双酯使肌肉松弛并继续药物维持。一个双腔气管内插管,利用球囊充气阻断,减少左肺通气,使肺回缩,改善显露,并减轻心脏压迫的危险。患者右侧卧位,肩部放在60°~80°,髋部与水平倾斜30°~40°。这一位置用垫子维持稳定。动脉的血气,电解质和血糖须经常监测(30~60分钟)。手术过程中对心电图,动、静脉压力和温度要不断监测。对有明确心脏疾病史和/或已知有心功能损害的患者,在麻醉诱导后放置食管超声探头。

在麻醉诱导后,立即使用25~50g甘露醇静脉注射,促进利尿。术前预先开始静脉注射晶体溶液。第一升溶液由乳酸盐Ringer液加5%葡萄糖组成,其余的Ringer液不含葡萄糖,充足的容量维持中心静脉压在7~10 mmH$_2$O和肺毛细血管楔入压在正常或麻醉前的水平。通过对硝普钠和/或硝酸甘油的调控,及液体和血液丢失的补充,使近端的血压、心脏的血流动力学和外周血管阻力维持在最佳水平。在开放远端主动脉的阻断钳之前,硝普钠应特意暂停数分钟。在主动脉阻断过程中,碳酸氢钠溶液常规以2~3 mmol/(kg·h)速率持续地输注,防止酸中毒。

在整个手术过程中，适当补充血液成分，监测和调整血色素和凝血参数。给予冷藏的新鲜血浆，并在去除主动脉阻断钳时，至少给予一个提取单位的血小板。这可以将凝血蛋白稀释所产生的关于凝血方面的问题减少到最小。在手术过程中使用血细胞回收装置，收集所有从手术区域流出的血液。

在阻断主动脉或开始左心旁路转流之前，静脉注射肝素（1 mg/kg）。肝素化潜在益处在于保护微循环和防止栓塞，活性的凝血时间（ACT）一般在 220～270 秒。避免凝血瀑布的开始，防止弥漫性血管内凝血（DIC）的发生。

2. 手术方法

（1）切口：手术体位和切口的要求是满足充分的显露需要。根据预计的主动脉置换的范围，胸腹主动脉瘤的切口变化在于长度和平面。当动脉瘤的范围到达胸的上部（Crawford Ⅰ型和Ⅱ型），胸腹主动脉切口是通过第 6 肋间或切除的第 6 肋间。当使用肋间入路时，可在上一肋的颈部离断以便增加近端的显露。对于位置较低的动脉瘤（Crawford Ⅲ型和Ⅳ型），切口经第 7、第 8 或第 9 肋间，依据希望得到显露的平面而定。直的横向的切口经第 10 或第 11 肋间，用于膈肌与主动脉分叉（Crawford Ⅳ型）之间的动脉瘤患者。另外，在切口横跨肋缘时，作一弧形有助于减少肌肉与骨组织瓣下部顶点的组织坏死。对近端的动脉瘤患者，切口的后部位于肩胛骨与脊柱横突之间。切口的远端向下到达脐平面。

（2）显露：将牵开器固定在手术台上，提供稳定的显露。圆弧形切开横膈，保护膈神经并尽可能保护膈肌。仅 1～1.5 cm 边缘的膈肌组织留在后来手术完成时缝合关闭。使用经腹膜外路径显露腹主动脉段，在左半结肠的侧面进入腹膜后腔。解剖平面在腹膜后间隙，腰肌的前面和左肾的后面，直接延伸至主动脉的左后外侧。将左半结肠、脾、左肾和胰尾部向前向右翻起。在完成主动脉重建后，允许打开腹腔直接探查肠、腹腔的内脏和内脏的血供。完全的腹膜后的路径适用于患者有腹部的禁忌情况，原先有多次的腹部手术史，或广泛粘连和/或腹膜炎史。分开膈肌脚，并识别左肾动脉、肠系膜上动脉和腹腔动脉，但不要环绕一周游离或用带子环绕。腰部通常有一大的分支血管，左肾静脉在主动脉的腹侧横跨。如果主动脉的修复延伸至左肾静脉以下，需在血管阻断前将左肾静脉游离。假如左肾出现淤血，伴有睾丸、卵巢和肾上腺间接的肿大，需将主动脉腹侧的肾静脉直接再吻合或间位移植。

（3）修复：

①病变广泛的胸腹主动脉瘤患者（Crawford Ⅰ型和Ⅱ型）和那些有明显夹层者，最大的风险在于发生术后截瘫和轻瘫。对于这一类患者，在修复近端的主动脉的过程中，通过临时性的旁路灌注远侧主动脉，如左心房至任意一侧的股动脉（大多为左侧）或远侧的胸降主动脉，用一封闭的回路连接一个传输泵（Biomedicus，Medtronic，包括 Eden-Prairie，MN）。假如心包既往冠脉旁路移植或瓣膜置换打开过，可选择上、下肺静脉插管。对于股动脉或髂动脉闭塞性疾病的患者，远侧胸降主动脉的插管较为适宜。由于使用这一技术没有并发症，并且避免股动脉的显露与修复，远侧主动脉的插管已经成为首选途径。仔细的 CT 或 MRI 检查有助于选择适当的位置行主动脉的插管和避免管腔内血栓造成潜在的远侧栓塞。调节旁路流量维持远侧动脉压在 70 mmHg（9.33 kPa），同时维持正常的近侧动脉和静脉的灌注压。一般流量需要在 1 500～2 500 mL/min 之间。左心旁路（LHB）流量控制在接近基础心排量的 2/3。LHB 很容易快速调节近侧动脉压和心脏的前负荷，因而减少了药物干预的需要。患者的体温允许降至直肠温度在 32～33℃。

②当动脉瘤受累范围超过左锁骨下动脉，应游离远侧的主动脉弓，分离病变动脉的残余部分。注意识别迷走神经和喉返神经，迷走神经可在喉返神经的下面分开，并牵开，从而将其保护以免损伤。对于慢性阻塞性肺疾病和肺功能减低的患者，保护喉返神经尤其重要。对患者术后出现声音嘶哑应当怀疑声带麻痹，通过喉镜检查可以证实。远侧横向的主动脉弓仔细环周解剖游离，先将其从肺动脉和左肺动脉和左锁骨下动脉分离开，分离左锁骨下动脉并环周游离。对原先做过左侧乳内动脉旁路移植的患者，当对左锁骨下动脉近侧使用阻断时，行左颈总动脉至锁骨下动脉旁路或者左锁骨下动脉至颈动脉转移，避免心脏缺血。

③远侧阻断置于 T_4 与 T_7 之间。远侧主动脉灌注对内脏、肾脏、下肢和低位的肋间动脉和腰动脉提供血流。在距近侧阻断钳 1 cm 横断主动脉并游离动脉壁，注意不要损伤食管。选用预凝的涤纶血管，

直径 22～24 mm 的移植物适用于大部分的患者。所有的吻合通常使用 3-0 polypropylene 缝线连续缝合。Teflon 黏条一般不使用。对主动脉组织特别脆的患者，如马方综合征患者，可用 4-0 polypropylene 缝合。当主动脉置换到远侧时，远侧主动脉的阻断钳沿主动脉继续向低位移动，维持远侧灌注和恢复近侧血流。

④由于主动脉瘤过大或扭曲、壁的钙化及管腔内血栓等，造成无法钳夹阻断远侧。在主动脉远侧的旁路转流在完成近侧吻合后停止，然后纵行切开整个动脉瘤，切口经左肾动脉后侧至远侧动脉瘤。远侧不用钳夹阻断，允许"开放"吻合。伴有慢性夹层分离者，位于真假腔之间的间隔完全去除。主动脉-内脏的旁路转流重新开始，使用 Y 形管从动脉灌注管道中引出，并通过球囊灌注导管置入腹腔干、肠系膜上动脉和双侧肾动脉，为腹部的内脏器官和肾脏提供氧合血。使用这一技术，即使是最复杂的主动脉重建手术中，总的肾脏和内脏缺血时间可以减少至仅仅数分钟。潜在的益处是减少肝脏和肠管的缺血，包括减低术后凝血障碍和细菌移位的风险。

⑤从 T_7 到 L_2 所有未闭合的肋间动脉被重新回植到 1 个或多个在移植物上的开口（只有少量回血或没有回血的粗大的肋间动脉特别重要）。在完成肋间动脉的吻合后，近侧的阻断钳移至下面的移植物上，恢复肋间动脉的血流。当肋间动脉都已闭塞时，应行主动脉壁的内膜剥除术，剥除钙化的病变内膜。随后，内脏和肾动脉的开口回植到 1 个或多个移植物的开口上。30%～40% 的病例左肾动脉需在移植物上做一单独的开口。至少有 25% 的病例遇到内脏动脉或肾动脉狭窄，并需要行内膜剥除术（假如解剖上可以的话）或插入旁路移植。对 Ⅰ 型修复时，内脏动脉的再吻合通常被合并入一斜行的远侧吻合口中。但对 Ⅱ 和 Ⅲ 型修复时，内脏动脉和肾动脉开口被回植到一个或多个移植物的开口上。在完成主动脉的修复后，可在旁路转流环路上使用热交换器使患者复温，减少心律失常或凝血障碍的风险。也可使用热水冲洗手术区域，从而反向调节体温并使患者开始复温。

对患主动脉瘤位置较低的患者（即 Crawford Ⅲ 型和 Ⅳ 型），心房至远侧主动脉的旁路转流可以改为仅提供心房至内脏和/或肾脏的旁路转流。这一技术避免了远侧主动脉或股动脉的套管插入，但可减低心脏的前负荷、保护肾实质、减少阻断后的酸中毒，并减少了肠缺血造成的术后细菌迁移的风险。

选择性的远侧动脉灌注技术可用于一些特殊患者，主要是患 Crawford Ⅰ 型、Ⅱ 型或 Ⅲ 型，并且在技术上可行膈肌平面横行阻断，但不适合于中上和中段胸降主动脉。

对于一些病变广泛的动脉瘤，如升主动脉、弓部、胸降主动脉或胸腹主动脉均受累，可选择分期手术治疗。当远侧胸主动脉与近侧主动脉不一样大，并且远侧胸主动脉无症状时，先修复近侧主动脉。初期近侧主动脉修复术的一个重要益处是其可以对瓣膜和冠脉阻塞性病变进行治疗。采用由 Borst 描述的象鼻管技术。升主动脉和横向的主动脉弓被首先置换，留下一部分移植物在近侧的胸降主动脉中，在二次手术时使用。这样在二次手术时无须解剖和游离远侧横向的主动脉弓部周围，可以减少或消除对喉返神经、食管和肺动脉的损伤风险。

然而，对于主动脉巨大并有破裂症状（如背部疼痛），或不均衡的大的 TAAA 患者，手术时应先处理有破裂危险的主动脉段，而升主动脉和横向的主动脉弓作为二次手术处理。首次手术时，在反向的象鼻修复过程中，主动脉移植物的近侧端倒转向下放入管腔内，并留作以后使用，以便于二期的升主动脉和横向的主动脉弓部的修复手术。

（4）关闭：在完成主动脉的修复后，给予鱼精蛋白硫酸盐中和肝素。这对于吻合部达到充分可靠的止血是非常重要的。评估肾脏、内脏和周围循环。将动脉瘤壁松松地包绕在主动脉移植物的周围。放置两个胸部引流管，并在关闭前放置一闭式引流于腹膜管后。关闭膈肌使用不吸收线连续缝合，术后发生膈肌破裂是非常罕见的。

（5）防止截瘫与术中脊髓保护策略：不可逆的截瘫是 TAAA 修复术后最具破坏性的并发症之一。据文献报道，胸腹主动脉瘤后截瘫或轻瘫的发生率差异很大，变化范围在 4%～32%。Svensson 等人对 Crawford 的经验资料报道表明，截瘫或轻瘫总的发生率为 16%，在脊髓功能不全的患者中，完全瘫痪的发生率超过一半。作者报道的 1 108 例中，选择修复手术的患者，术后并发截瘫或轻瘫为 3.6%（40/1 099 例，7 例术前瘫痪和 2 例在术中死亡的患者除外）。在大的病例报道中，截瘫和轻瘫的发生率各半。接近 30% 的患者，术后刚醒时出现下肢的神经功能不全，但机能不全继续发展，称为延迟性截瘫。

手术因素对脊髓的损伤包括缺血的持续时间和程度、再灌注损伤、栓塞或血栓形成。依据 Crawford 分类，脊髓损伤的平均风险为 Ⅰ 型 13%，Ⅱ 型 28%～31%，Ⅲ 型 7%，Ⅳ 型 4%。虽然在过去将主动脉夹层确定为一个风险因素，最近的经验表明，夹层不再作为术后发生截瘫或轻瘫的风险因素。这是一个初步的推断，对患主动脉夹层的患者，应积极地重新回植肋间动脉。这种努力重新回植肋间动脉也很可能减少延迟性截瘫的风险。

推测低温的神经保护作用是降低组织代谢和普遍减少细胞能量需要的过程。然而，其机制可能是由多因素组成，并包括膜的稳定性和兴奋性神经递质释放的减少。术中宜采用适度的降低体温（31～33℃）。Frank 等人报道一种技术，在阻断导致的缺血期间，用部分旁路转流和适度的降低体温来保护器官。适度降低体温较深低温的优点包括稳定内在的心脏节律，不需要完全的心肺旁路转流。他们报道一组 18 例患者，采用适度降低体温（30℃）和部分旁路转流（主动脉 - 股动脉或心房 - 股动脉），行胸和胸腹主动脉瘤切除和置换术。无患者发生截瘫或严重的肾衰。有 2 例死亡（11%）。对 TAAA 修复术，大多数作者特意避免深低温和停循环技术，主要原因是凝血障碍、肺功能不全和大量的液体移位的危险。

Crawford 等人报道，临床使用心肺旁路转流，用深低温停循环，经后外侧入路为 25 例患者治疗胸主动脉瘤，有 21 例早期存活者，并且脑保护完全满意。对于消除截瘫，这一技术不完全有效，在缺血脊髓损伤风险方面，18 例患者中有 2 例（11%）发生神经功能不全。这可以解释为在缺血期间虽然有良好的脊髓保护，但牺牲重要的肋间动脉会造成脊髓损伤。

Kouchoukos 等人报道对远侧主动脉弓部、降主动脉和胸腹主动脉手术，附加使用深低温心肺旁路转流，并用停循环。他们评估了 161 例患者，其中 30 天死亡率为 6.2%，90 天死亡率为 11.8%。在 156 例术后生存者中，有 4 例发生截瘫，1 例轻瘫，需要肾脏透析者 4 例（2.5%）。他们认为深低温旁路转流可提供安全和真实的保护，抵御截瘫和肾脏、心脏、内脏器官系统衰竭。

据文献报道，有两种脊髓局部的深低温：直接安置冷灌注到硬膜外或鞘内的间隙和血管内的冷灌注进入隔离的胸主动脉节段，其目的是冷灌注液将通过肋间血管输送到脊髓。硬膜外冷却对脊髓局部深低温，在狗的模型上可有效预防主动脉横行钳夹阻断后的截瘫。

Davidson 等人报道硬膜外冷却的临床试验，8 例患者因动脉瘤施行胸腹主动脉置换手术。这一技术满意地达到局部的脊髓深低温和足够的保护。冷灌注到隔离的主动脉段已经用于动物模型，并证实脊髓温度能被迅速而有效地降低。

对 Crawford Ⅰ 型或 Ⅱ 型患者，可采用 CSF（脑脊液）引流管。通过第 2 或第 3 腰椎间隙放置 18 号规格的椎管内导管。导管允许抽吸脑脊液并在术中监测压力，并于术后持续 2～3 天。脑脊液从导管引出。使用一个封闭的采集系统，在主动脉阻断期间，当需要时补充脑脊液，保持脑脊液压力等于或低于 10 mmHg。

综上所述，牺牲那些对脊髓直接供血的肋间动脉或腰动脉，是发生术后截瘫的一个重要因素。在全部或部分解剖修复中，通过这些动脉维持血流，潜在的保持脊髓缺血期在通常安全的 30 分钟以内。这一观点得到文献报道的荟萃分析支持，Oppell 回顾 1 742 例治疗外伤性主动脉破裂的患者，时间跨越 25 年。单用主动脉横行钳夹阻断引起截瘫的发生率为 19.2%，而转流的截瘫发生率降至 11.1%。主动增加远侧主动脉的灌注，例如左房 - 股动脉旁路转流或股 - 股动脉旁路转流，新近的术后截瘫最低的发生率为 2.3%。假如主动脉横行阻断持续时间超过 30 分钟，而且远侧灌注没有增加，积累的截瘫风险增加。在降主动脉和胸腹主动脉瘤置换术中，采用左心旁路转流对远侧灌注，Borst 等发现，在主动脉隔断时，这一技术有效地疏导近侧循环，并对远侧重要脏器维持适当的灌注，可减少早期死亡率和肾衰。此外，由于结合远侧灌注和主动将远侧肋间动脉重新回植，脊髓损害的风险减小。对继发于缺血的损伤性并发症，如截瘫和其他脏器衰竭，值得进一步研究。一些措施的联合应用，包括远侧主动脉灌注、主动将肋间动脉重新回植、深低温、避免高血糖和 CSF 引流，已经相当大地减少了这些损伤性并发症。

在主动脉横行阻断期间，肌肉运动诱发电位（MEP）监测特定的反映肌肉运动和肌肉运动追踪血流供应的电位。MEP 用于刺激皮层运动区或运动神经元，通常从外周肌肉记录。在 1997 年，Haan 等描述了这一技术，经头盖刺激皮层运动区，并记录下肢肌肉的电位，探测术中脊髓缺血。经头盖刺激目前已经美国食品和药物管理署核准，这一方法需要特殊的麻醉技术，因为完全的神经肌肉阻滞与肌肉的 MEP 监测相互矛盾。另外，这一技术一般与左心房 - 股动脉旁路转流结合使用。Jacobs 等发表极好的一组病例报道，184 例患者经 TAAA 修复，他们的记录包括左心旁路转流、脑脊液引流和 MEPs 监测。他们发现，对脊髓缺血的评价和危及脊髓灌注的部分动脉的鉴别，MEP 是一敏感的技术。他们能够将神经系统功能缺损的发生率减少到 3% 以下。

八、术后处理

由于胸腹主动脉瘤的手术范围广、时间长、创面大、渗血多等原因，术后患者必须送入 ICU 严密监护，术后处理要点如下。

（1）刺激和维持肾脏功能，以小剂量的多巴胺滴注，2～3 mg/(kg·min) 开始，并持续 24～48 小时。

（2）控制血压在 100～110 mmHg（13.33～14.66 kPa），以避免血压反跳，导致吻合口脆弱组织撕裂出血。常用硝普钠，以微量泵控制剂量，能达到满意效果。

（3）输血补液：纠正失血，并保持水、电解质平衡。记录胸腔引流液及尿量，及时输血补液。如果中心静脉压高而尿量少，应给呋塞米等利尿药物，促进肾功能恢复。

（4）心脏监护：中老年患者居多数，病因以动脉硬化为主，因此患者可能伴有不同程度的冠状动脉硬化。术后应加强心脏监护，尤其是心肌缺血及心律失常，并及时处理。

（5）呼吸道管理：术后常规应用呼吸机辅助呼吸，及时拍摄床旁 X 线胸片及做血气分析，保持气管插管及胸腔引流通畅。患者通常过夜后脱呼吸机，并在第 2 天早上拔管。

（6）应用抗生素：涤纶血管、垫片及缝线都是异物，容易引起感染。术后必须应用大剂量广谱抗生素 3～7 天，预防感染。吻合口感染后，常形成假性动脉瘤或破裂大出血死亡。

（7）注意脑和脊髓功能：术后严密观察神志恢复情况，下肢活动、腱反射及皮肤感觉，明确有无脑缺氧及截瘫并发症，并采用相应的处理措施。

（8）引流管：在术后 36～48 小时，拔除所有的引流管。在术后第 2 天开始走动。

第三节　胸内大血管损伤

"时间就是生命"，这句话在抢救心脏大血管创伤中可得到最生动的体现。因为创伤发生突然，受伤场合特殊，伤情凶险，如不及时救治多较快死亡。急诊医学的发展、先进通信手段和快速运输工具的使用，使心脏大血管创伤患者抢救存活的机会大大增加。引起心脏大血管创伤的原因在战时多为枪弹伤、锐器伤或爆震伤，而平时多为车祸、锐器刺伤、高处坠落、医源性损伤（外科手术、导管检查等）。西方国家枪弹伤占有很大比例，为 60%～70%。虽然这类损伤的确定性处理必须由专科医生来完成，但现场抢救、伤情判断、初步处理、急救转运都构成了保全患者生命的重要环节。所以每位医务人员应对心脏大血管创伤的原因、好发部位、病理生理过程、临床表现和诊断、治疗措施有一个全面的了解。在抢救过程中，医护人员面临接触患者的场合不同而采取何种措施的问题，即在现场和在急诊室应做出不同的反应。

在现场应采取的措施包括以下几点。

（1）向目击者迅速、简要地了解致伤经过，或请目击者一同搬运患者，在途中进一步了解。

（2）初步处理：如封闭胸壁创口、保持呼吸道通畅、体表出血压迫止血等，但禁止以探针探测伤口深度或拔除露在胸部的刀柄等异物。

（3）迅速建立静脉通道，积极抗休克。

（4）根据就地就近的原则，紧急转运到具备开胸条件的医疗单位。

（5）注意多发性创伤的存在。

（6）主动向急诊室接诊医生汇报病史，减少重复问诊。

在急诊室接触患者应采取的措施包括：①迅速、简要采取病史。②迅速畅通呼吸道，建立大静脉通道。③请专科医生会诊的同时，尽快做好一般检查，如测血压、静脉压、床边心电图、必要的摄片、配血、通知手术室等。④情况危急或已发生心脏停搏，则立即做好急诊室开胸准备，协助专科医生就地紧急手术。

一、胸主动脉创伤

胸主动脉创伤亦可根据病因分为闭合性和开放性。

（一）闭合性主动脉破裂

车祸或从高处坠落突然产生的水平或垂直减速可导致主动脉破裂。70%的外伤性主动脉破裂患者是从车上弹出，45%是由于侧向交叉碰撞。死于现场或运送途中车祸患者有16%~36%是主动脉损伤。钝性胸部外伤引起的主动脉断裂有90%当场死亡。

1. 损伤部位

在水平减速事故中，70%~95%患者主动脉断裂恰恰发生在左锁骨下动脉远端的动脉韧带处，5%~30%发生于主动脉瓣上的升主动脉。膈肌水平的降主动脉破裂很少发生。20%患者可有多发性主动脉断裂。

2. 临床表现

患者的症状主要取决于主动脉壁哪一层破裂。升主动脉破裂多数发生在心包内，其症状为心脏压塞，1/3的降主动脉破裂可出现背部放射性疼痛。常因全身严重损伤而休克。胸主动脉横断可有胸骨后或肩胛之间的疼痛、上肢高血压，或者上、下肢脉搏不可触及。应该强调的是仅不足一半的患者出现上述症状，1/3以上患者并无外部损伤的证据。

纵隔血肿压迫可引起气急、咽下困难、声嘶等征象，约1/4患者可在心前区或锁骨下区闻及收缩期杂音，脊髓供血不足可致截瘫，肾供血不足可致少尿。

3. 诊断

有人提出半数以上患者可出现诊断三联征：上肢血压增高和脉压增大；下肢血压降低和脉压缩小；X线显示纵隔增宽。

最重要的一点是对胸部钝性伤患者警惕胸主动脉破裂的可能。有胸部直接暴力或高处坠落史者出现上述症状和体征，在条件允许情况下可作下列检查。

（1）X线检查：胸部X线检查可为主动脉损伤提供重要线索，最常见的是纵隔增宽，尤其65岁以下患者纵隔增宽是诊断胸主动脉损伤最可靠的征象。但主动脉破裂仅12.5%引起纵隔增宽。

（2）主动脉造影：对于诊断胸主动脉和大血管损伤具有确定性意义，但应在条件许可情况下采用。

（3）CT检查：有报道，螺旋CT能确诊所有的主动脉损伤，和CT血管造影结合几乎能代替主动脉造影。

（4）经食管超声心动图（TEE）：用于多发性创伤患者可提供迅速诊断依据。TEE对于胸主动脉内膜非创伤性剥离的诊断正确率是93%、CT仅54%、血管造影75%。

4. 处理

首先应考虑紧急手术，而非降压药物，后者仅在无法进行手术时才用。术前应尽量争取明确诊断并定位。少数病例即使有大量血胸甚至心脏停搏，手术有时仍可挽救生命。

对于不完全性的胸主动脉破裂合并多发性损伤者，应首先处理其他更迅速危及生命的损伤。

（二）创伤性主动脉断裂

因减速损伤者多位于主动脉峡部，断裂后出血受周围组织压迫可自止或逐渐形成假性动脉，因而有急性断裂及慢性弓降部外伤性假性动脉瘤两种不同时期的表现。但二者均有潜在破裂大出血的危险。假性动脉瘤虽可较长时间无症状，但因动脉压力不断冲击，瘤壁仅由血栓及纤维组织形成，耐压程度差，逐渐在某薄弱部位向外膨出，瘤囊直径越大，瘤壁承受张力亦大，在张力不能对抗腔内压的部分即向外突破造成出血。所以，创伤性主动脉断裂的诊断一建立，即应考虑手术治疗，除非有禁忌手术的情况，如晚期恶性肿瘤患者，全身情况呈恶病质，再就是患者一般情况较差，或其他严重伤情应先行处理等情况时，可先用降血压并减弱心收缩力药物治疗，作短期观察，当条件许可后即行手术。

自20世纪50年代对急、慢性创伤主动脉破裂手术成功以来，加上麻醉、体外循环及心外科技术的发展，目前抢救创伤性主动脉断裂的机会大大增加，成功率可达到90%。

直接修复创伤性主动脉断裂需在断裂的近、远侧完全阻断主动脉。阻断后产生的问题有近心端血压上升增加了左心负荷及脑部灌注压，可导致急性左心衰竭及脑水肿。而阻断远侧供血不足，使脊髓及肾脏、肝脏缺血而发生截瘫或肝、肾衰竭。为防止上述并发症发生，采用了多种方法，但尚没有一种方法可以完全防止截瘫的发生。

1. 手术的基本方法

由于体外循环安全度的提高，低温下阻断主动脉法已很少采用，现在常用的方法如下。

（1）外分流法：采用各种不同管路，均需抗凝以防止血栓形成，这可增加术中出血量，故多不用。现有采用肝素结合的塑料管（TDMAC-肝素），不需全身抗凝以进行外分流者。

（2）全身体外循环或左心转流法：近年来采用者较多。在不宜左心插管时，亦可行股动脉-股静脉转流，以保证阻断的主动脉远端血供，而上半身则靠心脏供血。在急性升主动脉破裂者，必须行全身体外循环。为防止开胸时大出血，可先行股动脉-股静脉转流，开胸后再从心脏插管行全身体外循环。

（3）全身体外循环深低温暂停循环法：用全身体外循环行中心血流降温至20℃左右，停止循环进行手术，可不必阻断主动脉行开放修补或吻合。停循环时限以30~40分钟为宜，发生神经系统并发症的机会较少。阻断时头部应加用冰帽，静脉给予甲泼尼龙，适当放血；再循环前应注意防止气栓发生。

亦有人强调在直接阻断降主动脉下手术，阻断20分钟以内很少发生截瘫，而建议不采用任何分流措施，并列举单纯阻断术后死亡率及并发症发生率均低于外分流及体外循环者。但采用体外循环的医师亦称体外循环更为安全有效。总的来说，尽可能缩短阻断主动脉的时间、减少失血是防止并发症的较好方法，若采用其他辅助方法有助于缩短阻断时间，则更为安全。

2. 手术方法

（1）近端控制：为避免血肿影响手术操作，宜在膈神经后方切开纵隔胸膜游离左颈总动脉及左锁骨下动脉间的主动脉弓，注意避免伤及膈神经和迷走神经及其喉返神经支；或在心包切开后沿主动脉下缘游离此区，套带准备阻断。在游离有困难时，可先开始体外循环，使压力有所下降后再进行。主动脉破裂处的远侧游离一般无困难，两端游离后即可控制破口部大出血，其他分支亦应游离阻断。

（2）断端的处理：当近、远端得到控制后，即可切开血肿处假性动脉瘤。在急性期手术者，若上、下残端撕裂和组织水肿不严重者，可直接吻合，但不应有张力。大多数情况下，因撕裂不整齐，清创后组织有部分缺损，虽游离了断裂主动脉的上、下端而吻合仍有张力，必须用预凝好的人工血管进行移植。若用聚四氟乙烯膨体微孔人工血管可不必预凝，或有同种保存动脉可用，则更为理想。

（3）术中血压的监测和处理：在阻断主动脉后，应监测上、下肢的血压，以调整上、下肢的流量；若流量合适，而近端血压仍较高时，可在上肢静脉滴注降压药物加以控制。

3. 术后监护和并发症的防治

术后按体外循环心脏手术后的监测及处理。若术中无并发症，亦无由严重创伤所致的其他重要损伤，术后恢复一般均较平稳。

（1）心脏前负荷的监测：胸部大血管损伤的患者，在术前就有失血或形成血肿，而术中丢失量有时又难以准确估计，这样就为正确地补足血容量造成了困难，在多数情况下是补血容量不足，故术后应根据全身情况、血压、中心静脉压、血红蛋白及出血量核算补充。术中如因高血压增加了心脏后负荷，术后应积极控制高血压，以防止心功能不全。

（2）对脊髓的保护：术中阻断循环影响脊髓供血，可能产生损伤，但属于可逆性，术后应防止血压过低或低水平血压时间过长，否则会加重脊髓损伤而导致截瘫。对这类患者，术中更应注意采取相应措施保持脊髓血供，并尽量缩短阻断时间。术中、术后减少失血量并及时补足，严防低血压发生。

（3）肾衰竭及呼吸衰竭的防治：多发性创伤，术中及术后低血压或休克可造成肾衰竭；在休克的基础上再加上创伤中和创伤后呼吸道的误吸以及通气不足等原因可造成呼吸衰竭。对这两脏器的功能在术后应进行监测，以观察伤情变化，及时采取防治措施。

（三）开放性主动脉破裂

无论是枪弹或刀刺伤所致主动脉开放性损伤，患者几乎均在得到治疗前死于大出血。只有当破裂位于心包内的主动脉时，才可能因心脏压塞而多存活一段时间。可见心脏压塞是影响心脏创伤预后的"双刃剑"。

1. 临床表现与诊断

临床症状取决于损伤部位，心包内主动脉破裂的最突出表现是心脏压塞征，类似心脏损伤，X线显示纵隔增宽。根据胸部贯通伤史及以上症状、体征做出诊断，不应再作任何额外检查（如主动脉造影），以免延误抢救时机。

2. 治疗

经现场及急诊科初步处理及伤部确诊后，伤情不见好转或基本稳定但仍有继续出血者，均应即时手术修补破口。如损伤严重处经清创后不能直接修复时，可行人工血管移植术。若患者情况不佳，出血已暂停，可在应用降血压同时减弱心收缩力的药物控制血压和严密观察下延迟手术，待伤情稳定好转数日后，再行手术治疗。

胸部大血管穿透伤破口的修复或切除作人工血管移植，是一项较复杂的手术，除应有一定的设备条件外，参加抢救的外科医师和有关人员亦应有专业技术的基本训练，做好充分准备，确定诊断，在患者能耐受手术的情况下，才能取得抢救的成功。

根据伤部及伤情以及外科医师具有的不同经验，所采取的手术方法略有差异，手术的根本条件是：能控制出血部位的近、远侧；有相应措施防止由阻断循环可能导致的严重并发症，其中最主要的是脑或脊髓并发症（昏迷、截瘫）及肾衰竭。

手术室主要条件是良好的灯光，有效的吸引器，良好的自体输血装置，血源充足。此外，还要有麻醉安全保证，体外循环（全身或部分）装备备用。术中对体温、心电图、动脉血压、中心静脉压及血气和生化指标的监测也是必要的。

切口选择：为了保证手术野显露充分，术前对累及的动脉定位要明确，而后根据伤部选择切口（升主动脉多用前正中，降主动脉用后外切口）。

手术步骤：原则上是清创及修复血管通路的完整性。

（1）升主动脉及主动脉弓穿透伤的手术治疗。

①切口：前胸正中切口可得最佳显露，如有颈根部大分支伤可以向上延伸。

②手术方法：小伤口，在清除血肿或解除心脏压塞后，即时用手指压住破口，暴露伤部周围，用无损伤侧壁阻断钳控制破口，保持适当主动脉腔不致影响血流。若破口周围组织损伤严重，可将创缘部坏死组织切除，直接缝合，或加用垫片全层缝合，防止张力大撕裂，亦可用补片修复。在破口较大，侧壁钳难以钳夹者，可用手指暂时堵住破口，在手指下缝合，但应小心，因主动脉内压力高，动脉壁张力大，可使缝合针孔撕裂造成更大出血，故此法只有在不得已的情况下应用。血压高时，可轻压下腔静脉使血压下降至90 mmHg（11.99 kPa）以下再打结，防止因压力高而撕裂。

不能用侧壁钳钳夹时，则应在体外循环下，阻断循环进行修补。根据清创后局部情况行直接缝合或补片修补。

在主动脉穿透伤通入心腔或肺动脉或体静脉形成主动脉心腔瘘或主－肺动脉瘘或动静脉瘘时可产生心内、外的分流，严重增加心脏负荷。这些类型的损伤均应在体外循环下行瘘口修补。动静脉瘘可切断瘘，缝合修补或用补片修复防止复发。

（2）降主动脉穿透伤的手术治疗。

①切口：左后外侧切口经第5肋（弓降部）床或第6肋（降主动脉胸段）床，显露最佳。

②手术方法：开胸后，清理胸内血块及积血，手指压迫止血。在降主动脉擦伤或非贯通伤，仅一侧有破口，可在适当游离胸膜后，用侧壁阻断钳控制出血，行清创术后，可用连续或加垫片缝合破口，当

缺损较大,可行补片修补。

在有多处伤或损伤严重时,需行破口上、下主动脉阻断。有作者主张即行阻断、修复,阻断时间不超过20~30分钟时,认为较安全,不会产生截瘫。但截瘫仍时有发生,体表降温可增加动脉阻断的安全性。在30℃低温下阻断30分钟较少发生截瘫或肾衰竭。但降温较麻烦、费时,不宜在紧急情况下采用。用硅胶或结合肝素(GBH或TDMA-肝素)的塑料管行阻断上、下主动脉的外分流法,可以较安全地阻断主动脉。需时较长时,则以左心转流为宜。动脉伤口清创后行修补或补片修复。囊状动脉瘤亦可行侧方切除补片法。在破口不大的患者,直接侧壁修补术的并发症及手术死亡率均低于采用分流或转流术者。医师应根据伤情及个人经验选用最简单及确切的方法修复,其成功率可较大地提高,并发症亦可较大幅度地减少。

(3)主动脉大分支穿透伤的手术治疗。

①切口:前胸正中纵切口最好,必要时可向一侧斜行或横向延长,有助于游离分支远端主动脉弓,以控制止血。

②手术方法:刺伤裂口可用指压止血,指下缝合或侧壁阻断缝合。伤口超过周径一半者或横缝或补片以防术后狭窄。子弹伤破口大且不规则,并需清创者,常需阻断其近、远端,最好在左颈总或无名动脉阻断前,用外分流法防止脑供血不足并发症。还有腔内分流管亦可作为分流之用。其方法是,通过动脉破口把内分流管送入该支动脉腔内,其两端超过破口的两侧,而后把预置在破口近、远侧的套囊阻断或用特制管钳夹紧,修补至最后两针时开放,取出分流管后,再完成缝合修补。

二、肺动、静脉损伤

肺动、静脉损伤大多数为穿透伤所致,如枪伤或刀刺伤,偶尔也可见于闭合性损伤。患者可表现为休克、急性心脏压塞、大量血胸、呼吸急促和咯血。

(一)诊断

肺动、静脉损伤如果损伤部位在心包内则主要表现为急性心脏压塞,与心脏损伤很难鉴别,常须手术探查方可明确诊断。而肺门部大血管损伤患者主要表现为休克、大量血胸、呼吸困难和咯血,手术探查可明确诊断。

(二)处理

(1)如果患者主要表现为急性心脏压塞,则手术路径应选择胸骨正中切口,切开心包和显露血管后先控制出血,快速输血补液纠正休克。修复血管损伤时使用阻断钳部分阻断受伤血管,然后用无创缝线修复血管破口。假如裂口较大,则可在体外循环辅助下进行血管修复。

(2)肺门大血管伤的手术路径通常为伤侧后外切口第4肋间进胸,由于肺血管壁比较薄而脆,因此修复较为困难,可用大的血管钳将整个肺门阻断,然后确定损伤的确切范围,结扎损伤段,通常需要切除远端相应的肺组织。另外,肺门损伤时可以通过损伤的肺静脉引起体循环气栓,常在进行正压呼吸时出现。此时患者可突然出现偏瘫和/或心室纤颤,一旦出现此类并发症,应立即开胸,钳夹肺门,经左心室和升主动脉排气,复苏后常需立即作肺切除术。

三、腔静脉损伤

腔静脉损伤大多为穿透伤引起,主要的临床表现为急性心脏压塞,手术前往往诊断为心脏创伤。伤后失血量大,若延误诊断和处理,死亡率较高。1974年Mattox报道,上腔静脉损伤的病死率为40%,膈上段下腔静脉损伤的病死率为17%。

(一)诊断

上腔静脉或下腔静脉在心包段内发生破裂时,都无例外地形成急性心脏压塞。因此腔静脉损伤与心脏损伤在术前很难鉴别,大多数须经手术探查方可明确诊断。

(二)处理

对疑有此类大血管损伤均应及时手术探查。手术方法:选择胸骨正中切口,切开心包和显露血管后先控制出血。通常用手指压迫止血,迅速输血补液纠正休克。然后使用阻断钳阻断部分管腔,修复静脉破口。在修复时应注意：

（1）不能直接阻断腔静脉血流，只能部分阻断血管腔或使用导管在内转流下修复腔静脉。内转流法是将有侧孔的导管经右心耳插入上（下）腔静脉，在裂伤的远、近端收紧围绕腔静脉的固定带止血。腔内分流可以保证回心血流和无血手术野，然后进行修复。

（2）多数裂口可单纯缝合，也可以修整裂口后作端-端吻合。

（3）如腔静脉壁缺损或张力过高时，可作血管补片或血管移植术。移植物可选用自体心包或自体静脉，人造血管做静脉移植时，其远期通畅率不高。

第八章 胸部损伤

第一节 胸骨骨折

一、病因和发病机制

胸骨骨折（sternal fracture）少见。

（1）在重大汽车撞击事故中，驾驶、乘车人员发生胸骨骨折的概率约为4%，绝大多数因方向盘直接撞击（挤压）驾驶员胸骨所致；坐在汽车前排座位的老年人在汽车受到来自前方的暴力撞击时，发生胸骨骨折的危险性更大。

（2）其他强大的直接暴力作用于胸骨时，同样可使其发生骨折。

（3）典型的胸骨骨折为胸骨横断，位置多在胸骨上端（胸骨柄）或胸骨体的中部，骨折断端或内陷或重叠畸形。个别患者的胸骨体骨折线呈斜行，常合并肋骨骨折。

（4）与胸部的其他创伤一样，胸骨骨折一般伴有胸内脏器或结构的损伤，其中导致心肌损伤及血流动力学紊乱的病例并非罕见。若合并胸廓内动脉破裂，可形成血胸。严重的胸骨柄骨折后向后移位，偶尔可引起胸段气管断裂。

二、诊断

根据外伤史、查体、X线摄片和其他检查，胸骨骨折的诊断多无困难。

（1）查体：骨折局部有明显的触痛，软组织肿胀，骨折严重者可见胸骨局部有凹陷畸形并闻及骨摩擦音。要注意观察患者有无气促、呼吸困难及发绀等临床症状和体征，并要警惕合并心脏、肺及胸内大血管损伤的可能。

（2）拍摄侧位及斜位X线胸片，可显示胸骨骨折的部位和移位程度。在正位X线胸片上难以显示胸骨骨折线与骨折造成的畸形。

（3）胸部CT扫描能够清楚显示胸骨骨折的轮廓与邻近脏器的损伤情况，有时还可发现胸部其他骨骼的骨折。

（4）胸部MRI检查：除了能发现胸骨骨折之外，还能显示并存的胸锁关节分离或脱位。

三、治疗

胸骨骨折的治疗视骨折的严重程度而定。

（1）无明显移位、不合并胸内其他脏器损害的患者，通过镇痛和预防肺部并发症可以达到痊愈目的，一般不需要住院治疗。

（2）移位严重的胸骨骨折病例，可经胸骨正中切口进行切开（开放）复位与内固定术，用不锈钢丝横行缝合固定骨折断端（图8-1）。有的病例可采用胸骨牵引术。

（3）胸部创伤造成胸肋关节脱位或者肋骨—肋软骨接合部分离而导致胸骨浮动者，亦可采用内固定术或外固定术。

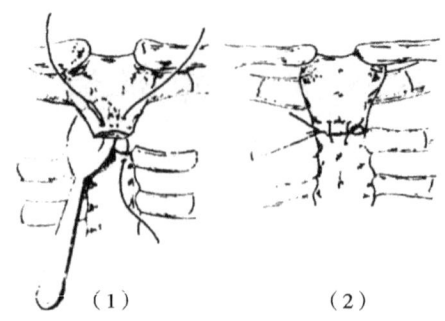

图8-1　胸骨骨折内固定术
（1）用不锈钢丝纵行贯穿缝合胸骨骨折两断端；
（2）胸骨骨折两断端复位、对合后将用于内固定的不锈钢丝打结，完成内固定

第二节　肋骨骨折

肋骨共有十二对（真肋七对，假肋三对，浮肋二对）。肋骨前接胸骨，后连胸椎构成胸廓保护脏腑。肋骨骨折可分为两种：脆骨与肋骨接合处骨折和真肋骨骨折。

一、原因

肋骨骨折多是直接暴力打击所致，如行路滑倒肋骨被硬物垫伤或肋骨遭受挤轧等。脆骨与肋骨接合处骨折，多见于胸部第二三胸肋。真肋骨折断多见于肋骨的中部（腋下部）。

二、症状与诊断

肋骨骨折（图8-2）无明显肿胀，而有凸凹症状，尤以胸肋与脆骨接合处骨折凸凹明显，用手触摸时有的无骨擦音，有的骨擦音明显。肋骨中段骨折，自觉症状是咳嗽、行动时上身倾向患侧，有骨擦音，医者用手触诊时，亦有骨擦音。肋骨骨折，因肺部受到震动和损伤，故多有合并咳嗽症状者，痰内带血或吐血块。在吐痰与咳嗽时，疼痛剧烈并有骨擦音，行动时须用手按住骨折处。晚间睡眠不能仰卧，须将背部垫起成半仰坐形式才觉舒适，有时呼吸短促。

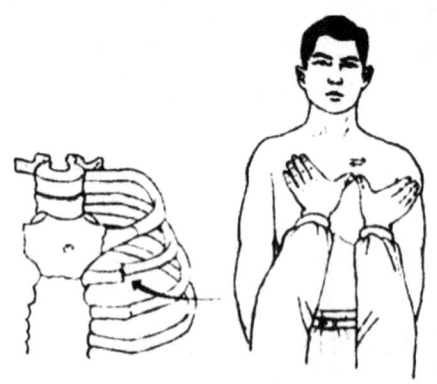

图8-2　肋骨骨折

三、整复术

如胸部第二三真肋与脆骨交接处骨折，多有错位一半，局部有凸凹之症状，如此须用手法整复。外敷止痛膏，内服接骨散。5～6周可愈，并无其他不良后果。如真肋中部骨折重叠时，在临床上应用的

手法有两种。

（1）骨折在胸前面者，使患者仰卧位，在其背后胸椎处垫一小枕头使胸部凸起，令一助手整复牵引。医者用手摸准肋骨折端，使用推压法。推压时，须令患者大声咳嗽或向外鼓气，这样，能使患者陷下的肋骨托起。医者再用手向肋骨弯曲方向推压凸出部，即能复位。

（2）令患者取坐位。如系右侧真肋骨折，使患者抬起右侧上肢，向左侧倾斜，左侧肋骨骨折向右侧倾斜（图8-3）。这样能借助肋下肌、肋间外肌和肋间内肌等肌肉之牵引，而易于手法复位。

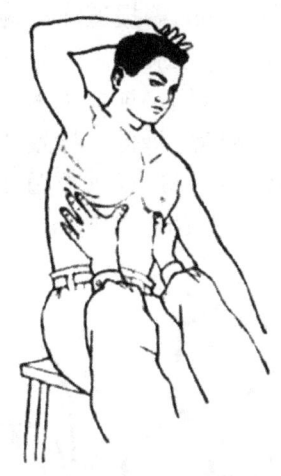

图8-3　肋骨骨折整复法

四、术后处置

外敷止痛膏，以棉布垫垫好，再以厚纸片附在外部，用腿绷或布制绷带包扎固定（图8-4）。包扎要松紧适宜。固定期一般约为3～4周，每7天须换药一次。7天内服活血散，胸腹胀闷者可服四消丸或三黄宝蜡丸，7天后可服接骨丹或接骨散，咳嗽时可服止咳养肺等药物。

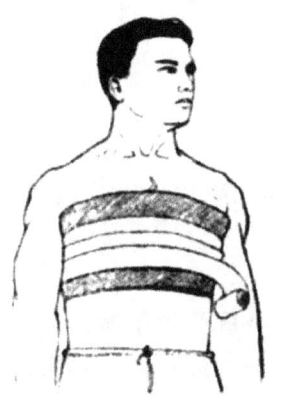

图8-4　术后包扎固定法

第三节　连枷胸

连枷胸多因强大暴力致多根多段肋骨骨折，特别是前胸壁多根多段肋软骨骨折，使胸壁失去稳定性，发生反常呼吸，并多同时发生肺挫伤，直接影响呼吸、循环功能，如不及时恰当处理，可引起严重的呼吸、循环功能障碍。

一、病因

连枷胸常发生于严重冲撞和挤压伤后，重点要问清致伤原因、时间，暴力大小、作用部位，观察疼痛、呼吸困难、咯血、休克等症状及严重程度。

二、发病机制

在多根多处肋骨骨折时，因两处或两处以上的肋骨断端即与整个骨性支架分离，在胸腔负压的作用下出现局部胸壁软化和浮动，称连枷胸。连枷胸造成吸气时胸壁内陷，呼气时胸壁向外凸出，使两侧胸腔的压力失去平衡，此称反常呼吸（图8-5）。有的伤员因骨折断端呈锯齿状并相互交锁，或因肌肉、骨膜和小骨片相连，或因伤员胸壁肥厚，肌肉因疼痛刺激呈痉挛状态，或是损伤早期，反常呼吸并不明显。Linder-casper一组报道误诊率达22%，Shackford等报道连枷胸误诊率占13%，稍后因活动、咳嗽、缺氧、呼吸困难、呼吸动度增大，逐渐或突然出现浮动胸壁，在早期诊断时有漏、误诊的可能性。反常呼吸的结果可造成咳嗽无力、排痰困难。肋骨骨折特别是连枷胸多继发严重肺挫裂伤、肺泡及间质出血水肿、肺不张、肺实质病变，肺的顺应性、潮气量随之降低，导致严重呼吸困难和低氧血症，有效呼吸面积及功能残气量减少或纵隔摆动影响血液回流，结果造成呼吸循环功能紊乱，以上结果相互影响形成恶性循环，可在短时间内威胁伤员生命，病死率高达10%以上。

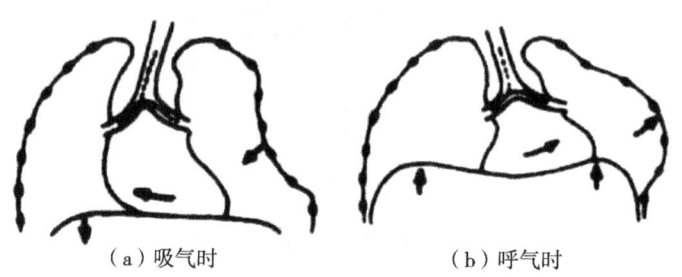

（a）吸气时　　　　（b）呼气时

图8-5　连枷胸反常呼吸

三、临床表现

患者受伤后除出现胸部外伤的一般表现外，其特异表现为受伤胸部呈软化状，出现反常呼吸、胸壁畸形，患者呼吸困难，甚至休克。

四、诊断要点

（一）体格检查

1. 胸廓反常呼吸

检查方法是在伤员呼吸时，对比双侧胸廓活动情况，如吸气时局部胸廓不仅不抬高反而内陷，呼气时不仅不下陷反而向外凸出。

2. 胸廓间直接压痛试验

检查者在检查时轻压胸骨体，使骨性胸廓受到压缩，常有骨折断端摩擦的感觉，患者立即感到损伤肋骨断端疼痛，如果对每根肋骨由前下向后上进行仔细触压，疼痛最明显处多为骨折断端，并且可触到明确的骨擦感。

3. 视诊及触诊

看到或触到肋骨局部有凹凸或成角畸形。

以上三条具其一者即可确诊。

4. 其他脏器损伤

在胸腹部检查时要特别注意发现因肋骨骨折而继发胸内和腹上区内脏损伤的症状和体征，如血气胸、干湿啰音及叩诊鼓音、浊音以及肝、脾破裂的症状和体征。

（二）辅助检查

1. 实验室检查

急查血常规及血细胞比容和动脉血气分析，以了解失血和低氧血症情况，有无胸腹部活动性出血及血气胸，肝、脾、肾的可能损伤等。

2. 超声波检查

急诊做 B 超检查，以确定有无血胸及心包压塞和胸腹实质性脏器伤，并可在 B 超指引下行胸腔、心包和腹腔穿刺，或放置胸腔闭式引流，为进一步确诊和救治提供准确定位。以上检查简便快捷，可在急诊科床边进行，各级医院都应常规配备。

3. 胸部 X 线检查

只要伤员情况允许，必须急摄立位后前位全胸片，必要时加摄侧位和斜位片，普通胸片不仅对肋骨骨折的部位、根数、单处或多处的确诊提供重要的依据，而且对继发性胸腔腹内脏伤的诊断提供了客观的根据。但应注意以下几点。

（1）伤员危重时只要经体检即可作初步诊断，并优先做急救处理，不要因强求 X 线摄片而延误救治时间，避免因摄片、会诊、转运而发生呼吸心搏骤停。

（2）在做 X 线摄片检查时，应尽量不摄仰卧位，因为在仰卧位时常见的血气胸很难显示，如不能站立，可摄坐位片，还可摄健侧卧位片，以便显示血气胸的真实情况，并可作定量诊断。

（3）普通胸片对少量心包、胸腔、纵隔积血仍难以显示，胸部 CT 片就可显示出来。

（4）由于肋软骨不能显影，有时胸壁反常呼吸严重，但胸片只看到单纯肋骨骨折，当肋软骨及其与肋骨交界处骨折无错位、肋骨骨折端在侧方重叠，或在左心后方的骨折胸片上亦难显示，只有在 2～3 周后骨痂形成或摄斜位、侧位片时方可显示出来。

五、治疗

单纯连枷胸或合并轻度肺挫伤，其反常呼吸幅度不大，可不作固定；如反常呼吸运动明显，合并严重肺挫伤，有明显缺氧表现，在治疗中应作胸壁固定。急救时可用沙袋压迫或加压包扎，病情改善后，可行各种肋骨牵引悬吊治疗。1956 年 Avery 等基于"气体摆动"学说提出"肺脏气体内固定法"，由稳定胸壁改用定容型呼吸机过度换气，以机械力量控制反常呼吸，克服气体摆动。由于疗效肯定，从 20 世纪 50 年代至 70 年代一直是欧美各国治疗连枷胸的常规措施，但由于机械通气需 2～3 周至胸壁基本稳定，护理工作量大，与呼吸机治疗相关的并发症多，且医疗费用昂贵，住院时间长，其用于连枷胸内固定已被摒弃。由于"气体摆动"学说始终未被证实，1975 年 Maloney 等建议在连枷胸中放弃这一概念。1987 年蒋耀光等的动物实验也否定了所谓"摆动气体"的存在。目前机械通气只适用于纠正患者的低氧血症及严重肺挫伤发生 ARDS 时的呼吸支持。近十余年来，欧美一些学者从美观角度考虑，为纠正胸廓畸形，在治疗肺挫伤的同时，注重肋骨骨折的内固定。临床实验也证明胸壁内固定效果好，患者可早期下床活动，加速康复，且并发症少、住院时间短，具有较好的外观和功能恢复，可降低医疗费用。动物实验也证实胸壁手术固定可增加肺潮气量，降低呼吸频率，减少呼吸肌的无效做功。肋骨骨折内固定方法甚多，包括用 Judet 固定架、克氏针和钢板固定等。石应康主张胸壁稳定性处理原则为较小的手术损伤，获得可靠有效的胸壁稳定，反对不适当地扩大手术，增加不必要的损伤，加重伤肺的病理生理改变。于承华介绍用克氏针进行肋骨内固定法，操作简便，不必剥离骨膜，可防止多处胸膜破裂造成困难。张齐铨介绍的胸壁骨膜外纵插克氏针治疗前、侧胸壁连枷胸的经验也具有操作简便、快速，抢救时可在床旁局麻下进行，能迅速控制反常呼吸的优点。

第四节 肺挫伤

肺挫伤（pulmonary contusion）是常见的肺实质损伤，通俗地讲就是胸部钝性伤下方的一块肺的乌青肿胀，其病理变化以受伤部位的水肿和出血而无肺表面的裂伤为特征。其在胸部钝性伤中常见，发生率为钝性胸部伤的 30%～75%，病死率为 14%～40%。

一、病因和发病机制

胸部钝性伤，如车祸、挤压伤、减速伤、坠落伤、猛烈钝器伤等，暴力局限时可引起小面积肺挫伤，暴力强大时可引起肺叶或整个肺实变。其发病机制是当暴力作用于胸壁，使胸腔受到挤压，增高的胸膜腔内压力压迫肺组织，引起肺毛细血管破裂出血；当外力消除，变形胸廓弹回时，胸内骤然的负压又可导致原损伤区的附加损伤，肺毛细血管破裂和出血加重。损伤初期，肺间质水肿、淤血，血液渗出至肺泡内，而大多数肺泡壁是完整的。12~24小时后，炎性介质的释放使毛细血管通透性增加，大量炎性细胞和单核细胞渗入挫伤肺泡及间质内，肺泡结构破坏萎陷，且渗出液及细胞碎屑的积聚又使损伤区周围间质毛细血管受压萎陷，肺毛细血管内压力升高，血流减少，肺组织实变，失去弹性，从而使肺损伤区及其周围的肺组织失去气体交换功能，引起全身低氧血症和 CO_2 蓄积。肺血流减少、缺氧、酸中毒、肺泡水肿造成肺泡 II 型上皮细胞损害，抑制肺泡表面活性物质的产生，形成肺泡透明膜，引致肺泡不张，右向左血液分流量增多，继发成人呼吸窘迫综合征。

二、临床表现及诊断

1. 胸部创伤史

根据患者有胸部创伤的病史，也可协助诊断。

2. 临床征象

临床征象常受其他合并损伤的影响。另外，其与患者体质，如患者肥胖程度、发生创伤前肺功能状态有密切关系。根据临床征象可将肺挫伤分为单纯性肺挫伤与呼吸功能不全性肺挫伤。

（1）单纯性肺挫伤：临床症状轻微，常被并发的胸部其他损伤如皮肤挫伤、皮下瘀血、肋骨骨折、胸骨骨折、反常呼吸等的征象所掩盖。呼吸困难也可以很轻，但有咯泡沫性血痰。患侧肺可闻及湿性啰音。

（2）呼吸功能不全性肺挫伤：除咯泡沫样血性痰及其伴发损伤的征象外，创伤后早期即有明显鼻翼翕动、呼吸困难、呼吸浅快（35次/分）、胸闷、发绀、心动过速等，患侧肺有湿性啰音，呼吸音减弱甚至消失。如不及时处理则易发生呼吸窘迫综合征（ARDS）。

3. 辅助诊断方法

（1）X线胸片：是诊断肺挫伤的重要手段，主要有两种基本类型。①肺浸润性病变，呈斑片状边缘模糊的毛玻璃样大片浸润阴影，最轻型者也可呈现边缘清晰的小片状密度增高影，严重者可呈现整个肺叶乃至全肺一致性高密度实变阴影，是由肺泡内出血或出血进入支气管内所致。另外患侧横膈下移，是由肿胀膨大的肺推移横膈所致。②沿支气管分布呈线状的浸润影，是由小支气管周围出血所引起。

X线胸片的严重程度与临床呼吸困难的严重程度不一定成正比关系，此点尚难得到满意的解释，可能与患者体质和外伤强度与着力点有关。

X线胸片所呈现的变化于伤后1小时即可出现，但有30%患者可延迟到4~6小时后才出现。因此，怀疑肺挫伤时应连续复查胸部摄片。经治疗后48~72小时开始吸收，2~3周后才能完全清晰。

（2）血气分析：单纯性肺挫伤 PaO_2 可正常或轻度下降，经吸纯氧1小时后，PaO_2 可以超过39.9 kPa（300 mmHg），说明肺内无明显右向左分流。呼吸功能不全性肺挫伤动脉血气分析有明显低氧血症，而 $PaCO_2$ 可正常或稍低，肺内右向左分流比值（Qs/Qt）显著升高，可达20%或以上。由于右向左分流量增加，在吸纯氧，甚至机械通气时，PaO_2 仍可较正常为低（<300 mmHg，即39.9 kPa），肺泡－动脉氧差明显升高（>350 mmHg，即46.55 kPa）。由于代偿作用，心排出量增加，动静脉氧差减低。上述改变，伤后数小时或数天才出现，故应对患者进行连续血气监测。

（3）CT检查：CT对肺挫伤的诊断有特殊价值，早期表现为肺内裂伤和肺内血肿，后期表现为肺内浸润性改变。

三、鉴别诊断

（一）吸入性肺炎

因其X线表现相似可以混淆，但患者有误吸史。

（二）肺脂肪栓塞

胸部钝性伤后可以发生肺脂肪栓塞，其临床症状和血气分析结果可与肺挫伤相似，但脂肪栓塞的胸片可表现为特征性的雪花样或细粒状或粟粒状改变。脂肪栓塞常可累及脑部，产生各种类型的意识障碍。此外，约60%的脂肪栓塞患者可以发现特征性的皮肤瘀斑。

四、治疗

（一）单纯性肺挫伤

此病无须特殊治疗，给予止痛、鼓励排痰即可很快康复。但在治疗早期仍需密切临床观察，重复胸片和血气分析，监视单纯性肺挫伤转变为呼吸功能不全性挫伤之可能。

（二）呼吸功能不全性肺挫伤

1. 及时处理合并伤

如胸廓骨折及浮动胸壁、内脏损伤、气胸、血胸等，凡有多发性合并伤尤其是颅脑损伤者应施行预防性机械呼吸；肺挫伤合并心脏挫伤伴有低心排时，应行预防性机械呼吸；若患者因合并伤手术已做气管插管，则应继续应用1~2天呼气终末正压（PEEP）；反常呼吸本身不是应用机械呼吸的指征，但由于软化的胸壁阻碍挫伤肺组织的膨胀，故应考虑早期应用机械呼吸。

2. 保持呼吸道畅通

在应用止痛药的前提下，拍击患者背部，变换患者体位，鼓励患者咳嗽，作深吸气及腹式呼吸运动，协助患者排痰，必要时可采用鼻导管吸痰。呼吸困难显著，潮气量低，有分泌物潴留时应及时进行气管切开，有支气管痉挛时可应用解痉药物，为了避免肺不张，预防感染，应考虑早期应用呼吸机治疗但必须力求避免长期应用机械呼吸。

3. 吸氧

5~10 L/min。

4. 防治感染

肺部感染是常见的并发症，可加重呼吸功能不全，故所有肺挫伤患者均应给予广谱抗生素。

5. 应用肾上腺皮质激素

皮质激素能阻止许多胺类的互相作用，从而减轻炎症反应，抑制毛细血管壁通透性增高及渗出，促进肺泡表面活性物质的产生，以促进肺挫伤康复，预防ARDS发生。氢化可的松30~50 mg/(kg·d)或地塞米松1~1.5 mg/(kg·d)，但不宜长期应用，一般以3天为宜。

6. 限制水分及晶体液输入

医源性原因是促进肺挫伤并发呼吸功能不全的重要原因。如果大量输入晶体溶液，可触发ARDS使病情恶化。可适量输注白蛋白、血浆或全血以补充血容量之不足。如果复苏时已输入大量液体，可给利尿剂。呋塞米能减轻肺静脉收缩，先降低肺毛细血管床的静脉压，继而产生利尿效果，一般用量为40~80 mg，有助于肺水肿的消退。

7. 呼吸机治疗

若患者出现呼吸窘迫和低氧血症，$PaO_2 < 7.98$ kPa（60 mmHg），$PaCO_2 > 6.65$ kPa（50 mmHg），肺内分流≥25%，应立即进行气管内插管或气管切开连续呼吸机治疗。早期应用机械呼吸，可预防ARDS的发生，较产生病理改变后再治疗更为有效。机械呼吸时以采用PEEP最为有效。呼吸机治疗肺挫伤能防止和减少肺出血，促进不张肺膨胀，改善气体交换，纠正低氧血症。但长期使用呼吸机可产生严重并发症，待血气正常后即可停止使用。在施行机械通气前必须排除气胸的存在，有怀疑时则须安置胸腔闭式引流以预防张力性气胸的发生。

8. 手术治疗

肺挫伤本身并无手术指征，发现严重合并伤，如张力性气胸、活动性出血、心包填塞、广泛性肺裂伤、膈肌破裂等，应及时开胸探查。大范围胸壁软化，机械通气仍不能维持呼吸时可考虑肋骨悬吊术或肋骨内固定术。

第九章 纵隔疾病

第一节 原发性纵隔炎

一、基本概念

(一)定义

纵隔炎是纵隔内急慢性炎症以及与之相关疾病过程和这些疾病造成后果的总称。绝大多数纵隔炎是感染性的。按照病程将纵隔炎分为"急性"或"慢性"纵隔炎。按疾病起源将纵隔炎分类为原发性纵隔炎和继发性纵隔炎。原发性纵隔炎包括特异性纵隔炎和非特异性纵隔炎;继发性纵隔炎临床最常见,可因食管穿孔或破裂、气管支气管断裂以及喉部手术后引起。

(二)病因和分类

急性纵隔炎是一种严重感染性疾病,因为纵隔解剖学特点,急性纵隔炎的危害极大,处理不及时、不适当将导致患者死亡。慢性纵隔炎包括许多疾病,一般依据病变的放射学特点或组织学特点来定义、分类,包括从活动性肉芽肿性炎症到弥漫性纵隔纤维化等一系列病变。

急性纵隔炎曾是一种少见而凶险的突发性疾病,历来剧烈呕吐后发生的自发性食管破裂或贯通性胸外伤引起的急性纵隔炎常是致死性急症。然而从20世纪50年代开始,随着内镜技术的开展,尤其是70年代经胸骨正中切口行心脏外科手术,急性纵隔炎的发生率,或多或少更为多见,临床表现也变得千差万别。因为纵隔炎发生的这些临床变化,其中包括了相对不显性感染,因此有人提出化脓性纵隔炎这个名词比急性纵隔炎更为准确。不管是化脓性纵隔炎还是急性纵隔炎,它们与慢性肉芽肿性纵隔炎或纵隔纤维化,无论在病因、临床表现、诊断和治疗方面均有明显不同。

纵隔内不同解剖部位的感染都有其特殊的感染来源,上纵隔感染最常见于颈部感染向下直接蔓延;前纵隔感染一般发生于前胸部贯通伤或胸骨正中切口手术后;后纵隔脓肿则是结核性感染或者脊柱化脓性感染的特征性部位。感染的途径和感染的环境极大地影响着急性纵隔炎的临床表现。

1. 胸腔脏器穿孔

(1)食管穿孔:剧烈呕吐后"自发性"破裂(Boerhaave综合征),穿透性创伤,吞入异物,硬质食管镜或扩张器损伤,肿瘤侵蚀,坏死性感染。

(2)气管或主支气管:穿透性损伤,气管镜,气管插管损伤,异物,肿瘤侵蚀,激光治疗。

2. 其他部位感染直接蔓延

(1)胸内感染:肺、胸膜、心包、淋巴结、脊柱周围脓肿。

(2)胸外感染:上方,咽后间隙或口腔感染;下方,胰腺炎。

3. "原发性"纵隔感染

(1)吸入性炭疽热。

（2）胸骨切开术后纵隔炎。

二、临床表现

（1）急性纵隔炎典型临床表现为发病突然且病情危重。患者出现寒战、高热，烦躁不安，常取俯卧位。患者呼吸急促，心跳加快，有明显全身中毒症状，且有濒死感。绝大多数患者主诉胸骨后剧烈疼痛，深呼吸或者咳嗽使疼痛加重。如果病变累及纵隔最上部，疼痛可放射到颈部和耳后。后纵隔或下纵隔受累，可出现神经根疼痛，并放射到整个胸部和两侧肩胛之间。

体格检查可以发现锁骨上区饱满，胸骨、胸锁关节处压痛，并可有皮下捻发音，纵隔气肿和皮下气肿的体征也可很明显。听诊 Hamman 综合征（前胸部闻及与心脏收缩期同步的压榨音）有特征性，但不常出现。此外，查体还可能发现气管移位、颈静脉怒张等纵隔结构受压的征象。局限化的纵隔脓肿常出现肿物对周围脏器的压迫征象，包括声音嘶哑（喉返神经受累），膈肌收缩无力或麻痹（膈神经受累），霍纳综合征（交感神经星状神经节受累），迷走神经受累可出现心跳加快。

（2）剧烈呕吐后发生食管破裂，是人们最熟悉的急性纵隔炎病例。除上述临床表现外，在食管完全破裂之前，可能会有呕血或血性呕吐物，一旦食管完全破裂，呕血减少或消失。食管自发性破裂后常产生一侧液气胸或者双侧液气胸，随之迅速发展成为脓胸。

（3）胸部贯通伤可以造成急性纵隔炎，尤其伤口有明显污染或者内脏器官有损伤，或者伤后就诊较晚。严重的胸部钝性伤，如胸部挤压伤，偶尔也可造成食管破裂，患者可能仅表现为严重循环，呼吸功能衰竭。

（4）内镜诊疗过程中发生的医源性食管穿孔，是现今急性纵隔炎最常见的原因。当食管本身存在病变时，食管穿孔更容易发生。其他食管创伤性穿孔，包括气管内插管的气囊压迫气管和食管，吞入异物，如义齿、金属性异物以及食管内支架均可能造成食管损伤。此外，支气管镜检查或中心静脉导管尖端穿破血管壁至纵隔也可造成纵隔炎。

（5）邻近部位感染直接蔓延的纵隔炎，包括源于牙周组织、扁桃体周围感染，或咽部食管穿孔所致的咽部感染，感染通过椎体前间隙、内脏间隙或气管前间隙蔓延，或在颈动脉鞘内蔓延。最常见的是通过咽后间隙蔓延到后纵隔，称下行性坏死性纵隔炎。绝大多数下行性纵隔炎细菌培养为需氧菌和厌氧菌混合性感染。

（6）吸入炭疽产生"原发性纵隔炎"，是由于与感染炭疽动物的皮或毛发接触而引起人类感染，吸入的孢子沉积在肺泡腔，以后被肺泡巨噬细胞吞噬，带至纵隔淋巴结，随之迅速发生出血性纵隔炎和败血症导致死亡。

（7）施行冠脉搭桥、瓣膜置换或先心病矫正等心脏手术，经胸骨正中切口可致细菌性纵隔炎，多数感染是手术时纵隔直接受到污染引起，此类纵隔炎多发生在术后 2 周内。

三、诊断

食管穿孔所致纵隔炎的诊断，普通胸部平片上特征是纵隔轮廓弥漫性增宽，纵隔内出现软组织积气，有时纵隔内有液气平面、气胸或液气胸。胸部 CT 可以更清晰地显示这些异常表现（CT 片显示食管环周存在气体，提示食管穿孔）。上消化道造影发现造影剂溢入食管周围间隙，或进入胸膜腔可确定诊断。颈部食管穿孔后急性纵隔炎，除前面所述临床征象外，颈部侧位 X 线片可以显示咽后间隙增宽，有或无液气平面，气管内气柱前移，正常颈椎侧弯消失。

心脏手术后纵隔炎的诊断通常是再次探查胸骨切口时做出的，其他表现仅提示高度怀疑。在确定和辨识软组织肿胀、积液、胸骨受侵或裂开方面，CT 具有特殊的价值。术后早期常见软组织肿胀和切口积液，并持续存在，或术后 14 天才出现，这些则对诊断更有价值。胸骨切开术后有发热、血培养阳性和伤口异常，均需再次手术探查。

四、治疗

（一）治疗原则
纵隔感染局部外科引流，全身抗感染治疗，支持疗法，治疗原发疾病。

（二）外科治疗方法
（1）急性化脓性纵隔炎可经颈部切口、经胸部切口或脊柱旁切口行纵隔引流。

（2）感染局限形成纵隔脓肿，可以在 CT 引导下经皮纵隔脓肿置管抽吸引流。

（3）较大的食管穿孔需要早期手术修补，纵隔引流和胸腔引流，以及使用有效的抗生素。

（4）胸骨切开术后纵隔炎的治疗包括早期手术探查，清创和引流，长时间全身使用抗生素。目前提倡早期闭合伤口，避免胸部切口敞开对呼吸和循环功能的影响。

（三）结果和并发症
（1）食管穿孔所致急性纵隔炎的并发症包括局限性脓肿、弥漫性脓胸和食管胸腔皮肤瘘。病程较长患者常见病情反复，可能需要再次开胸处理达到充分引流，因此多需要胃肠外静脉营养支持。

（2）尽管采取积极的外科引流，食管穿孔经颈部入路总体病死率仍高达 23%～42%。胸腔镜和经皮引流是食管穿孔的治疗方法之一，但是经典的治疗方法仍是积极的开放引流和灌洗。对于累及隆嵴以下和进展期病变，通常需要广泛的纵隔开放引流。采取经胸腔积极外科引流，下行性坏死性纵隔炎的病死率已降到 16.5%。

（3）心脏术后纵隔炎病死率差异相当大，部分是因为伴发疾病和不同治疗方法。现在大多数心脏术后纵隔炎病例能够生存，病死率为 20%～40%。

第二节　肉芽肿性纵隔炎

一、基本概念

（一）定义
肉芽肿性纵隔炎和纵隔纤维化是一类疾病的统称。肉芽肿性纵隔炎和纵隔纤维化并不是两个完全独立的疾病过程。它是慢性炎症和纤维化疾病过程的两个极端。

（二）病理生理学
应用组织胞浆菌病或者结核病做实例说明，很容易理解肉芽肿性纵隔炎和纵隔纤维化的发病过程以及与之相关临床表现。首先是肺内原发灶，继而原发灶引流的淋巴结受累，最后形成纵隔淋巴结炎。这一过程通常伴有一定程度的淋巴结周围炎，整个淋巴结被干酪样物质占据，并穿破淋巴结外膜形成不规则的包块，以后纤维组织增生形成包裹。有些包块内可出现致密的钙化。大多数情况下纵隔肿块的直径 4～6 cm，有时直径可达 10 cm。纤维包膜的厚度是临床表现的主要决定因素，约 75% 患者包膜壁厚 2～5 mm，如此很少引起临床症状。约 25% 患者的包膜壁厚达 6～9 mm，这将侵蚀邻近的组织和脏器。由于纵隔内各脏器相邻较近易受损伤，所以即使一个良性局限性病变也可能引起相当严重的病理生理改变。

纵隔病变的临床表现主要取决于究竟是哪组纵隔淋巴结受累。右侧肺门旁淋巴结受累可能导致广泛的上腔静脉综合征。如果病变继续发展为弥漫性纤维化，则整个上纵隔都将受累。

（三）发病机制
纵隔炎症和纤维化严重程度不同，主要因为受累淋巴结长期、缓慢渗出可溶性抗原及其他物质可能导致纤维化，如组织胞浆菌病患者，有纵隔纤维化者其组织胞浆菌素试验反应性高，而球霉菌病虽然也产生肉芽肿性纵隔淋巴结炎，但是它从来不会发展成纵隔纤维化。另一种意见是导致纵隔纤维化的原因是多种刺激原引起胶原机化异常的结果。但是，无论如何宿主对刺激的应答能力以及活力在疾病发展过程中起着重要的作用。此外，除纵隔纤维化外，某些患者其腹膜后以及其他部位也存在纤维化，这可能提示存在自体免疫机制问题。

（四）病因

从纵隔干酪性炎症向无细胞的纤维化演变过程中，原发性疾病的病因较难确定。但是，大多数肉芽肿性纵隔炎是由组织胞浆菌病或结核引起的，地域和种族因素可以影响纵隔感染发生率。北美最常见的感染源是组织胞浆菌，亚洲人结核病的发生率明显高于北欧后裔。其他引起纵隔纤维化的感染性疾病还有放射菌病、梅毒、线虫类感染如班氏丝虫病。此外，还有报告化脓性疾病、结节病产生纵隔纤维化。其他非感染性病因，包括矽肺、液状石蜡（结核填充物的迟发并发症）、创伤性纵隔血肿也可能产生纵隔纤维化。

二、临床表现

一般活动性肉芽肿性纵隔炎缺乏临床症状，常常是在 X 线胸片上偶然发现纵隔增宽。完全纵隔纤维化在多数情况下出现症状。首发症状为咳嗽，以后有呼吸困难、咯血和胸痛，产生症状的原因为纤维化过程中纵隔结构受侵或受压，其次是钙化的包块腐蚀邻近组织。如上腔静脉受累，可能还会出现食管、气管、主支气管、大的肺血管和纵隔内神经受累的症状。有时临床症状和体征是多个脏器同时受累的共同结果。

（一）上腔静脉梗阻

肉芽肿性纵隔炎和纵隔纤维化最常见的并发症是上腔静脉梗阻。临床上大多数上腔静脉梗阻继发于恶性疾病，良性病变仅占 3%～6%，其中肉芽肿性纵隔炎和纵隔纤维化占了绝大多数。在肉芽肿和纤维化的任何阶段均可以发生上腔静脉梗阻。肉芽肿性纵隔炎或纵隔纤维化导致的上腔静脉梗阻发展缓慢，侧支循环有可能将大部分血液分流，但是，即使慢性上腔静脉梗阻也可能产生严重并发症，如食管静脉曲张出血、反复上肢血栓性静脉炎和静脉炎后综合征。下腔静脉和奇静脉很少受累，罕见累及胸导管，然而，一旦胸导管受累将出现乳糜胸及相应临床表现。

（二）食管受累

仅次于上腔静脉梗阻的是食管受累，表现有食管外压性改变、外牵性食管憩室、食管运动功能异常、食管出血等。1/3 食管受累病例主诉有吞咽困难、胸痛或呃逆。

（三）气道受累

气管或主支气管受累的临床症状较为普遍，发生率位于第三。纵隔纤维化可以累及任何一支叶支气管，最常见中叶支气管受累，常伴中叶综合征。气管食管瘘少见，在其发生之前先出现咳痰或咯血。纵隔淋巴结炎症状多见于儿童，主要特征是咳嗽呈刺耳性金属音，系气管或支气管受压而致。原发复合征的纵隔淋巴结炎本身是自限性疾病，症状一般持续数周至几月而自行消失。

（四）肺血管受累

纵隔纤维化可能累及出入心脏的大血管，一侧或双侧主肺动脉进行性梗阻将产生肺动脉高压、肺心病、难治性右心衰竭。纤维化性纵隔炎产生肺动脉高压时，临床症状和影像学的表现与慢性肺动脉主干栓塞相同。近端肺静脉狭窄临床上类似二尖瓣狭窄，出现肺静脉压升高和反复发作咯血。单侧肺静脉受累可能出现一侧肺静脉高压，导致相应的单侧肺纤维化。

（五）纵隔神经受累

一侧喉返神经受到牵拉或压迫，可以出现声音嘶哑，膈神经受累可出现膈肌麻痹。交感神经链的颈交感神经节受累可出现 Hornor 综合征。迷走神经受累可有持续性心动过速。

三、诊断

大多数纵隔纤维化病例胸片有异常表现。普通 X 线胸片上，肉芽肿性纵隔炎表现有右侧气管旁局限性团块。到纤维化阶段，上纵隔原有团块变为纵隔弥漫性增宽。肉芽肿性纵隔炎或纵隔纤维化的肿块有分叶，边缘更光滑。硬化性纵隔炎在 PET 检查时可出现阳性结果，所以判断纵隔内占位性病变的良恶性不能完全依赖 PET 检查。临床上有明显上腔静脉梗阻症状，胸片未能显示纵隔异常，需要行胸部 CT 平扫或增强扫描检查。

患者出现上腔静脉综合征、局限性纵隔肿物或其他明显临床症状，需要外科手术探查，明确病变的良性或恶性。可做纵隔镜检查，它简单、有效、风险相对较小。某些病例经多年随诊，影像学异常无明显变化，或团块中有高密度钙化影，临床确诊为非恶性病变，这样的患者可以不采取手术探查来明确诊断。

四、治疗

（一）内科治疗

（1）至今对于肉芽肿性纵隔炎和纵隔纤维化缺乏特异性治疗。抗真菌治疗可能对于与组织胞浆菌病有关的活动性炎症有一定疗效，但是抗真菌治疗特异性指征仍不明确。

（2）对于结核菌引起的纵隔并发症，痰或组织活检分枝杆菌阳性，或有确切证据支持活动性结核存在，以抗结核治疗为主。

（3）肉芽肿性纵隔炎和纵隔纤维化的临床表现与感染本身有关，也与机体反应性有关，据此理论出现了针对机体炎症反应的治疗方案。但是，应用皮质类固醇治疗纵隔纤维化和腹膜后纤维化结果却相反。腹膜后弥漫性纤维化对类固醇治疗反应更为明显。迄今抗感染治疗对肉芽肿性纵隔炎和纵隔纤维化的作用尚无定论。

（二）外科治疗

（1）外科切除炎症性或纤维化的组织，可获得确切诊断，并减小肿块体积，避免将来肿块增大粘连，压迫纵隔内邻近脏器或组织。临床上手术操作困难，但支气管成形术效果较好。

（2）上腔静脉梗阻所致食管静脉曲张出血和上肢静脉炎，理论上应该行手术治疗。上腔静脉搭桥技术上难度较大，效果也不十分确切，治疗选择之一是血管内置放支架。

（3）大的肺血管梗阻提示预后不佳，目前治疗肺血管梗阻的方法有限，对于某些患者，血管内导管扩张或放置支架仍然不失为一种治疗的选择。

第三节　纵隔疝

纵隔疝是指一侧肺脏部分经纵隔进入对侧胸膜腔的临床现象，很多因素能够引起纵隔疝。纵隔有几个薄弱区，分别是前上纵隔、后上纵隔和后下纵隔，临床上较多见的是前上纵隔疝，而后上纵隔和后下纵隔疝较少见。纵隔疝和纵隔移位不同，后者是整个纵隔连同内容物向对侧移位，纵隔疝与纵隔移位在临床上较难鉴别，二者往往同时存在。

任何引起两侧胸膜腔压力不平衡的因素均可造成纵隔疝。当一侧胸膜腔内的压力大于对侧，肺脏通过纵隔薄弱区进入对侧胸膜腔，同时纵隔向对侧移位，常见于张力性肺大疱、阻塞性肺气肿、胸腔积液等；当一侧胸膜腔因病变使其容积缩小，将纵隔和对侧肺牵向患侧，亦会引起纵隔疝，常见于肺不张、肺结核损毁肺、慢性胸膜炎、一侧全肺切除术后等。

一、临床表现

纵隔疝不是一个独立的疾病，而是一种特殊的、很多原因均可引起的临床现象，临床上往往与纵隔移位同时存在。纵隔疝的临床症状主要取决于原发疾病，可以出现气短、呼吸困难、喘鸣等，还可以影响回心血流量和循环功能。查体时可见气管移位，前纵隔部位叩诊为过清音，心音变弱、遥远，甚至在胸骨旁可闻及呼吸音。纵隔疝的临床症状并非特异性，可能是原发疾病的临床表现的一部分，如严重阻塞性肺气肿时，以上所提及的症状和体征均可在临床上出现，而纵隔疝亦是疾病的临床特征之一。

二、放射学征象

后前位 X 线胸像和气管分叉体层像上可见局部透亮区超过气管轴线，为肺组织或肺大疱疝入对侧胸膜腔。肺窗 CT 扫描可以清晰地显示纵隔疝的部位和范围、疝入的肺叶，并能了解双侧肺间质的改变，对原发疾病的诊断有所帮助。

三、诊断评析

纵隔疝是一种临床现象，由多种病因引起，临床症状不特异，与引起纵隔疝的原发病有关。放射学征象是诊断纵隔疝的可靠参考标准，尤其是CT扫描除了能够明确纵隔疝的诊断外，还能帮助了解胸腔内的情况，从而对原发病进行诊断。

四、治疗

治疗原则主要是处理原发病。张力性肺大疱、肺囊肿、肺部肿瘤等，需经手术治疗，治疗后患侧的胸膜腔内的压力可能减低，促使疝入对侧的肺组织回位；胸腔积液需进行抽液治疗，被压迫疝入对侧的肺组织和向对侧移位的纵隔会很快恢复原位；慢性阻塞性肺气肿，可以进行肺减容手术，使张力性肺气肿减低，肺容积减小，使纵隔疝减轻或恢复；一侧病变为慢性胸膜炎、肺结核损毁肺、肺不张，纵隔移位和纵隔疝亦不需单独进行处理，有些可以通过解决、处理原发病而使纵隔疝得到缓解，而一侧全肺切除后的纵隔疝，本身就是代偿机制，不需处理。

第四节　纵隔气肿

纵隔内气体聚积，称为纵隔气肿。少量积气可无症状，当突然发生或大量气体进入纵隔，压迫其内器官，可导致呼吸循环障碍，甚至危及生命。

肺泡内气压骤然升高导致肺泡破裂，气体进入肺间质，然后沿支气管和肺血管周围鞘进入肺门和纵隔，称为mackin效应。呼吸窘迫综合征、产气菌感染、哮喘持续状态、间质性肺疾病、分娩、癫痫发作、各种钝性胸外伤、医源性损伤如正压机械通气、Valsalva动作、全身麻醉后等均可呈现mackin效应。上呼吸道和颈部手术包括内镜等有创检查都可能发生纵隔气肿。此外，车祸中减速伤，因气管隆嵴位置相对固定，距隆嵴3 cm范围内的气管、主支气管易撕裂而发生纵隔气肿。食管痉挛阻塞，易在食管下部8 cm处发生纵行撕裂，因该处食管无结缔组织支持。胃肠穿孔、肾周围充气造影术或人工气腹术，腹腔内气体可经膈肌主动脉裂孔和食管裂孔周围的疏松组织进入纵隔。

纵隔内的空气常向上沿颈筋膜间隙逸至颈部皮下，甚至向脸面部、胸腹皮下扩散，发生皮下气肿。空气也可向下至腹膜后组织。

纵隔气肿症状的轻重与积气量、压力高低以及发生速度有关。积气量少、发生缓慢时，可无明显症状；积气量多、压力高、发病突然时，患者常感胸闷不适、咽部梗阻感、胸骨后疼痛并向两侧肩部和上肢放射。咽后部或喉周围气体扩散会出现吞咽困难或发音困难。上腔静脉受压或伴发张力性气胸时，患者烦躁不安，脉速而弱，出冷汗，血压下降，意识模糊以至昏迷。此外患者常伴有引起纵隔气肿的原发病的相应症状。体检：严重者出现呼吸困难、青紫，颈静脉怒张。心尖冲动不能触及，心浊音界缩小或消失，心音遥远，约半数患者可于心前区闻及与心搏一致的摩擦音或咔嗒音（Hamman征），以左侧卧位为清晰。出现皮下气肿时，局部肿胀，扣诊有握雪感，听诊有皮下捻发音。

X线检查在纵隔气肿的诊断中非常重要，纵隔积气在X线上可被显示是因为气体勾画出壁层胸膜和其他纵隔结构。X线正位胸片示纵隔两旁有以索条状阴影为界的透亮带，一般以上纵隔显示明显，心边缘亦见透亮带，多发生在左侧。纵隔气肿向下扩散至心脏与膈之间，使两侧横膈与纵隔呈连续充气，称为"膈连续征"。其他征象有主动脉结突出，系其周围包绕着透光区所致。纵隔积气在侧位片上能更好地显示胸骨后积气，表现为胸骨和心脏间距离增大。后纵隔内有气体时，通常在下行的胸主动脉和腹主动脉、肺动脉等结构近端形成锐利的轮廓线，亦能在颈、面、胸部皮下组织见到积气征。CT检查不仅能直接观察到纵隔内气体密度影的存在，并能清晰分辨与周围结构的关系，同时可显示胸壁及颈部有无皮下与深部组织间的气肿存在。

根据患者有诱发纵隔气肿的有关疾病、呼吸困难和胸骨后疼痛等症状，胸部X线检查发现纵隔两侧透亮带，即可诊断纵隔气肿。原因不明的颈部皮下气肿应考虑有纵隔气肿的可能。

如纵隔气肿症状不明显可不必治疗，一般 1~2 周内气体可自行吸收。但应针对原发疾病进行积极处理，如控制支气管哮喘的急性发作，食管穿孔紧急进行修补术，气管、支气管破裂的手术治疗等。若纵隔积气量大、压力高，致使纵隔器官受压出现呼吸循环障碍时，可行胸骨上小切口，直达纵隔筋膜层，促使纵隔内气体排出。伴发张力性气胸者应行胸腔闭式引流术。如是正压通气所致，应尽快撤离正压通气，或尽量改用小潮气量通气，停用或减少 PEEP 以及改换压力限制型通气模式等。吸入纯氧以置换氮，可促进纵隔内和皮下积气的吸收，如并发纵隔炎时给予广谱抗生素治疗。

第十章 心胸外科手术并发症及防治

第一节 胸外科常见并发症

一、胸腔闭式引流的常见问题

胸外科手术后一般常规放置闭式引流管,正确有效的引流对手术后患者的顺利恢复起到至关重要的作用。

胸腔闭式引流虽然是一个简单的操作,但也常常出现问题,给我们的临床工作造成不便。常见的主要有以下几种。

(一)引流管放置位置不当
选择引流管放置的上下位置一般原则是引流液体应在胸腔下部,引流气体应在胸腔上部。

1. 胸腔下部引流管放置过高或过低

放置过高则低位置的液体引流较困难,而过低的胸管可被上抬的膈肌顶压折叠弯曲而影响引流效果,有时候还会刺激膈肌造成顽固性呃逆或膈肌痉挛致剧烈胸痛。从理论上讲,如果术后肺复张良好,不论胸管放置高低均可被肺膨胀挤出胸腔。但实际情况是,在各种原因的制约下,尤其是肺叶切除的患者,很难达到理想状态的复张。一般来讲,下部胸管的位置常选择在腋中线第7或8肋间,但是如果患者体型较特殊,也可以根据具体情况调整置管位置。

2. 胸腔上部引流管过低

胸腔上部引流管的作用是引流气体,放置位置越高越好,但是第1肋间由于有损伤胸顶大血管的风险,因此常放置在第2肋间。有时候会误放在第3肋间,以至于造成引流不畅的后果。

3. 置管处皮肤切口

置管处皮肤切口与肋间切口不一致,可造成引流管扭曲受压而引流不畅。

4. 胸腔引流管置入深度不当

正确的置入深度,应该是使引流管最低侧孔距离胸腔壁大约2 cm。

(1)引流管置入过深:如果胸腔内引流管过长,肺膨胀时可能压迫引流管,使之扭曲变形而影响引流效果。少数情况下,过长的引流管也可以压迫肺或其他组织,影响肺复张或者造成其他组织损伤。

(2)引流管置入过浅:容易发生引流管脱出,或者引流管侧孔位于胸腔外导致皮下气肿。

(二)引流管脱出

1. 常见原因

(1)胸腔引流管置入胸腔过短。

(2)胸腔引流管固定欠妥,如胸管的结扎固定线结与皮肤缝线线结之间距离过长,胸管结扎线松脱或者结扎线断裂等。

（3）患者改变体位、活动或者被搬动时，胸腔引流管受到暴力牵拉。

（4）患者自行拔除，临床上偶有发生。

2. 引流管脱出类型

（1）引流管完全脱出胸腔外。

（2）引流管部分脱出：引流管侧孔部分或者全部位于胸壁外，可引致气胸；引流管侧孔未露出胸壁外，但部分已位于胸腔外的胸壁软组织中，可引致皮下气肿。

3. 处理

发现胸腔引流管脱出应及时处理，一般不应将原引流管再次送入胸腔，因为难以彻底消毒，容易造成细菌污染。部分脱出的引流管再要往胸腔里送亦较困难，送入深度也难掌握。所以，主张重新放置引流管并确切去除造成引流管脱出的原因。

4. 预防

（1）选择长度适度的胸腔闭式引流管，置入胸腔内深度适宜。

（2）胸腔引流管妥善固定。

（3）可用胶布条缠绕胸管一周后再贴于皮肤上以加强固定。

（4）患者改变体位、活动或者被搬动时，注意引流管的保护，避免其受到暴力牵拉。

（三）引流管周渗液

1. 原因

（1）胸管引流不畅。胸膜腔内积液增多，压力增大，可造成积液沿着引流管与胸壁组织间隙渗出胸腔外。

（2）胸腔引流管胸壁切口缝合不严。

2. 处理

（1）保持胸腔引流管通畅，减低胸腔内压力。

（2）胸腔引流管胸壁切口缝合不严者，应加以重新缝合固定。

（3）可用凡士林油纱环绕胸管加压包扎。

二、术中心律失常

麻醉及手术期间由于患者原有疾病、麻醉、手术操作等原因可诱发心律失常，尤其是心脏病患者和危重患者。

1. 常见原因

（1）手术操作刺激：术中操作特别是牵拉肺门、游离中上段食管时牵拉迷走神经容易诱发心律失常，以心动过缓较多见。术中使用电刀、电钩时，电流可直接刺激迷走神经诱发心律失常。术中为了追求良好的显露，过度压迫心脏也可造成心律失常。

（2）电解质紊乱：如低钾血症可诱发房性或室性早搏及房室传导异常，高钾血症容易出现窦房传导阻滞、室性早搏、室性心动过速、室颤等。

（3）缺氧和二氧化碳潴留：①痰液或血液堵塞气管或支气管；②麻醉插管位置过深引起健侧肺组织通气不足，造成通气/血流比例失调；③术中对侧胸膜劈裂，术侧血液或冲洗液流入对侧压迫肺组织造成肺通气不足；④术中健侧肺大泡破裂致张力性气胸压迫肺组织；⑤钠石灰失效而未及时更换造成二氧化碳潴留。

（4）麻醉因素：

①麻醉用药：大多数麻醉剂对心肌有直接抑制作用，并可通过自主神经系统间接影响心脏，吸入性全麻药较静脉麻醉剂对心律影响更大，因此麻醉前应一般使用阿托品加以预防。

②麻醉操作：气管插管时咽喉和气管内感受器受到刺激，引起交感神经活动增强，血儿茶酚胺增加可以诱发心律失常。可以于插管前向咽喉部喷洒利多卡因来降低交感神经敏感性，从而减少心律失常的发生。

③麻醉管理：主要包括循环和呼吸两方面。术中失血过多而未补够或者术中过快过量的输液将破坏循环的稳定，可引起心律失常。麻醉中各种原因导致的缺氧和二氧化碳潴留，可以诱发心律失常。

（5）低体温：资料显示体温低于34℃使，窦性心律失常发生率明显提高，特别是在输入大量低温库存血后可引起体温降低。手术结束冲洗时如果用冷水可能会刺激心脏诱发心律失常。

（6）术前的并发症：术前患者如合并心血管疾病、慢阻肺、甲亢等，术中较易出现心律失常。术前服用一些心血管药物，如洋地黄药物使用过量，也可以诱发心律失常。

2. 心律失常的处理

心律失常的处理可分为病因治疗和药物治疗，有的心律失常去除病因后无须用药物治疗就可以恢复正常，如纠正电解质紊乱、减轻疼痛、纠正低血容量、纠正高碳酸血症和改善通气、纠正低氧等，操作引起的可暂停操作，尽量避免或轻柔操作。因此，手术中出现心律失常后应首先查找病因，针对病因进行处理，若去除病因后心律失常仍未纠正或减轻就要考虑药物治疗。

（1）窦性心动过速和心动过缓：窦性心动过速时可使用毛花苷C、β受体阻滞剂等。心动过缓可给予阿托品、麻黄碱等。

（2）期前收缩：分为房性期前收缩、房室交界性期前收缩和室性期前收缩，以房早和室早多见。一般对于偶发和不影响心排血量的期前收缩不予处理，频发而且影响心排量的需要用药物治疗。房性期前收缩可使用胺碘酮或普罗帕酮。室性期前收缩可使用利多卡因。

（3）阵发性室上性心动过速：可选择维拉帕米（异搏定）、普罗帕酮或毛花苷C。

（4）房扑和房颤：首选毛花苷C，也可用维拉帕米。

（5）室扑和室颤：最严重的心律失常是心脏骤停前的心电图表现。处理见心脏骤停部分。

（6）房室传导阻滞：Ⅰ度组织对血流动力学影响较小，一般不予处理。Ⅱ度可使用阿托品、异丙肾上腺素。Ⅲ度一般需要安装临时心脏起搏器再行手术治疗。

三、术中心跳骤停

术中心脏骤停的发生率并不高，但是后果比较严重。作为手术医师，必须有应对这种意外情况发生的准备，包括心理准备和技术准备。一般经积极抢救，大多数患者能够抢救成功。心搏骤停包含三种类型：①心室停顿：心室舒张完全停顿，心电图成直线。②心室纤颤：心室心肌纤维不规则跳动，不能排出血液，心电图成室颤波。③电机械分离：心电图仍有低幅的心室复合波，但心脏无有效的搏血功能。

1. 原因

（1）麻醉因素：麻醉药物过量，造成心血管的抑制；各种原因导致的缺氧和二氧化碳潴留；失血过多后大量快速输入低温库存血等。

（2）术前并发症：如冠心病、严重的房室传导阻滞、病窦综合征、近期心肌梗死、电解质紊乱尤其是血钾异常的患者。

（3）手术操作：术中操作如牵拉肺门、游离中上段食管、清扫淋巴结时刺激迷走神经引起迷走反射可出现心脏骤停。

（4）肿瘤压迫：胸腔内巨大肿瘤压迫心脏或者大血管、心包填塞的患者在急剧体位搬动下，尤其是麻醉后由平卧位翻身时可能出现心脏骤停。

2. 诊断

术中心脏骤停的诊断比较容易，因为每个手术患者都有心电监护，如果心电图是直线或者室颤表现，直视下心跳停止，即可明确诊断。一旦发现心脏骤停后切忌慌乱，应立即做出反应，开始行复苏处理。

3. 处理

患者术中有气管插管、呼吸机辅助呼吸，所以心脏骤停后只需要对心脏实施复苏即可。心脏骤停后应立即给予心脏按压，开胸手术中可行胸内心脏按压，胸腔镜手术或者未开胸者行胸外心脏按压。

胸内心脏按压方法为：术者将心脏托在手掌中，用大拇指以外的四指对准大鱼际肌方向对左心室进行有节律的挤压，频率在60次/分左右。

未开胸者胸外心脏按压方法同常规心脏按压。患者去枕、平卧,术者以双手掌重叠置于胸骨上 2/3 与下 1/3 交界处,两臂伸直与前胸壁成直角,利用上身体重以 100 次 / 分左右的频率进行按压,胸骨下陷幅度在 5 cm 左右。

胸腔镜手术胸外心脏按压方法:胸腔镜手术患者因切口较小,行胸内按压还需要延长切口,会延缓抢救时间,因此多选择胸外心脏按压,可及时将患者换回平卧位,行常规胸外心脏按压,也可以不翻身,直接将两手置于患者前胸和后胸壁的心脏投影区进行按压,幅度 5 cm 左右,也可以实现心脏复苏。

药物治疗:目前最有效的复苏药物是肾上腺素,它能兴奋心肌 β 受体并有较强的 $α_1$ 受体兴奋作用,增强心肌张力和自律性,扩张冠脉。推荐剂量 1 mg/ 次,静脉注射。

除颤:如果心电监护仪示患者心电图为室扑或者室颤,则需要立即进行电除颤,一般首选非同步直流电复律。

四、术后循环系统并发症

(一)心肌缺血与心肌梗死

胸外科手术时间长,创伤大,血容量常发生急剧变化,心肌的血供容易受到影响,致发生心肌缺血甚至心肌梗死。高龄及合并心血管疾病特别是冠心病患者术后更容易发生。

胸外科手术后发生心肌梗死的患者约有一半表现为无痛性,有疼痛者又易与胸部切口疼痛相混淆。术后心肌梗死发生的常见时间为术后 24~72 小时,晚者可延至术后 1 周。因此,手术后一周内均应注意心肌梗死的发生,必要时可将心电监护时间延长。

(二)急性心功能不全(心力衰竭)

胸外科手术后患者发生的心力衰竭一般均为急性,且多为心室收缩性心衰,常分为左心衰、右心衰及全心衰。

1. 急性左心衰

多为静脉输液过多过快所致,原有器质性心脏病的患者更易发生。临床表现多为急性肺水肿,早期呼吸急促,咳嗽而无痰,此时尚处于间质性肺水肿阶段。后期发展至肺泡性肺水肿阶段,在频繁咳嗽时即可咳出粉红色泡沫痰甚至咯血。患者端坐位,大汗,烦躁,发绀,脉搏细弱,血压下降,心率快速,第一心音减弱,双肺满布中细啰音。胸部 X 片可显示肺水肿征象。

处理:急性左心衰一旦发生,应立即积极抢救,主要措施为强心、利尿、扩血管。

(1)强心:可选择洋地黄制剂(西地兰)、多巴胺、多巴酚丁胺、磷酸二酯酶抑制剂(氨力农、米力农)等。

(2)利尿:主要药物为呋塞米,可重复使用,但需注意避免发生低钾血症。

(3)扩血管:急性肺水肿可选择硝酸甘油、硝酸异山梨醇;急性左心衰合并高血压者可选择硝普钠、酚妥拉明;急性左心衰合并低血压者应先给以多巴胺升压至 100 mmHg 后,再使用扩血管药物。

(4)镇静:患者的烦躁不安可增加氧耗量,同时可刺激儿茶酚胺分泌,造成外周血管收缩,加重心脏负担而使心衰加剧。可选择吗啡、哌替啶等药物,但需注意药物的呼吸抑制。

(5)充分供氧:一般通过鼻导管或面罩给氧。咳泡沫痰者可在湿化瓶内加入 50%~70% 酒精以助消除泡沫。

(6)体位:一般取半卧位、半坐位或者坐立前倾位以力求舒适。两腿下垂以减少静脉回流,减轻心脏负荷。

2. 急性右心衰

右心衰可由左心衰发展而来,但更多的是肺叶切除术后固有的心脏并发症,尤其是全肺切除的患者,肺叶切除后,肺血管床容积明显减少,造成肺循环阻力负荷增大,肺动脉压力增高,从而使右心室后负荷增大,进一步发展则发生右心衰。

COPD 患者均有不同程度的右心功能不全,肺切除术后机械通气的使用也会增加右心室后负荷,术后均需要注意预防右心衰的发生。

右心衰的主要表现为：食欲不振、恶心、呕吐、腹胀、尿少、颈静脉怒张、肝大、浮肿、胸腹水、中心静脉压增高等。胸部 X 片可显示肺淤血、上腔静脉影增宽及胸腔积液。

处理：与左心衰相似，以强心、利尿、扩血管为原则。但应注意肺切除术对右心功能产生的不良影响非短时间所能消除，右心功能亦需要一个过程来适应这种影响以求代偿。因此，治疗措施理应持续对右心功能进行辅助。

（三）手术后休克

1. 失血性休克

失血性休克是低血容量休克最常见的类型，由大量失血造成。出血是胸外科手术常见的并发症，常见原因为：①手术中止血不彻底；②手术中血管残端处理欠妥当；③关胸时肋间血管损伤；④消化道出血如应激性溃疡、吻合口出血等；⑤胸腔发生感染腐蚀血管壁等。

2. 感染性休克

感染性休克是血管源性休克中最常见的类型。胸外科手术大都是可能污染的手术，术后发生感染的机会比较多。致病菌中革兰阴性菌的比例较高，发生感染性休克的患者也较多。

五、术后出血

（一）原因

出血是胸外科手术后常见的并发症，有时可极为严重，包括胸腔内、腹腔内、吻合口及切口出血等，多为术中止血不完善或血管结扎线脱落所致。

（1）病灶与胸壁、纵隔因炎症粘连、纤维化或肿瘤浸润，分离时造成广泛的粗糙剥离面，或胸膜外剥离遗留的创面，均可导致术后胸内渗血。尤其是手术时间长、输血量多，容易产生凝血因子缺乏而导致凝血机制障碍。胸膜粘连离断处出血或渗血，一般多在胸腔顶部。

（2）胸壁血管损伤出血，如肋间动脉或胸廓内动脉的出血。肋间血管损伤常发生于胸部切口两端，尤其在后端即近肋骨角处，也可在关胸时使用肋间闭合器或者在绕肋间粗丝线缝合时刺破肋间动脉，放置胸腔引流时偶可刺破肋间动脉引起出血。因肋间动脉来自体循环，压力较高不易自止，致术后胸内出血。

（3）肺的大血管出血。此种情况多由于肺动、静脉残端结扎线早期脱落，失血势猛，往往来不及抢救而致命。其原因多为肺切除时，因粘连或浸润使肺动、静脉暴露游离困难，不易取得足够的游离段（2 cm），导致血管断端结扎不牢固，术后憋气或用力咳嗽时线结脱落。偶有结扎线与血管不垂直，术后随着血管的搏动，逐渐滑脱导致致命性大出血。

（4）无名动脉、主动脉破裂大出血。食管胃吻合在贴近无名动脉、主动脉时，如果发生吻合口瘘，裸露的吻合钉磨破或感染腐蚀大动脉壁导致致命的大出血。

（5）胃与肠道出血。可以在术前原有胃、十二指肠溃疡的基础上产生，也可由术后应激性溃疡所引起，多与胃、十二指肠黏膜出血及黏膜屏障功能受到损害有关。一般认为，缺血是导致应激性溃疡的最基本条件。可分为两种类型，即弥漫性出血和应激性溃疡出血。

（6）腹腔出血，此种情况多发生在胃短血管及胃左血管残端结扎线早期脱落出血及脾脏出血。其原因多为游离胃时，因粘连或浸润使胃短血管及胃左血管暴露游离困难，不易取得足够的游离段，导致血管断端结扎不牢固，术后憋气或用力咳嗽时腹压增大，线结脱落。脾脏出血多为脾脏背膜破裂出血，多发生于术中离断胃短血管时，术后较少见。

（7）出血性疾病及凝血机制障碍。遇有血液病患者需行开胸手术时，宜慎重进行，否则可因凝血机制障碍而造成术后出血不止。有时因术中输注多量库存血液，可引起低钙及纤维蛋白原缺乏，造成凝血机制障碍，导致术后出血，多难救治。

（8）手术结束时检查已无明显出血，但术后由于血压升高，又重新引起出血。因此，如在手术结束时血压过低，则不宜匆促立即关胸，宜待经过处理血压适当回升，复经仔细观察止血情况后再予关胸。

（二）术后出血的诊断

一般性出血表现为血容量不足，可出现烦躁不安、脉搏细速、血压下降、脉压减小、尿量减少或无尿；胸腔引流或腹腔引流持续引流出较多的血液。需要注意的是有些患者虽然引流管本身通畅，但引流量并不能代表真正的失血量。这是因为部分血液在胸内或腹腔凝集成块，不易引流至体外，所以，实际出血量往往超过引流出的血量。如果胸内积血量多，可产生肺不张，并使纵隔移位，加重缺氧程度，患者可出现呼吸困难，严重者可以造成脑组织缺氧而昏迷。腹腔出血多可引起腹胀。

术后急性大量出血时，常因低血容量休克而致急性循环衰竭，血压突然下降，脉搏快速，不可触及，意识丧失，可迅速发生心搏骤停。

疑有胸内或腹腔出血时，应反复检验血色素及红细胞计数，对比观察其变化。检查红细胞压积及血浆总蛋白量，也很必要。有时需进行出血及凝血时间测定，血小板计数、凝血酶原时间、纤维蛋白原测定等检查。中心静脉压的测定亦很重要，它是反映心功能和血容量相互关系的一种有用的指标，对输血治疗是一很有价值的参考数据，尤其是持续描记观察其变化，则意义更大。测压导管尖端无论置入上腔静脉或进入右心房本身，均代表中心静脉压。在大多情况下，右房及左房的压力相似，左房压力略高，且较右侧升高为快。右房压力乃反映右心对血液负荷的压力。必须注意对测定的中心静脉压予以正确的解释。一般讲，患者存在失血的征象，而正确测定的中心静脉压低，则表明应继续输血，单纯补充测定或计算的失血量是不够的，因为还有体液的转移和微循环的淤滞。重视物理检查，必要时可做床旁X线胸片或床旁B超检查，是否有胸内或腹腔内液体量增加的征象。

全肺切除术后胸管一般给予全夹闭或者半夹闭，此时需注意定时观察患者生命体征的变化。全肺切除术后24小时胸腔浆液血性渗出液的量在患者直立位时，其气液面达第6或第8后肋水平。测渗出液的血细胞压积一般为5%~20%。如渗出液值较大，则可有纵隔移位、呼吸短促以及内出血的一般征象。此时应做胸腔穿刺抽液或放开引流管，并予输血。如患者脉搏细速情况恶化，血压继续下降，脉压缩小，示胸内可能有进行性出血或渗血，经短期非手术疗法而无停止趋向，应果断及早剖胸止血，切忌犹豫不决，错失挽救时机。

如术中止血确实无误，并已输入大量血液而仍继续出血者，则应考虑到有血小板减少、低纤维蛋白原血症、纤溶或凝血因子缺乏等。

（三）各种术后出血的治疗

当临床考虑术后出血时，应按失血性低血容量休克给以及时处理。可输注同型全血，给予有效的凝血剂，如抗血纤溶芳酸、维生素K_1、凝血酶、立止血等，可同时给予适量镇静剂，同时严密观察生命体征变化及血常规结果变化。如确定有持续进行性出血，保守治疗无效，应争取及早再次手术探查、止血。

凡术后胸腔引流血性液每小时在200~300 mL，持续未减少者；经输血，贫血症状仍未改善，或暂时好转以后又出现失血性休克者；胸腔积液含血红蛋白达50 g/L以上者；大量出血每小时大于300 mL者，均应及时探查止血。术前应准备好足够量全血，保持2条以上静脉通路，备妥动脉输血装置，以便应急使用。

手术一般由原切口进胸，吸净胸腔内血液并清除凝血块，计算出血总量，然后探查出血部位、性质及有无继续出血等。如果出血无污染，患者急需补血，而手边又无更多血源，可考虑采用自体血回输的办法，即将吸出的血液过滤后加入适量的抗凝剂和抗生素回输。一般如果有活动的出血点，而当时患者血压不过低，则均可找到，如肋间血管或胸廓内血管搏动性出血时，应立即钳夹缝扎止血。如系分离粘连的创面溶血，可用电灼止血，必要时也可使用明胶海绵片压迫止血。止血应充分，待血压回升，检查无任何出血处后，应再观察等待2小时左右，仍未见出血点，则可充分张肺，放置胸腔闭式引流后关胸，术后极少有再出血需开胸者。如果术中止血确定无误，并已输入大量血液而仍继续出血者，则应考虑到有血小板减少、低纤维蛋白原血症、纤溶亢进或凝血因子缺乏等。

除大血管的结扎线脱落等明显原因外，一般因胸膜粘连或病变部位的剥离创面等引起的术后出血，在再次剖胸时，清除完胸内积血和血块后，往往并不能发现有明显的出血点。所以，开胸后应按顺序仔细检查血管结扎残端、心脏血管的切开缝合处、肺脏表面、胸壁、纵隔等处，发现出血，仔细结扎。如患者情况危重，或估计胸内有较大量积血，为避免开始取侧卧位时因重力压迫健肺，影响呼吸功能，最好先取平卧位。剖胸后首先清除胸腔内所有凝血块，然后再将患者改为侧卧位，仔细而系统地检查寻找出血点。

依术中估计的失血量等量补充全血，持续吸氧，适当补充钙剂。术后应继续补足体液量，使血压回升。如果术中的失血量已在手术结束时或稍后补足，而以后未再输入血液、血浆或血浆代用品，因术后有血浆渗入胸腔，故术后次日晨患者的血细胞压积值往往在50%以下，而从血流中渗出丢失的液体的血细胞压积为5%~20%，故血浆损失量为红细胞的1~8倍。为了矫正这种较多的血浆丢失，可在手术当日的晚上给患者静脉输入血浆代用品，以补足较多的血浆损失而避免因循环血浆量减少所引起的血液浓缩。

为防止胸内感染，应给予足量有效的抗生素。

（四）预防

首先手术时要求严格、仔细，彻底止血。其次关胸前严格检查手术野，无任何出血点，才能关胸。还有部分患者手术结束时检查已无明显出血，但术后由于血压升高，又重新引起出血。因此，如在手术结束时血压过低，则不宜匆促立即关胸，宜待经过处理血压适当回升，复经仔细观察止血情况后再予关胸。

（1）开胸时切断肋骨时应常规结扎此根肋间血管。但有时自行断裂的肋骨，当时因肋间肌压迫或纱布垫压盖，干扰出血，关胸时因肋间肌肉及肋间血管松弛或者肋骨断端在关胸时刺伤肋间血管引起出血。所以，自行断裂的肋骨无论当时出血与否，均应常规结扎肋间血管。在放置胸腔引流管时，一定要注意避开肋间血管，并要常规检查胸腔引流管，以防止遗漏出血。

（2）胸膜和肺广泛而紧密的粘连使创面常有广泛渗血，术中应仔细观察，较大的粘连带应结扎止血。特别是胸顶的分离，应防止撕破大血管或遗漏活动性出血点。广泛渗血面可用湿盐水纱垫压迫止血，并输入新鲜血液，补充纤维蛋白原和钙离子。

（3）游离胸内血管应注意轻柔操作，避免过度牵拉血管，尽量游离需要切断的血管。如心包外浸润严重，可切开心包，行心包内切断结扎。对断端较短或者粗大血管，要结扎加缝扎或单纯缝扎；较粗短的血管断端可用连续性缝合法。

（4）胸内吻合口周围的线结或吻合钉可以磨破主动脉引起致命的大出血。为了避免这种并发症，应常规在吻合口外包以带蒂心包、胸膜或带蒂大网膜。带蒂大网膜的取材方便，可经胸骨后上提，包绕于吻合口周围，侧支循环形成迅速，既能促进愈合，防止漏气或吻合口瘘，也保护了大血管。无名动脉、主动脉腐蚀性大出血是胸内吻合的严重并发症。吻合时采取减张措施，尽量用周围活组织或心包片包盖吻合口和预防感染可防止此类并发症。

（5）术前发现凝血机制异常，极为重要。除常规检查一般的出凝血时间外，有条件时，最好能检查部分凝血活酶时间及凝血酶原时间。如有异常发现，则应进一步鉴别凝血机制的缺陷，并尽可能予以矫正。凝血机制异常严重者，应延期手术。

六、感染

（一）病因

术后感染是多种因素造成的。患者的全身机能状态、抵抗感染的能力以及细菌的数量、毒力的大小均在感染过程中起着决定性作用。感染是人体与细菌斗争并且导致平衡失调的结果。当手术中污染细菌的数量和毒力相对患者的抵抗力超过"临界值"时，则产生感染。

1. 手术前感染因素

（1）患者术前可能存在心功能不全或同时有其他器官功能受损。

（2）患者术前存在慢性感染病灶，如龋齿、慢性牙周炎、上呼吸道感染及慢性副鼻窦炎等。

（3）肿瘤合并阻塞性肺炎，慢性肺脓肿，支气管扩张，肺结核合并细菌性感染等患者。

（4）患者免疫功能低下。

2. 手术中感染因素

（1）肺部手术时，支气管或肺内分泌物可以溢出污染胸腔或切口。

（2）食管及贲门手术时胃液可以溢出污染胸腔或切口。

(3) 肺切除术后胸腔内留有残腔、局部血肿或充满浆液的腔隙。

(4) 术中损伤组织、大块结扎、牵开器压迫时间过长、电灼组织过多面积过大。

(5) 手术时间长，伤口长时间暴露于空气中。

(6) 术中气管插管及气体通道与外周静脉插管，均可使细菌进入体内。

3. 手术后感染因素

(1) 术后各种留置管道，如气管内插管、导尿管、测压管、输血输液管及胸腔、纵隔引流管等持续时间过长或护理操作不符合无菌要求，均可导致感染。

(2) 二次开胸止血、痰液排除不畅、肺炎、肺不张及胸腔或心包腔积血。

(二) 外科感染的发病机制

外科感染过程涉及致病菌、环境条件以及宿主免疫防御机制的相互作用，如三者处于相对平衡状态，发生感染的机会极小；如失去这种平衡，则不可避免地会引起感染的发生。

1. 病原菌因素

(1) 菌量：细菌要突破身体完整的防卫屏障而建立起感染的据点或突破口，必须有足够的数量。污染的伤口从致伤发展至组织感染是反映局部菌量的增加过程。

(2) 毒力：毒力是某一种细菌能够依附于组织上而发起侵袭的能力，而不同种类细菌的毒力不同。毒力主要决定于细菌产生的各种毒素和酶，如金黄色葡萄球菌的凝固酶、溶血素、坏死毒素和杀白细胞素，溶血性链球菌的溶血素，透明质酸酶、链激酶和脱氧核糖核酸酶，革兰阴性杆菌的内毒素，梭状芽孢杆菌的各种外毒素（如痉挛毒素、神经毒素）及厌氧性类杆菌的内毒素等。厌氧菌中脆弱类杆菌产生一系列酶，如脂肪酶、蛋白酶、肝素酶，细胞膜还有 β-内酰胺酶、过氧化物歧化酶，可以促成脓肿形成，对抗生素产生耐受力。

(3) 来源及侵入途径：外科感染根据致病菌的来源分为两大类：外源性感染和内源性感染。外源性感染的致病菌来自周围环境，而内源性感染的致病菌来自患者自身体内或体表的正常菌群。各种手术都存在不同程度的细菌污染。患者本身的皮肤、呼吸道、胃肠道、泌尿生殖道的细菌称为内源性的，而手术组人员、敷料、器械、各种导管及手术室内空气中的细菌称为外源性的。患者在手术创伤的打击下，内源性细菌及外源性细菌均可造成感染。

2. 环境因素

(1) 社会及自然因素：

①社会因素：这对感染的发生有着显著影响，如饥饿、营养不良等促使外科感染发生率升高，而生活水平的提高和卫生条件的改善则有助于感染的控制。

②自然因素：包括气候、季节、温度和地区差异等诸方面，如冬季呼吸道黏膜抵抗力下降，夏季消化道黏膜抵抗力下降。天热时大量饮水稀释胃酸，使其杀菌作用降低，高温和高湿可使胃液分泌减少，胃内 pH 值上升，病原菌易通过胃进入肠道等。不同的地域致病微生物的种类比例均有差异。

(2) 局部组织环境：

外科感染的产生与局部组织环境有一定关系。局部组织缺血、缺氧，伤口中的异物、坏死组织、血肿和渗液均有利于细菌的滋生繁殖。某些代谢障碍，如糖尿病、尿毒症等可引起局部血管反应缺陷，白细胞趋化和吞噬功能异常，降低局部的免疫功能，而导致易发感染。

3. 医院内感染

医院内感染指患者在住院期间获得的感染，比较常见的是通过各种诊疗措施由常见致病菌引起的感染。外科感染致病菌与患者的菌群变迁是分不开的，其并发症率与各医院应用抗生素和严密防止交叉感染制度情况相关。在外科病房住院期间，应用大剂量广谱抗生素后会出现耐药菌株，更易引起院内感染，这类机会菌感染在治疗上非常棘手。

外科手术后感染的另一个主要原因是较长时间放置静脉导管。据调查，约有 70% 的患者在静脉插管 72 小时或更长时间后，伴发明显的栓塞性静脉炎或急性蜂窝织炎，而应用不锈钢的针头则较为安全。留置导尿管或用于尿道手术的器械所致的尿路感染，亦是医院外科的常见并发症。外科 ICU 中应用各种仪器测流动力学的有创性插管检查、换能器或人工辅助呼吸机各种导管、湿化装置等均易增加医院外科感染。

4. 宿主因素

机体对入侵的细菌会做出一系列局部和全身反应，即机体对感染的免疫反应。一般来说，先天性免疫缺陷通常只是免疫反应过程中某一功能的缺损，但后天性免疫缺陷则常涉及宿主防御机制的多个组成部分。手术、麻醉和烧伤等均可引起后天性免疫缺陷，降低机体抵抗能力，促使致病菌、环境、宿主免疫力三者的平衡被破坏，故外科感染易于发生。

（三）胸外科术后的常见感染

1. 切口感染

切口感染是指手术切口内细菌生长和繁殖引起的组织急性炎症、坏死、化脓等改变，是伤口并发症中最常见的一种。

（1）病因：

①手术中组织损伤重，电刀过长时间接触胸壁组织造成灼伤，切口止血不彻底以致血肿形成，或切口有出血点时大块结扎造成部分组织坏死。

②胸部手术时间过长，胸腔牵开器长时间压迫胸壁组织，手术切口有碎裂的肋骨片、线结等异物亦是导致切口感染的因素。

③手术后切口长期受压，局部血循环状况差，切口愈合不良极易合并细菌感染，常见于后外侧切口的背部切口部分。

④由于支气管胸膜瘘、食管吻合口瘘或其他因素形成脓胸、胸腔内或颈部感染性分泌物经常由胸壁切口及颈部切口溢出，造成继发性切口感染。

⑤某些特异性胸腔及胸壁感染如结核感染，亦是造成胸外科手术后切口感染的常见因素。

（2）临床表现：切口感染一般出现于手术后第5～10天，除继发性切口感染及一些特异性感染外，大多数发生在皮下组织。切口感染的表现首先是发热。切口感染后往往局部疼痛较一般正常愈合切口更为明显，或患者自觉疼痛原已明显好转又再度出现明显切口疼痛。检查切口可有明显的局部压痛，或可表现为红肿，或局限性水肿，有时局部可有硬结甚至波动区。如为深筋膜下的感染，则切口表面可能无明显外观上的改变而仅有局部的深压痛。如为切口特异性感染如结核菌感染，切口则可有渗液，局部无明显红肿，合并普通细菌感染时渗液多成为脓性渗液。

（3）治疗：切口感染一经诊断，立即拆除局部缝线，分开切口，充分引流。表浅部位经引流后，感染很快就能控制。切口较大时经反复换药并保持干净创口时可采用延期缝合。严重感染者需全身应用抗生素。必须常规进行切口分泌物细菌培养及药物敏感试验，针对敏感细菌全身应用抗生素。根据脓液引流情况，调整换药次数，尽量保持切口敷料干燥。

手术后切口感染的一些特殊情况：

①结核性切口感染：结核性切口感染多发生于胸壁结核病灶清除术后，少数发生于肺结核及结核性脓胸手术后。一旦形成切口的结核感染，除与一般切口感染的处理相同外，对胸部切口结核感染的患者应选择有效抗结核药物，对切口进行清创并用大量的生理盐水冲洗，同时可用5%碳酸氢钠溶液冲洗，因5%碳酸氢钠溶液可使结核菌的蛋白变性，起到杀灭残留结核菌的作用，并可增强链霉素在碱性环境中的杀菌作用。对长期反复换药治疗仍不能愈合的胸壁结核切口或有窦道形成时，部分患者需再次手术治疗。

②胸壁切口感染窦道形成：胸外科手术后胸壁切口感染窦道形成后，通过一般全身抗生素及支持治疗，局部换药往往仍不能治愈，部分需行窦道扩创或切除，如仍不能愈合者可行局部的肌瓣填塞。

③胸部正中切口胸骨感染：胸骨正中切口感染可扩展到纵隔，除一般的切口感染之临床表现外，尚有胸骨不稳定等体征。其治疗原则是对表浅或早期的伤口充分引流，并配以抗生素等治疗，争取Ⅱ期愈合，对深部切口感染则应彻底清创，清创成功的关键在于将受累的炎性组织包括骨组织彻底切除，并在关胸后做持续的胸骨后灌洗，直到全身或局部炎症消退，引流液变清，伤口基本愈合为止。如做部分胸骨切除，

则应用肌瓣和网膜重建；上中部的切口可用胸大肌分离其肱骨附着点，转移至前胸壁缺损处；下胸骨感染可用腹直肌或网膜转移，均可取得良好效果。

2. 脓胸

胸膜腔因致病菌感染而积脓称为脓胸，是胸外科的常见并发症之一。根据病原菌的不同，可分为单纯性（化脓性）脓胸、结核性脓胸及其他特异病原所致的脓胸；按胸膜腔受累的范围，可分为局限脓胸和全脓胸；根据脓胸病程的长短，可分为急性脓胸和慢性脓胸。

（1）病因：胸外科手术后胸腔感染及脓胸的原因主要是：①食管、支气管或肺部手术后发生吻合口瘘或支气管胸膜瘘等并发症时，常合并脓胸。手术后胸腔积液继发感染，也可形成脓胸。手术后胸腔内存有固体血块，残肺有持续漏气等，均可发生胸腔感染。手术后脓胸常见的致病菌大多为金黄色葡萄球菌及绿脓杆菌，以及对一般抗生素有耐药性的细菌。②肺部感染形成脓肿破溃直接侵及胸膜或因病灶破溃进入胸膜腔产生脓胸。常见的致病菌有肺炎双球菌、链球菌、金黄色葡萄球菌等。③手术后由于胸腔内有积气、积液反复性胸腔穿刺或长期胸腔闭式引流，由于无菌操作不严而导致操作性感染或者胸管逆行性胸腔感染。

（2）病理：胸膜被细菌感染后，首先引起充血、水肿及渗液，渗出液含脓细胞及纤维蛋白。初期为稀薄浆液，此时称为渗出期。随着炎症的发展，渗液、纤维蛋白及脓细胞逐渐增多成为脓性。纤维蛋白沉着于胸膜的表面，最初为纤维水膜，随着纤维索的机化，韧性增强。如果感染继续发展，范围扩大可累及整个胸膜腔，则成为全脓胸。急性脓胸时，脓液产生较快，可使肺部受压发生萎陷，并将纵隔推向对侧，引起呼吸、循环机能障碍。如有支气管胸膜瘘或食管气管瘘，则可成为张力性脓气胸，对呼吸、循环功能的影响更为显著。肉芽组织机化后形成较厚的、致密的纤维包膜，成为坚硬的纤维板。广泛的纤维包膜严重地限制了胸廓的活动性，从而造成一系列的结构改变和功能障碍，如胸廓内陷、纵隔向病侧移位、呼吸功能减低以及全身慢性中毒症状等。脓液有时侵透胸壁，可形成外穿性脓胸。

（3）临床表现与诊断：大多数脓胸继发于肺部感染，因而急性炎症及呼吸困难常为急性脓胸患者的主要症状。患者常有胸痛、高热、呼吸急促、食欲不振、周身不适等症状。血液化验则有白细胞总数及中性白细胞明显增高。重症脓胸可有咳嗽、咳痰、发绀等症状。患者可出现急性病容，有时不能平卧，患侧呼吸运动减弱，肋间隙饱满。叩诊可发现患侧上胸部呈鼓音，下胸部呈浊音。纵隔向对侧移位，气管及心浊音略偏向健侧。听诊呼吸音减弱或消失。脓胸局限时，在病变部位有某些体征。但位于叶间裂或纵隔的局限脓胸，在查体时多无阳性体征发现。

胸部X线检查：常见患侧有胸腔积液的均匀致密阴影。直立位时，少量积脓（100~200 mL）显示肋膈角模糊；中等量（300~1 000 mL）以上积脓时则显示外高内低的弧形浓密阴影，典型的"8"形线。积液量大时，肺部受压而有不同程度的萎陷，纵隔向健侧移位。如脓胸伴有支气管胸膜瘘时，表现为脓气胸，可见有液平面。局限脓胸是包裹性阴影，常需与膈肌脓肿、肝脓肿和肝肿瘤相鉴别。

脓胸的确诊，必须做胸腔穿刺检查，抽出的脓液要做一般化验检查及细菌培养检查。首先察看脓液的外观、性状、颜色、有无臭味。放在试管内静置数小时后，脓细胞即沉于管底。脓液涂片显微镜检查。先用简单的染色，初步查明有无细菌及其种类。鉴定致病菌则有赖于细菌培养，同时需做抗生素药物敏感试验，以供治疗参考。

（4）治疗：单纯性脓胸的治疗原则包括抗感染、引流脓液和全身治疗三个方面。根据病原菌，选择使用敏感有效的抗生素治疗，可采用静脉注射及局部胸腔冲洗综合治疗。引流胸腔液体可采用多次胸腔穿刺抽脓或行胸腔闭式引流，以促进肺复张及闭合脓腔。全身治疗主要是调整水、电解质平衡，维持营养。全身治疗需给予高热量、高维生素、高蛋白质饮食，鼓励患者多饮水，适量补充电解质。衰弱的患者必要时给予静脉输液、输血。多次少量（100~200 mL）输注新鲜血液，不但可以矫正贫血，还可增强机体的抵抗能力，促进康复。

急性脓胸的早期，脓液稀薄，易于经胸腔穿刺抽出。选择胸腔穿刺的部位，一是靠体征，二是做胸部超声波检查及X线胸部透视检查，确定脓胸的部位及范围。尤其是胸部超声检查，可以准确定位穿刺点，甚至可以行超声介导胸腔穿刺抽液。全脓胸多在腋后线第6、7肋间隙进行试验性穿刺。每次排脓应尽量予以抽净，并于穿刺排脓之末，经穿刺针向胸膜腔内注入适量的敏感抗生素。许多单纯化脓性脓胸，可经反复穿刺排脓及全身治疗而痊愈。

大多数术后脓胸应常规行胸腔闭式引流术。这样做有以下优点：①可以保持胸膜腔负压，有利于肺的复张，避免反复胸穿误伤肺脏、肋间血管和脓液污染胸壁引起的胸壁化脓性感染；②及时排尽脓液，减少毒素吸收、胸膜腔渗出以及浸泡支气管残端引起支气管胸膜瘘，并可随时观察脓液引流的质和量，同时又可避免开放性气胸和纵隔摆动；③使用双腔胸腔引流管还可以同时行胸膜腔冲洗和持续胸腔药物灌注，有利于缩短病程；④闭式引流没有开放伤口，保持了胸壁的完整及皮肤的清洁。

胸腔闭式引流适应证：①适用于术后合并全脓胸，脓液多，全身中毒症状重者；②支气管胸膜瘘、持续性肺漏气或吻合口瘘；③包裹性脓胸，脓液黏稠，穿刺不易抽出时，应在X线或超声定位后进行闭式引流术。

胸膜腔闭式引流术有两种方法：一种是经肋间引流，另一种是经肋床切开引流。

肋间引流即常规的胸腔闭式引流术，操作方法简便易行，不用搬动患者，床旁即可进行，患者损伤亦小，适用于急性脓胸，应选用较粗内径的引流管，利于引流。手术步骤如下：①在引流部位（排气引流位置在锁骨中线第2肋间，引流脓液多选择在腋后线第8肋间，如为脓气胸，有时需插入2根引流管）局部浸润麻醉后沿肋间切开皮肤2～3cm，用弯血管钳分离皮下组织、胸壁肌层，于肋间中央分开肋间内、外肌，切勿直接分破胸膜，以免脓液污染胸壁。②用弯血管钳斜行夹住引流管头，血管钳头要超出引流管头0.5cm，以利于穿破胸膜。估计胸壁厚度及预留置胸腔内管的长度，用食指固定于止血钳上，直接将引流管插入胸膜腔。如用套管针，仅切开皮肤后即可将套管针经肋间隙插入胸膜腔，退出套管针，固定引流管。③调整引流管进入胸膜腔的长度，以3～5cm为宜，将引流管外端连接水封瓶，松开钳闭的引流管，即可见脓液流入水封瓶内。缝合切口，固定引流管于胸壁，无菌纱布覆盖管口。

经肋床引流，此法引流充分，但损伤较大。手术步骤如下：①局部2%利多卡因浸润麻醉，应常规封闭该肋间神经及上下相邻2根肋间神经；②胸腔穿刺抽出脓液后沿切除的肋骨长轴方向做5～6cm长的切口，切开皮肤、皮下组织及肌肉，显露肋骨，沿肋骨切开骨膜约5cm，用肋骨剪切除该段肋骨，将肋间神经、血管于肋骨前后断端外切断结扎，防止术后出血；③经肋骨床切开胸膜，并剪取一条胸膜留作病理检查，经切口用吸引器吸尽脓液及坏死组织，并用手指探查胸腔，打开多房包裹脓腔以利于彻底引流；④经切口置入一内径较粗、弹性良好的引流管，内径应在1.0cm以上，内端剪成弧形并剪侧孔，腔内留置长度2～3cm，不宜过深过浅，引流管外端连接水封瓶。切口各层缝合，胸壁皮肤固定引流管。

胸腔闭式引流注意事项：①支气管胸膜瘘者，术中及术后应取半坐位，以免大量脓液漏入支气管造成窒息；②应选用局麻，保证患者清醒，可随时咳痰；③大量脓胸引起明显纵隔移位者，术前应先行胸腔穿刺，排脓减压，以防术中切开胸膜时突然减压，引起休克；④胸腔穿刺插管时，应斜向内上方，以免误伤膈肌及肝、脾等脏器，引起腹内大出血及腹膜炎，引流管应置于脓腔最低位，以利于彻底引流；⑤引流后应保持其引流通畅，定期挤压引流管壁，以防脓块堵塞。应定期摄胸片检查，如仍有明显液平面，说明引流不畅，应调整引流管或改进引流。

3. 肺部感染

开胸术后肺部感染是指术后发生的下呼吸道感染，也称之为肺炎，在医院获得感染中占有重要位置，仅次于切口感染，严重感染可导致呼吸衰竭，其死亡率较高。

（1）病因：

①原有慢性阻塞性肺疾病或有长期吸烟史，年老、肥胖、糖尿病、低蛋白血症、肿瘤、免疫功能低下等。

②开胸手术创伤大、时间长，尤其需颈部吻合、隆突重建等大手术者，肺内分泌物增加，同时手术切断肋间肌，食管手术还要切断膈肌，造成呼吸肌的破坏，限制了术后咳嗽排痰。

③麻醉时气管内插管刺激，术中吸痰不彻底。

④术后因胸腔胃的压迫，限制了肺完全膨胀，减少肺活量。

⑤伤口的疼痛，影响了呼吸运动和有效排痰。

⑥喉返神经损伤，致咳嗽排痰困难，易导致肺内痰液聚集感染。

⑦术后由于痰液堵塞气管、支气管导致肺不张，易并发肺炎甚至肺脓肿。

⑧术前住院时间过长，产生耐药菌株，增加交叉感染的机会；手术时间长或术中、术后误吸；术后放置胃管，细菌逆行感染；术后应用制酸药物，抑制胃酸分泌，有利于细菌繁殖等均能促发开胸术后肺部感染。

术后肺炎的病原菌最常见的是革兰阴性杆菌（大肠杆菌、克雷伯菌和绿脓杆菌），其次是革兰阳性球菌（金黄色葡萄球菌、肺炎球菌），霉菌、厌氧菌和病毒感染较为少见。致病菌入侵是造成术后肺炎的直接原因，其感染途径有：①呼吸道细菌误吸入气管树，常见于昏迷或全麻术后的患者，吸入声门、咽腔的致病菌是主要的感染来源；②呼吸机或雾化吸入装置污染麻醉机，引起污染的机会较多；③肺以外的感染灶经血行感染在化脓性静脉炎或心内膜炎的基础上，通过血源性播散可以形成继发性金黄色葡萄球菌肺炎，较为少见。

（2）临床表现与诊断：

开胸术后2～3天体温不降，咳黄脓痰，伴有不同程度的呼吸困难。胸部听到啰音，排除胸腔积液，就应该考虑术后发生肺炎；肺炎早期，无特异性体征，主要通过X线和细菌学检查协助诊断。晚期由于肺部炎症和远端的阻塞性病变，可形成散在的小的肺不张和肺脓肿。

血常规检查白细胞计数明显高于正常。X线胸片可见浅淡模糊的炎症表现，可散在多处出现或局部片状密实阴影，痰细菌学检查包括镜检和培养，培养时必须先在镜检下进行筛选，同时必须行药物敏感性检测以指导临床用药。

（3）治疗：

胸外科手术后发生肺部感染的概率很高，但只要发现及时，治疗得当，大部分患者均能治愈。严重感染造成死亡的多数是患者自身免疫力低下、营养不良、手术创伤大、双肺感染严重致呼吸衰竭、超级耐药菌感染等，应在积极治疗的基础上尽早明确细菌学诊断以指导用药。

①正确应用抗生素，应用有效而足量的抗生素是治疗术后肺部感染的重要措施。在未明确细菌种类以前，应根据痰液的性质、患者的临床表现和体征综合后做出判断。可联合应用抗生素，肺部感染以革兰阴性杆菌多见，应选用针对革兰阴性杆菌的抗生素，兼顾革兰阳性杆菌联合用药，以减少耐药性，提高疗效。待细菌培养和药物敏感试验得出结果后，及时调换有效抗生素。同时应注意，体外药敏试验并不等同于体内杀菌效果，所以还应密切观察病情变化。为提高肺内抗生素浓度，除全身静脉给药外，还可经雾化吸入、气管内滴入抗生素以提高疗效。

②清除呼吸道分泌物、异物，术后误吸的分泌物及异物要及时吸除，可采用人工吸引或用纤维支气管镜吸出。喉头水肿或喉头经保守治疗不能缓解，应尽早做气管切开。

③术后加强体位排痰、体疗或超声雾化吸入，稀释痰液，及时咳出，以防肺不张或肺脓肿的形成。

④增加机体的抵抗力，给予免疫增强剂。

⑤化学性气管炎和肺炎是一种严重的术后并发症，大多由胃内容物返流误吸造成。因此术后要高度警惕胃扩张的发生，必要时要做胃肠减压。如果已发生返流物误吸入呼吸道，应立即行支气管镜检查吸出气管内的返流物，并可应用一定量的激素以减轻支气管黏膜水肿；插管行机械通气支持，可有效地通气和避免肺泡萎缩。

（4）预防：

应尽可能地去除术前、术中及术后可能发生肺部感染的一切因素，加强围术期呼吸道的管理是防治术后肺部感染的根本保证。

①预防上呼吸道形成细菌菌落，尤其是革兰阴性杆菌为主的细菌菌落。其有效方法是彻底清理呼吸道，保持呼吸道通畅，尽量避免滥用不必要的广谱抗生素，以免菌群失调和产生耐药性。

②加强和支持预防肺内感染的防御体系，如术前戒烟，积极消除呼吸道的炎症，并加强呼吸训练。术后要加强物理疗法，及时排除呼吸道的分泌物，变换体位，协助排痰，湿化吸入气体，对症用药等。

③加强环境及与呼吸道接触的医疗物品的无菌处理。

④医护人员在进行呼吸道的各种管理，检查和治疗过程中要严格无菌技术。

4. 尿路感染

胸外科手术后患者的尿路感染并不多见，多发生于女性，部分患者可反复发作。尿路感染分为上尿路感染和下尿路感染，也可同时累及上下泌尿系统。术后较常见的尿路感染是急性尿道炎、急性膀胱炎和急性肾盂肾炎。

（1）病因：

85%以上的病例，致病菌为正常存在于肠道内的细菌。最常见的细菌为大肠杆菌，其次为变形杆菌、葡萄球菌及绿脓杆菌等，少数为霉菌、腺病毒、衣原体或支原体。由梗阻、畸形、感染反复发作或行器械操作后引起的感染，多为细菌感染，甚至是多种细菌混合感染。资料表明：单次导尿尿路感染发生率为1%~2%，但年老体弱、大手术后、糖尿病或有前列腺增生的患者，则可达10%~20%，留置导尿管的感染率较高，可达50%~60%。

（2）临床表现：

①急性尿道炎表现为尿道内疼痛，排尿时加重，尿道口有分泌物溢出。

②急性膀胱炎主要表现为尿频、尿急、尿痛，有时伴脓尿和排尿困难，全身症状少，有时伴发热。

③急性肾盂肾炎有尿频、尿急等膀胱激惹症状，全身症状明显，表现为发冷、发热（体温可达39℃以上）、呕吐等，多数患者肾区痛。

（3）诊断：

一般做尿液常规检查即可诊断尿路感染存在，白细胞计数可升高，有少量红细胞及脓细胞。若求精确可做尿液涂片革兰染色检查和细菌培养及药敏试验。

（4）防治：

①预防：手术后的尿路感染主要与尿潴留和导尿管的应用有关。导尿时要严格遵守无菌技术及避免损伤尿道，如系留置导尿管，应经常冲洗膀胱并定期更换尿管，在病情允许的情况下尽早拔除。一般情况下胸外科手术后的患者12小时即可拔除导尿管。如有尿潴留或有尿路梗阻的患者，应及时查明原因，予以解除。近年来有人提倡用耻骨上经皮穿刺留置导尿管，以代替经尿道留置导尿管，因此法为有创性方法，是否值得推广还值得商榷。

②治疗：如已发生感染，处理方法依不同部位而异，主要包括：a. 药物：选用有效抗生素，临床上二联用药就可收到良效。首选磺胺甲基异恶唑（SMZ）加用增效剂甲氧苄嘧啶（TMP），并辅以碱化尿液的药物，以减轻膀胱刺激症状，或辅以缓解膀胱痉挛药物；b. 配合针刺关元、三阴交、足三里等穴位，以及局部透热疗法等；c. 多饮水，以增加尿量，加强尿液的冲洗作用，促进细菌和炎性渗出物排泄。

七、术后胸腔积液

（一）原因

1. 引流管的原因

引流不畅或引流管拔除过早。

2. 继发性原因

其他并发症的临床表现之一，脓胸、血胸、乳糜胸、吻合口瘘、支气管胸膜瘘等。

3. 其他原因

恶性胸腔积液、营养不良、低蛋白血症等。

（二）临床表现

（1）发热，多为吸收热，也有感染性发热，如脓胸。

（2）呼吸困难，量大时压迫肺组织造成胸闷、呼吸困难。

（3）咳嗽，积液压迫支气管壁时可引起刺激性咳嗽。

（4）胸痛，吻合口瘘或者胃瘘后胃液漏出至胸膜腔，刺激壁层胸膜的感觉神经末梢可产生胸痛，甚至剧烈胸痛。

（5）体征患侧呼吸动度减弱，呼吸音低，叩诊呈浊音或者实音。

（6）辅助检查胸部X片或者B超。

（三）治疗及预防

1. 治疗

（1）少量积液，一般对于200 mL以内的胸腔积液，如果患者没有症状，可以不做任何处理，待其自然吸收。但积液位置特殊，如包裹性且在吻合口或者支气管残端附近，应怀疑瘘的可能，最好行胸腔穿刺抽液，以明确诊断并给予相应处理。

（2）中-大量积液：除全肺切除外，大多数需要进行胸穿抽液或行胸腔闭式引流。如果积液为脓胸、乳糜、血性应放置管径较粗的引流管，进行彻底、通畅的引流。

2. 预防

关胸前注意彻底止血，冲洗胸腔，检查肺膨胀情况，避免术后出现血胸、脓胸、肺不张；引流管不能太细，位置合适，经常挤压防止堵塞以保证引流效果；术后注意鼓励患者咳嗽，促进肺复张，减少或消灭残腔；胸管拔除不要太早等。

八、四肢静脉血栓形成

手术后静脉血栓形成较常见的部位是下肢和盆腔。

（一）原因

1. 血流缓慢

（1）胸部手术创伤大，术后卧床时间长，尤其是下肢活动减少；术后腹胀、腹内压增高、半卧位导致下腔静脉回流缓慢。

（2）手术后患者血容量不足，使血液浓缩、黏滞度增加，再加上低血压，可使血流缓慢。

2. 血管内膜损伤

术后患者所用静脉高营养药物会因为浓度过高对血管产生刺激，再加上静脉内置入导管或留置针，均可使血管内膜损伤，使血栓形成有了病理基础。

3. 血液凝固性增高

（1）术后血容量不足；手术创伤使大量组织破坏和细胞分解；术后并发严重感染。

（2）术后大量应用止血药物。

（3）术后应激反应、恶性肿瘤、高脂血症、糖尿病等。

（二）临床表现

1. 局部表现

浅静脉有条索样变硬，伴有感染则表现为沿静脉走向的局部皮肤出现红肿、疼痛。深静脉血栓形成主要表现为患肢肿胀伴疼痛。

2. 全身症状

一般无全身症状，合并静脉炎时有发热，静脉炎严重时还可以伴有全身中毒症状。

（三）诊断

（1）局部症状及全身表现。

（2）血管彩超检查是首选的检查方法。

（3）静脉造影是诊断静脉血栓最准确的方法，包括X线静脉造影和放射性核素静脉造影，均可有效地判断有无血栓形成和血栓的位置、范围、形态及静脉侧支循环的情况。

（四）治疗

1. 一般治疗

应卧床休息，抬高患肢，保持大便通畅，起身下床应缓慢，及时消除血栓形成的原因。

2. 抗凝治疗

低分子肝素皮下注射。

3. 抗凝溶栓治疗

联合应用尿激酶和低分子肝素，是治疗早期血栓形成的重要方法。

（五）预防

（1）术前纠正患者的脱水状态，治疗容易导致血栓形成的并发症，如红细胞增多症、糖尿病、凝血酶原时间缩短等。

（2）术中注意维持血压平稳，避免长时间低血压及血容量不足。

（3）对于高龄、有高危因素的患者，可于术后给予预防性低分子肝素治疗。

（4）术后鼓励患者早期活动肢体，经常翻身变换体位，尽早下床活动，穿弹力袜可有效增加静脉血流速度，防止该并发症的发生。

（5）减少对静脉内膜的刺激，尤其是下肢静脉。尽量避免使用对血管内膜有刺激的药物，降低药物滴入浓度，静脉输液尽量不选择下肢血管。

九、肺栓塞

肺栓塞（pulmonary embolism，PE）是以各种栓子阻塞肺动脉系统为其发病原因的一组疾病或临床综合征的总称，包括肺血栓栓塞症、脂肪栓塞综合征、羊水栓塞、空气栓塞等。肺栓塞在外科术后患者的发生率也较高，是术后致猝死的主要原因之一。

肺血栓栓塞症（pulmonary thrombo embolism，PTE）为来自静脉系统或右心的血栓阻塞肺动脉或其分支所致疾病，以肺循环和呼吸功能障碍为其主要临床和病理生理特征。PTE 为 PE 的最常见类型，占 PE 中的绝大多数，通常所称 PE 即指 PTE。

危险因素：PTE 的危险因素同 VTE，包括任何可以导致静脉血液淤滞、静脉系统内皮损伤和血液高凝状态的因素。易发生 VTE 的危险因素包括原发性和继发性两类。原发性危险因素由遗传变异引起，包括 V 因子突变、蛋白 C 缺乏、蛋白 S 缺乏和抗凝血酶缺乏等。继发性危险因素是指后天获得的易发生 VTE 的多种病理生理异常。对 VTE 患者，应注意其中部分人存在隐藏的危险因素，如恶性肿瘤等。

（一）临床表现

1. 症状

PTE 的临床症状多样，可以从无症状到血流动力学不稳定，以至于发生猝死。常见症状如下：①呼吸困难及气促：是最常见的症状，尤以活动后明显；②胸痛：包括胸膜炎性胸痛或心绞痛样疼痛；③晕厥：可为 PTE 的唯一或首发症状；④咯血：常为小量咯血；⑤咳嗽、心慌等。临床上出现所谓"三联征"（呼吸困难、胸痛及咯血）发生率 30%。

2. 体征

①呼吸急促：呼吸频率 > 20 次 / 分，是最常见的体征；②心动过速；③血压下降甚至休克；④发绀；⑤发热：低热为主，少数患者可有中度以上的发热；⑥颈静脉充盈；⑦肺部可闻及哮鸣音和 / 或细湿啰音，偶可闻及血管杂音；⑧肺动脉瓣区第二音亢进或分裂，$P_2 > A_2$，三尖瓣区收缩期杂音。

3. 动脉血气分析

动脉血气分析常表现为低氧血症、低碳酸血症，肺泡动脉血氧分压差增大。

4. 心电图

大多数病例表现有非特异性的心电图异常。较为多见的表现包括 $V_1 \sim V_4$ 的 T 波改变和 ST 段异常；部分病例可出现 $S_I Q_{III} T_{III}$ 征（即 I 导 S 波加深，III 导出现 Q/q 波及 T 波倒置）；观察到心电图的动态改变较之静态异常对于提示 PTE 具有更大意义。

5. 胸部 X 线平片

多有异常表现，如：区域性肺血管纹理变细、稀疏或消失，肺野透亮度增加；肺野局部浸润性阴影；尖端指向肺门的楔形阴影；肺不张或膨胀不全；但缺乏特异性。

6. 超声心动图

对于严重的 PTE 病例，超声心动图检查可以发现肺动脉高压、右室高负荷和肺源性心脏病，提示或高度怀疑 PTE，但尚不能作为 PTE 的确定诊断标准。超声心动图为划分次大面积 PTE 的依据。若在右房或右室发现血栓，同时患者临床表现符合 PTE，可以做出诊断。

7. 血浆 D- 二聚体（D-dimer）

D- 二聚体是交联纤维蛋白在纤溶系统作用下产生的可溶性降解产物，为一个特异性的纤溶过程标记物。D- 二聚体对急性 PTE 诊断的敏感性高达 92%～100%，但其特异性仅仅 40%～43%。临床上 D- 二聚体对急性 PTE 有较大的排除诊断价值，若其含量低于 500 μg/L，可基本除外急性 PTE。

8. 核素肺通气/灌注扫描

核素肺通气/灌注扫描是 PTE 重要的诊断方法。典型征象是呈肺段分布的肺灌注缺损，并与通气显像不匹配。

9. 螺旋 CT 肺动脉造影（CTPA）

螺旋 CT 肺动脉造影能够发现段以上肺动脉内的栓子，是 PTE 重要的的确诊手段之一。PTE 的直接征象为肺动脉内的低密度充盈缺损 CT 对亚段 PTE 的诊断价值有限。

10. 核磁共振成像（MRI）

核磁共振成像对段以上肺动脉内栓子诊断的敏感性和特异性均较高，适用于碘造影剂过敏的患者。

11. 肺动脉造影

肺动脉造影为 PTE 诊断的经典与参比方法。其敏感性约为 98%，特异性为 95%～98%。PTE 的直接征象有肺血管内造影剂充盈缺损，伴或不伴轨道征的血流阻断。

如果其他无创性检查手段能够确诊 PTE，而且临床上拟仅采取内科治疗时，则不必进行此项检查。

（二）诊断

（1）有存在肺栓塞的易发因素的患者，尤其是有下肢静脉栓塞表现者，有以下临床表现者应疑为 PTE。

①突发原因不明的气促、劳力性呼吸困难和发绀，又不能用原有的心肺疾病所解释。

②突发性呼吸困难，胸痛、咯血等肺梗死三联征。

③不明原因的急性或进行性充血性心力衰竭，可伴有休克、昏厥或心律失常。

④基础疾病急剧变化或肺炎样表现，但经过抗感染治疗无效，或者不明原因的急性胸膜炎等，亦要注意 PTE 的可能性。

（2）对可疑的患者做进一步检查（如上述）。如经薄层螺旋 CT 或超高速薄层 CT 增强扫描或 ECT（肺通气/灌注扫描），不能确诊或排除 PE 者，应争取进一步做肺动脉造影。

（3）需要与急性心肌梗死、急性左心衰竭、支气管哮喘、气胸、主动脉瘤裂等疾病鉴别。

（4）分型：

①大面积 PTE（massive PTE）：体循环动脉收缩压 < 90 mmHg，或较基础值下降幅度 ≥ 40 mmHg，持续 15 分钟以上；除外新发生的心律失常、低血容量或感染中毒症所致血压下降。

②非大面积 PTE（non-massive PTE）：不符合以上大面积 PTE 标准的 PTE。

③次大面积 PTE（submassive PTE）：部分人超声心动图表现有右心室运动功能减弱或临床上出现右心功能不全表现。

④慢性栓塞性肺动脉高压。

（三）治疗

1. 急救措施

（1）一般处理：宜进行重症监护，卧床 1～2 周，剧烈胸痛者给止痛剂、镇静剂。

（2）纠正急性右心衰竭，可给予多巴胺等血管活性药物。

（3）防治休克，并休克者给予多巴胺 5～10 μg/kg/min、多巴酚丁胺 3.5～10 μg/kg/min 或去甲肾上腺素 0.2～2.0 μg/kg/min，迅速纠正引起低血压的心律失常，如心房扑动、心房颤动等。维持平均动脉血压 > 80 mmHg，心脏指数 > 2.5 L/min/m² 及尿量 > 50 mL/h。

（4）改善氧合和通气功能吸氧或无创面罩通气，必要时气管插管人工通气，应避免气管切开。

2. 溶栓治疗

（1）溶栓指征：大面积 PTE 在 2 周内均可考虑溶栓。

（2）绝对禁忌证：活动性内出血；近期自发性颅内出血。

（3）相对禁忌证：未控制的高血压（收缩压 ≥ 180 mmHg，舒张压 ≥ 110 mmHg）；出血性糖尿病，包括合并严重肾病和肝病者；近期（10 天内）外科大手术、不能被压迫止血血管的穿刺、器官活检或分娩；近期大小创伤；感染性心内膜炎、妊娠出血性视网膜病、心包炎；动脉瘤、左房血栓、咯血；潜在的出血性疾病。

（4）溶栓方案：我国指南推荐：尿激酶方案（12 小时方案：负荷 4 400 IU/kg，静注 10 分钟，2 200 IU/kg/h 持续静滴 12 小时；2 小时方案：20 000 IU/kg 持续静滴 2 小时。rtPA 方案：rtPA 50 ~ 100 mg 持续静滴 2 小时）。

（5）溶栓治疗并发症：溶栓疗法最重要的并发症是出血，发生率约为 5% ~ 7%，致死性出血约为 1%。溶栓药其他副作用还可能有发热、过敏反应、低血压、恶心、呕吐、肌痛、头痛等。过敏反应多见于用链激酶患者。

3. 抗凝治疗

抗凝治疗是肺栓塞的基本治疗。抗凝治疗可提高生存率，降低栓塞复发率。

常用的抗凝药物有肝素（包括普通肝素和低分子量肝素）和华法林。常用的肝素给药方法是静脉滴注，负荷量为 2 000 ~ 3 000 U/h，继之 700 ~ 1 000 U/h 或 25 U/kg/h 维持。用普通肝素治疗需要监测，部分凝血活酶时间（APTT）至少要大于对照值的 1.5 倍（通常是 1.5 倍 ~ 2.0 倍）。亦可应用低分子量肝素，不需监测抗凝指标。通常肝素应用 5 ~ 7 天。最常用口服药物为华法林，初期应与肝素重叠使用 4 ~ 5 天，初始剂量一般为 3 mg，以后根据国际标准化比率（INR）调整剂量，长期服用者 INR 宜维持在 2.0 ~ 3.0。口服抗凝药至少持续 6 个月，静脉血栓形成危险因素长期存在者应长期抗凝治疗。妊娠的前 3 个月和最后 6 周禁用华法林。产后和哺乳期妇女可以服用华法林。华法林所致出血可用维生素 K 拮抗，抗血小板药物不能满足 PTE 或 DVT 抗凝要求。

肺栓塞的抗凝时间长短应个体化，一般至少需要 3 ~ 6 个月。部分病例的危险因素短期可以消除，例如服雌激素、临时制动、创伤和手术，疗程可能为 3 个月即可；对于栓子来源不明的首发病例，需要至少 6 个月的抗凝。对复发性 VTE、合并肺心病或静脉血栓栓塞危险因素长期存在的患者应终身抗凝治疗，如癌症患者、抗心脂抗体综合征、易栓症等。

4. 手术和介入治疗

肺动脉血栓摘除术：大块肺栓塞伴有休克、肾功能衰竭等，内科治疗失败或不宜内科治疗者，可行肺动脉血栓摘除术，但死亡率较高。

经导管肺动脉血栓碎裂术：多用于急性肺栓塞伴低血压，且溶栓或抗凝治疗禁忌或经溶栓治疗无效的患者。主要方法包括旋转导管碎裂、血栓抽吸术，也可兼给局部溶栓治疗。

5. 腔静脉滤器植入术

最主要的适应证有：肺栓塞并抗凝治疗禁忌或抗凝治疗出现并发症者；充分抗凝治疗后肺栓塞复发者；高危患者的预防：①广泛、进行性静脉血栓形成；②行导管介入治疗或肺动脉血栓剥脱术者；③严重肺动脉高压或肺心病者。

因滤器只能预防肺栓塞复发，并不能治疗 DVT，因此安装滤器后仍需抗凝，防止进一步血栓形成。

十、肠动力障碍

（一）原因

（1）手术中过度牵拉、搓揉肠壁，或损伤肠系膜血管致肠缺血，出现动力障碍。

（2）食管癌、贲门癌术中切断迷走神经，肠壁肌肉收缩功能早期受到抑制。

（3）围手术期存在水、电解质失衡，低钠、低钾、低镁血症，肠平滑肌兴奋性下降，收缩无力。

（4）腹腔、肺部感染引起全身中毒症状严重时可出现肠麻痹。

（5）麻醉过深及吗啡类镇痛剂、M-受体阻滞剂使用过量也可引起肠麻痹。

（二）临床表现

全麻术后早期，胃肠蠕动和消化吸收功能均受到一定程度的抑制，而出现一段时间的肠麻痹，是术后的正常过程，通常术后24～48小时恢复。超过48小时肠功能未恢复同时又出现下列切口者应考虑肠动力障碍。

（1）手术后3～4天，肛门仍无排气，腹胀逐渐加重伴腹部胀痛不适。

（2）胃肠减压量持续较多或出现呕吐。

（3）腹胀但无明显腹肌紧张和压痛。

（4）腹部叩诊为鼓音，肠鸣音减弱或消失。肠鸣音消失是鉴别肠动力障碍和机械性肠梗阻的主要体征。腹部X片检查，肠胀气出现在全部小肠和结肠，而机械性肠梗阻肠胀气多出现在梗阻部位以上的小肠和结肠。

（三）治疗

1. 病因治疗

（1）纠正水、电解质平衡失调。

（2）控制腹腔、胸腔、肺部等部位的感染。

（3）合理使用镇痛、解痉药物。

2. 辅助治疗

（1）持续胃肠减压，直至肠功能完全恢复。

（2）维持足够的静脉营养，纠正低蛋白血症、贫血及脱水，维持循环稳定及电解质平衡。

（3）鼻饲给予肠动力药物如多潘立酮、西沙比利、莫沙必利等。

（4）鼓励患者咳嗽、排痰，早期下床活动，但出现胸、腹腔感染时应及时彻底地进行胸、腹腔引流。

（四）预防

（1）手术中操作要轻柔，用纱布保护好肠管，避免过度牵拉和搓揉肠管，避免损伤肠系膜血管。

（2）围手术期尽量维持水、电解质平衡，纠正低钠、低钾、低镁血症。

（3）腹腔内严格止血，预防腹腔内感染。

（4）术前戒烟、呼吸道准备，术后应用有效的抗生素，预防胸部、腹部感染。

（5）合理使用麻醉药及止痛药。

十一、切口并发症

（一）切口血肿形成

切口血肿的重要性不仅在于它对切口愈合的不良效应，还在于为切口感染提供了病灶，通常认为血肿形成内压，随之阻塞皮肤血循环，构成坏死，且有人认为血肿确有一种毒性作用，能促使坏死的发生。胸部切口往往由于肌层较厚，缝合时达不到全层缝合，肌肉止血不彻底，手术后常可出现血肿，只要在关胸缝合切口时更仔细一点，该并发症是可以避免的。

（二）切口无菌性液化坏死

胸外科原来的传统手术一般切口均较长，范围广，切断的肌肉层厚，且部分患者胸背部有较多的脂肪组织，术后常发生切口无菌性液化性坏死，导致切口延缓愈合。目前微创手术小切口较多，但主操作孔位于腋前线，尤其是女性患者，切口通常经过乳腺的部分脂肪组织，术后仍有不少患者发生切口无菌性液化性坏死。

1. 病因

（1）由于剖胸切口多较长，侧胸壁肌肉层厚，剖胸时常以血管钳钳夹肌层，若钳夹压过紧，时间过长，便可使局部肌肉变性坏死。肌层缝合过于严密，打结过紧，致局部血运差，也可造成肌肉坏死。

（2）目前常用电刀切开皮下组织及肌层，这样速度快，止血效果好，但有时电刀火花过大，或电刀停留在局部时间过长，可使局部组织造成Ⅱ度烧伤而致手术后局部肌肉、脂肪组织坏死、液化。

（3）有时利用福尔马林熏蒸的缝线，在使用前未能严格清洗，缝线上的福尔马林可能刺激局部组织产生炎性肉芽肿。

（4）胸外科后外侧切口部分在背部，如患者手术后长期平卧，致背部切口血运明显受限，造成压迫后坏死。

2. 症状

切口无菌性液化坏死一般多无发热症状，或仅有轻度低热，常在手术后1~2周出现切口局部略红，有积液或浆液性渗出，在无合并细菌感染时，渗出物培养往往无菌生长，如已拆线，切口可局部裂开，裂开的切口可见有液化的脂肪和水肿的肌层，且这种切口一旦裂开，如未能及时处理或处理不当，数天后多可合并细菌感染，清淡的浆液性渗出很快会成为脓性渗出。

3. 治疗

发生切口无菌性液化坏死时，应及时进行清创，将切口彻底引流，清除积液、坏死的脂肪组织及异物缝线，并以浸过含有抗生素溶液的生理盐水纱布湿敷，1~2天后如渗出不多时可行Ⅱ期缝合，如仍有渗出或已明显有脓性渗出物，可以抗生素纱布湿敷换药，如渗出不多但局部肉芽组织不多时可用凡士林纱布填塞，以促使肉芽组织增生。

4. 预防

术中尽量避免产生无菌性液化坏死的原因。如手术切开胸壁时，注意电刀不要烫伤表皮层，电流切勿过大，停留在组织上的时间也要尽短；对肌肉的出血止血时不要大块钳夹、大块结扎；缝合肌肉时缝线要清洗，注意缝合时肌筋膜一定要缝合严密，而肌纤维不必缝得过紧；手术后经常鼓励和帮助患者坐起，防止长时间平卧压迫背部伤口。

（三）切口裂开

切口裂开是切口愈合情况差的有力证明，而影响切口愈合的因素如下。

1. 局部因素

（1）切口的局部血供：良好的血供能力为切口愈合处提供氧和养料，并运走代谢产物，是愈合成功的基础。血供受解剖位置、切口部位、继发于压迫的缺血、本身疾病特别是动脉粥样硬化以及缝线张力的影响，对于胸外科常用的后外侧切口来说，手术后一旦拔出了胸腔引流管后即要鼓励患者适当侧卧，或采取坐位，以减少身体重量对背部切口的压迫，防止其愈合不良。

（2）血肿：血肿的重要性不仅在于它对切口愈合的不良效应，还在于为切口感染提供了病灶，通常认为血肿形成内压，随之阻塞皮肤血循环，构成坏死。胸部切口往往由于肌层较厚，如果缝合不好，肌肉止血不彻底，手术后常可出现血肿。

（3）感染：感染是切口愈合最常见的并发症，当感染存在时，细菌和炎症细胞消耗氧及其他养料，以至成纤维细胞代谢受损，且感染使原代谢紊乱，胶原成分减少，导致切口裂开。

任何妨碍血供的因素均能影响局部炎症反应，有利细菌生长，如广泛的组织损伤、手术技术粗糙、血肿、异物等。胸外科手术后感染因素除上述原因外，有些疾病本身污染较重，如脓胸、支气管胸膜瘘、吻合口瘘、肺脓肿等。如手术中污染较重，或无菌操作不够等，均可能造成手术后切口感染。另外，胸外科手术中还有一种常见的特异性感染，即切口结核菌感染，常发生于结核性脓胸，胸廓成形术等手术切口，一旦感染结核菌，则切口生长更为困难，肉芽组织晦暗，长期不愈，反复渗出，往往需再次手术切除感染创面才能愈合。

2. 全身因素

（1）年龄：胸外科中老年患者较多，而切口愈合的并发症多发生于老年人，主要因素是老年人营养状况一般较差，局部血供不良，组织再生能力相对较弱，多为恶性肿瘤而手术全身消耗大等因素。

（2）糖尿病：糖尿病患者的切口感染率较无糖尿病者至少高10%，实验表明，缺乏胰岛素的动物胶原积聚减少，早期血管生长受限，在给予胰岛素时则能改善之。糖尿病性动脉硬化及其小血管的分布状态不正常是另一主要影响愈合的因素。

（3）激素：大剂量类固醇能抑制愈合过程，降低切口张力，类固醇可抑制炎症期，并使毛细血管、成纤维细胞及基质都随之受影响，胸外科手术后常常由于大量输血，患者高热一般退热药不能缓解，严重的支气管哮喘等因素经常使用较多的激素，但一般在手术后几天应用激素对伤口愈合并无影响，但切忌连续使用。

（4）贫血与低蛋白血症：严重贫血特别是有低血容量及继之出现的组织缺氧与切口愈合不良有关，低蛋白血症时，纤维增生和胶原合成不足，血浆胶体渗透压改变，组织易水肿，同时氨基酸也少，切口生长的有利因素不足。

（5）肥胖：由于肥胖，胸壁的皮下脂肪多，特别是成年女患者，往往使组织的无效腔消灭困难，止血难度大，且胸外科手术中电刀的使用频度高，易使脂肪产生液化，从而使切口容易形成血肿，妨碍伤口愈合，故手术缝合时一定要注意胸壁缝合仔细，但皮下组织线结不宜过紧，以防线结反应。

（6）维生素：维生素 C 缺乏对胶原合成和愈合不利，并可能对巨噬细胞的吞噬和游走有不良作用，从而影响机体对感染的易感性，故仍应坚持常规对胸外科患者手术前口服维生素 C 及复合维生素 B，并在手术后及时补充水乐维他等高效维生素。

（四）胸壁缺损

（1）原因：

胸壁缺损多见于胸壁肿瘤切除术后、胸骨肿瘤切除术后。

（2）临床表现与诊断：

胸壁或胸骨肿瘤切除术后，胸壁局部缺失，可因胸壁软化引起反常呼吸，在吸气时内陷，呼气时外凸，表现为显著的呼吸困难和发绀。另外缺损不能得以皮肤肌肉完全覆盖是产生术后并发症和死亡的主要原因。

（3）治疗：

临床实践表明肿瘤切除后胸壁缺损面积小于 5 cm×5 cm 者可直接缝合，无须胸壁重建。缺损面积在 5 cm×5 cm 以上者，如周围无组织覆盖者，必须进行胸壁修补重建，以保证胸廓正常的呼吸功能。

胸壁缺损的修复材料应具备以下条件：①有很好的支持力，能防止胸壁浮动及反常呼吸；②能长期置于体内，不发生松动；③能透过 X 线。重建胸壁选用的材料通常为人工合成制品和自体组织两大类。自体组织修补胸壁缺损，包括骨、阔筋膜、肌瓣、皮瓣、大网膜等，可直接修补较小的胸壁缺损。人工材料包括金属网、钢针、涤纶布、有机玻璃、硅橡胶片及 Marlex 网等。采用较简便、可靠的自身组织取材修补法，因组织相容性好，减少了局部异物刺激及感染的发生，效果较为理想，但坚固性多不足。采用人工材料修补，虽坚固性增加，但组织相容性差，术后易出现感染、积液、松动现象。目前临床上应用的人工材料以涤纶布与 Marlex 网较多，效果比较满意。

近年来，随着胸壁缺损修补方法及材料的改进，可以在彻底、大块地切除胸壁肿瘤以后而不发生呼吸困难或胸壁反常呼吸运动，降低了手术死亡率。在任何情况下施行胸壁重建术，都应考虑到重建的胸壁必须完全封闭、坚固，但又可充分活动，以保证正常的呼吸功能，同时坚固的胸壁给内脏以良好的保护和抗感染作用。

第二节　肺部手术并发症

一、手术中血管的损伤

（一）肺动脉损伤

1. 原因

（1）血管周围粘连致密，无法游离血管鞘。

（2）炎症或者老年性动脉粥样硬化致血管壁组织脆弱。

（3）血管解剖结构变异。

（4）操作损伤，特别是肿瘤或者肿大淋巴结侵犯肺动脉时。

2. 处理

手术中一旦发生肺动脉意外损伤而引起大出血，术者必须保持镇静，切忌用血管钳盲目钳夹，以免造成更大的损伤。应立即用手指轻柔捏住或者压迫血管破损处，洗净周围血液，如有可能，游离破损周围阻碍操作的组织，清理不必要的手术器械，判断可能损伤的血管。耐心按压破损处数分钟或者十余分钟后，慢慢放松手指，看清出血处。若经按压已无明显出血，则立即用 4-0 或 5-0 不可吸收滑线做连续缝合；如经按压仍有大量出血，应考虑在破损处近心端甚至打开心包在肺动脉干暂时阻断血流，以便于连续缝合破口。如果损伤的是非切除肺叶的一个小分支，管径比较细，可予以结扎，一般不会引起术后余肺缺血。如果损伤的血管管径较粗大，经努力设法修补未成功者，则只能切除损伤的血管所支配的肺叶。

（二）肺静脉损伤

1. 原因

（1）肺静脉周围粘连致密。

（2）肿瘤与肺静脉壁粘连或者已经侵犯静脉壁。

（3）肺静脉解剖变异，如上下肺静脉共干。

（4）操作损伤。

2. 处理

探查时需仔细，在游离肺静脉前充分评估肺静脉周围的粘连程度、肿瘤的侵犯程度，判断心包外有无足够的解剖间隙可供游离，必要时应果断打开心包，于心包内处理。在结扎离断肺静脉前，需再次明确所结扎血管的引流区域，探明有无共干情况。术中发生肺静脉损伤后，同样术者必须保持镇静，切忌用血管钳盲目钳夹，以免造成更大的损伤。应立即用手指轻柔捏住或者压迫血管破损处，洗净周围血液，如有可能，游离破损周围阻碍操作的组织，清理不必要的手术器械，判断可能损伤的血管。耐心按压破损处数分钟或者十余分钟后，慢慢放松手指，看清出血处。若出血已明显减少，则立即用 4-0 或 5-0 不可吸收滑线做连续缝合；如经按压仍有大量出血，无法看清出血处，应考虑在破损处近心端甚至打开心包在心包内结扎肺静脉，再在出血处远心端结扎控制出血。如果是肺静脉共干而又不慎将其离断，则一般需改为全肺切除。如果患者肺功能不允许行全肺切除，则应设法将两个断端重新吻合。必要时可请血管外科或者心外科医师上台协助吻合，尽量缩短肺血流阻滞时间，尽可能减轻术后肺水肿的程度。术后适当应用利尿剂和激素并严格控制入水量，防止 ARDS 的发生。

二、手术中气管、支气管损伤

（一）原因

（1）转移肿大淋巴结与气管、支气管致密粘连，清扫时损伤。

（2）非转移淋巴结如淋巴结结核、钙化等与气管、支气管致密粘连，清扫时损伤。

（3）气管、支气管成形术中，未予以充分游离减张，断端缝合时缝线割裂气管、支气管。

（4）肿瘤巨大、变异等情况下，手术野或者解剖结构不是非常清晰的情况下，贸然使用电刀、电钩、超声刀、剪刀等盲目切割或止血，伤及气管、支气管。

（二）预防

（1）清楚了解气管、支气管解剖，在游离气管、支气管周围组织时应小心谨慎，仔细确切操作。

（2）支气管成形术时，在保证残端血运的情况下，尽量充分游离减张。

（3）操作必须确切，直视下准确止血、游离，避免盲目操作。

三、手术后肺栓塞

肺栓塞是引起胸部手术后患者死亡的一个重要原因，5%～15% 的术后死亡是源于严重的肺栓塞，进入肺动脉的栓子多是来源于体静脉的血栓。肺栓塞的早期诊断正确率低，死亡率高，症状与成人呼吸窘迫症、心律失常、肺不张等其他并发症相混淆。

(一)静脉血栓的诱因

1. 凝血机能的亢进

手术创伤的应激反应使纤维蛋白溶解系统受到抑制、凝血机能亢进;恶性肿瘤组织可分泌一些促进凝血机能的生物因子。

2. 血流缓慢

术中术后患者相对长时间的卧床及术中摆放体位的不当、固定器具的压迫、术后低血容量、肥胖、高龄、合并下肢静脉曲张均可使血流缓慢。

3. 静脉血管受损

术中静脉穿刺特别是下肢静脉的损伤。

(二)诊断

肺栓塞往往在患者术后经过一段时间卧床后初次下地活动行走时突然发生。患者可表现为突然剧烈的胸痛、呼吸急促困难、心动过速、发绀、晕厥,甚至猝死。心电图检查可以发现 ST 段的抬高或压低。胸片可以显示由于肺动脉的扩大而肺门饱满、肺野的血管影减少而肺的透亮度增高、局部肺不张等。血气分析多有血氧分压的下降。但以上检查多无明显特异性。肺通气血流放射性核素扫描或者胸部强化 CT 后肺动脉造影重建是明确诊断的重要方法。肺通气放射性核素扫描可以显示正常,但血流放射性核素扫描可以发现栓塞部位外侧呈楔形冷区域;肺动脉造影可以明确血栓的大小和栓塞的部位范围。

(三)治疗

1. 抗凝疗法

主要药物是肝素。除了有明确的使用肝素禁忌证外,一旦诊断肺栓塞,应立即并持续使用。

2. 溶栓疗法

在抗凝的同时,可以积极考虑溶栓。主要药物为尿激酶。

3. 取栓疗法

经抗凝、溶栓治疗,症状的改善需要 2~4 小时,血流动态的改善也需要 6~8 小时。如果经保守治疗无好转,应积极考虑取栓。当收缩压在 90 mmHg 以下、尿量在 20 mL/h、血氧分压在 60 mmHg 以下时,应是取栓术的适应证。以前大都通过开胸手术取栓,现多采用微创的方式,即通过介入方法经上腔或下腔静脉置入导管取栓,具有创伤小、恢复快的优点。

4. 下腔静脉滤网放置

由于引起肺栓塞的血栓多来源于下肢静脉,为了预防血栓进入肺动脉,可考虑放置下腔静脉滤网过滤血栓。

(四)预防

(1)术中固定患者体位时应避免器具的压迫使下肢静脉血液的回流发生障碍。

(2)注意术中的保暖措施。

(3)尽可能避免下肢静脉穿刺。

(4)及时输液或输血补充血容量,防止患者血容量不足。

(5)鼓励患者卧床期间积极下肢活动、定时翻身以及尽可能早期下床活动。

(6)对年老体弱者予以下肢按摩,帮助血液循环。

(7)积极抗炎,预防败血症。

四、支气管胸膜瘘

支气管胸膜瘘是肺叶切除术后严重的并发症之一,延长住院时间,增加住院费用,增加患者痛苦,增加死亡率。尤其是全肺切除的患者,更应该预防支气管胸膜瘘的发生。

(一)原因

(1)支气管残端血运破坏。

(2)术后肺部感染及支气管残端感染。

(3）术前放疗或者化疗。
(4）营养不良。
(5）术后长期的机械通气和气压伤。
(6）支气管残端肿瘤残余。
(7）胸腔积液长时间浸泡支气管残端。

（二）诊断

及时诊断支气管胸膜瘘对于预防病变进一步恶化至关重要，特别是对全肺切除的患者。

1. 咳嗽

随体位改变而发生顽固突发性咳嗽。

2. 痰

痰的性状发生改变，最为典型的是咳出痰液同引流液性质相仿，而且量多。

3. 发热

常有高热，持续不退。

4. 胸片

胸片显示患侧液气胸。

5. 纤支镜检查

纤支镜检查可明确诊断，或者于胸腔内注入亚甲蓝，咳出蓝色痰液则也可明确诊断。

（三）治疗

目前支气管胸膜瘘大多可通过保守治疗而治愈，只有少数患者需要二次手术修补。保守疗法概括起来主要有三个原则。

（1）充分引流胸腔积液，促进余肺及时复张。一部分患者可以通过单纯胸腔闭式引流而治愈，还有一部分患者在闭式引流术后需要开放引流。

（2）积极抗感染治疗：支气管胸膜瘘发生后均会发生脓胸，应对胸腔引流液行细菌培养＋药敏检查，根据药敏结果选择有效抗生素长期彻底地抗感染治疗。同时，还可以用抗生素行胸腔冲洗，加快炎症消退。

（3）营养支持：患者发生脓胸后，会持续发热，增加消耗，此时在充分引流及抗炎的基础上，必须加强补充营养，才能够使瘘口尽快愈合。

（4）支气管镜封堵：有的医院采用支气管镜下用生物胶或者气管支架封堵瘘口，以减轻胸腔感染，缩短恢复期。此法可行，但不是都能成功。

（5）二次手术缝合：对于发生于术后早期，诊断及时且瘘口较大时，可考虑手术修补，但手术效果并不确定。由于感染和炎性反应，安全地暴露支气管残端比较困难，而且由于感染和组织炎性水肿，即使瘘口缝合了也不一定能够组织愈合。所以如果采取手术的方法来解决，最好将残端的末端炎性水肿明显的部分切除，再次缝合，并应用周围血供良好的组织来覆盖，同时将胸腔内的纤维素或纤维板清除并彻底冲洗。术后仍需要加强引流、咳嗽张肺及营养支持。

（四）预防

（1）术中在保证完整切除肿瘤及彻底清扫淋巴结的前提下，尽量保护支气管残端血运，尽可能保留支气管动脉，不要将支气管游离得过长，残端不要保留过长。

（2）术前接受放疗或者化疗的患者，术中应利用其他具有血供的组织如支气管残端周围胸膜、带蒂的肋间肌等覆盖残端。

（3）中心型肺癌，术中必须行快速冰冻病理检查，以避免切缘肿瘤残留。

（4）术后鼓励并采取有效措施协助患者咳嗽排痰，促进肺复张，避免残腔形成，并应用有效抗生素预防肺部感染。

五、肺漏气

（一）原因
（1）肺叶切除时，如果肺裂发育不好，没有在真正的叶间裂处剥离，使肺创面漏气。
（2）肺段切除时，肺创面漏气。
（3）严重胸膜腔粘连时，分离粘连可造成肺脏层胸膜破损致漏气。
（4）严重肺气肿患者，肺创面甚至针眼、钉眼均能形成漏气。

（二）处理
（1）促进肺复张，使胸膜腔被复张的肺所充满，肺脏层胸膜与壁层胸膜形成粘连后，大多数漏气可在1～2天后停止。
（2）给予持续负压吸引，直至漏气消失或者明显减轻后再继续普通胸腔引流。

（三）预防
（1）术中仔细辨认叶间裂，从真正的叶间裂分离肺叶。如果叶间裂发育不全，最好使用直线切割缝合器来处理。胸腔镜肺叶切除术可采用单向式的方法，可最大限度地减少肺漏气的发生。
（2）合并肺气肿者，可在钉仓加以人工材料，如生物修补膜、心包片等，以减少针眼漏气。
（3）手术结束时关闭肺创面，如果试水创面有明显漏气处，可给予褥式缝合。

第三节　食管贲门手术并发症

一、术中血管损伤

（一）胸主动脉损伤
1. 原因
（1）术前对肿瘤或淋巴结是否侵及主动脉判断不清楚，如CT发现食管肿瘤和主动脉夹角大于90度或者食管、主动脉、脊柱的间隙消失，要警惕主动脉弓或降主动脉受侵。
（2）术中决策失误：肿瘤已侵及主动脉外膜或弹力层仍强行用撕脱或锐法解剖肿瘤，导致主动脉损伤。
（3）手术中解剖不清误伤主动脉。

2. 处理
（1）发现主动脉破损后，因立即用手指压住出血处，多能暂时止血，及时通知麻醉师、巡回护士、血库，备好吸引器、修补器械等。
（2）手指压住出血处，游离肿瘤，并将肿瘤牵开以暴露破损处。如游离困难，则应大体切除肿瘤并牵开，尽量暴露。如果游离肿瘤非常困难，可先用硝普钠降压后，在主动脉分出左锁骨下动脉以远的部位和破口下方游离主动脉，用主动脉钳完全阻断主动脉，然后游离肿瘤或大体切除肿瘤后牵开，以暴露破口。
（3）如为食管滋养血管损伤后回缩出血，可用单纯指压法止血。对于一部分血管弹性好、凝血功能正常的患者可达到止血的目的。
（4）如果破口较小，而单纯指压法不能止血，可迅速用无创伤线缝合止血。
（5）如果破口稍大，可用侧壁钳或心耳钳部分阻断法，然后用无创伤线缝合止血。
（6）如破口较大，可用主动脉完全阻断法或者体外循环转流，再行破口缝合。

（二）奇静脉损伤
奇静脉损伤一般发生在经左胸行食管胸中下段癌手术中。

1. 原因
（1）肿瘤外侵或紧密粘连奇静脉。

(2）放疗后食管肿瘤周围局部水肿粘连严重。

(3）手术操作游离肿瘤时撕脱或者盲目锐性解剖伤及奇静脉。

2. 处理

(1）发现奇静脉损伤后，立即将手指通过破裂的纵隔胸膜深入右胸腔，在脊柱右缘压迫破口止血，由于奇静脉压力低，此法可暂时止血。

(2）助手牵开降主动脉，必要时通过摇手术床的方法求得良好的暴露。从下向上游离奇静脉直至靠近破口，结扎近、远端奇静脉。

(3）奇静脉弓损伤后，由于左胸径路下暴露不清，往往处理困难，一旦盲目钳夹，可能导致更大的损伤和出血。故损伤后立即按压止血，然后游离主动脉弓处2~3支肋间血管，将主动脉弓向上提起，暴露好后，准确钳夹缝合止血。

3. 预防

术中仔细探查肿瘤和周围组织的关系，如发现肿瘤和奇静脉关系密切，应让助手用手或者主动脉钩牵开降主动脉，先在其下方剪开右侧纵隔胸膜，解剖和游离肿瘤下方的奇静脉，明确肿瘤和奇静脉的关系，再仔细解剖肿瘤。如果肿瘤侵及奇静脉，应先结扎奇静脉远端并切断后，再解剖肿瘤。

（三）胃左动脉、腹腔干损伤

1. 原因

(1）胃左动脉及腹腔干的损伤多由于转移肿大的淋巴结包绕或紧密粘连血管，术中在分离或清扫淋巴结时误伤。

(2）手术中游离胃时切断胃左血管后大束结扎胃左血管及周围脂肪组织，结扎线脱落导致胃左动脉回缩出血。也有不少术后胃左血管结扎线脱落致大出血死亡的病例。

2. 处理

(1）胃左动脉结扎线脱落，应立即用手指在胰腺上缘抓住滑脱的胃左血管和周围组织控制出血，显露好后再准确钳夹止血再缝扎。

(2）胃左动脉旁有转移肿大淋巴结，且与血管关系密切时，如可能可先从胃左动脉根部先结扎再清扫淋巴结。如果必须先清扫淋巴结，应充分显露清楚再进行操作。如果清扫淋巴结出血可先用无创伤钳控制破口靠近腹主动脉端的腹腔干，尽快切除淋巴结后再妥善缝合止血。

(3）腹腔干损伤后，立即用手指捏住破口，近端用无创伤钳控制，切除或大部分切除淋巴结后，用无损伤线修补。

3. 预防

(1）术前评估要仔细，如果腹部彩超或者CT发现胃左动脉及腹腔干周围有肿大的淋巴结，术中在分离血管或清扫淋巴结时需谨慎。

(2）手术中不要大束结扎胃左血管及周围脂肪组织，最好小块结扎或者先结扎后缝扎，防止结扎线脱落。

(3）术中如遇胃左淋巴结肿大清扫困难时，为避免大出血，不一定坚持清扫，可予以银夹或者钛夹标记，术后放疗。

二、术中脏器、神经损伤

（一）气管、支气管损伤

1. 原因

(1）食管肿瘤外侵或者于相邻的气管支气管膜部紧密粘连，术中探查分离时损伤。

(2）手术中清扫上食管旁、喉返神经链、隆突下淋巴结时损伤。

2. 处理

(1）术中处理：

①马上将纵隔尤其是气管、支气管破口附近的血液吸尽，防止血液进入气道。

②请麻醉师将气管导管向下插并超越破损处，这样既可保证肺部正常通气，又可避免血液流入肺内。

③充分显露气管、支气管。

④气管、支气管修补：充分游离破口及周围组织，确认其可在无张力的情况下修补，修补时应将气管导管退至破口上方。破口较小可直接用无创伤线或可吸收线行间断外翻缝合。缺损较大无法直接缝合者可行气管或支气管成形。修补完后，嘱麻醉师吸净支气管内血液及痰液，张肺试水无漏气方可。

⑤尽量减少术中污染。术毕仔细冲洗胸腔，并放置纵隔引流管，以有效排出渗漏的气体及液体。

（2）术后处理：

①加强抗感染治疗，时间需长。

②保持纵隔引流通畅，必要时可行冲管。

③鼓励患者有效咳嗽排痰，不会咳嗽排痰者需采用刺激环甲膜或者纤支镜协助吸痰。

3. 预防

（1）术前仔细评估，如CT发现肿瘤较大，气管膜部、隆突有可能受侵或者受压变形，应怀疑气管、支气管受侵可能，可行纤支镜检查进一步明确。

（2）术中对气管、支气管的局部解剖应非常熟悉，对粘连严重或肿瘤外侵明显的病例，术中探查时需仔细操作。

（3）术中避免暴力分离肿瘤，避免盲目钳夹伤及气管膜部。可先将肿瘤上下的正常食管游离出来，再探查分离肿瘤与周围组织。如确系肿瘤累及气管、支气管膜部，可根据具体情况行姑息性手术或根治性手术。

（二）脾损伤

1. 原因

（1）术中过度牵拉或暴力牵拉脾脏，导致脾组织碎裂。

（2）胃短血管较短，离断血管时造成脾组织撕裂。

（3）脾脏周围有粘连，术中操作牵拉导致粘连带附着处撕裂。

2. 处理

（1）小的裂口，出血不严重，可采用止血材料贴覆创面止血或者缝扎止血，大多效果较好。

（2）如果裂口较大，出血较多，上述方法无法止血，可行脾切除。

3. 预防

（1）术中牵拉脾脏显露时切忌暴力。

（2）胃短血管较短时可采用超声刀处理，比较安全可靠。

（3）腹腔粘连较重时，尤其是脾脏周围有粘连带，最好先松解粘连再行其他手术操作。

（三）喉返神经损伤

1. 原因

（1）解剖变异：喉返神经损伤多发生在颈部和胸顶部。左喉返神经绕过主动脉弓后上行于气管食管沟内，右喉返神经大多数绕过右锁骨下动脉后先在气管外侧向上内斜行一段，再进入气管食管沟。如果喉返神经走行存在变异，可导致误伤。

（2）肿瘤或者转移淋巴结压迫、粘连、侵犯喉返神经。

（3）高位食管癌切除和颈部吻合术后部分患者由于喉返神经周围粘连牵拉造成声嘶。

2. 临床表现及诊断

（1）声音嘶哑：患者术后清醒即发生声音嘶哑，多为术中喉返神经损伤所致，但应与气管插管造成的声带水肿和环杓关节脱位引起的声音嘶哑鉴别。一般声带水肿引起的声音嘶哑可在短期内恢复。环杓关节脱位引起者可在环杓关节复位后恢复。挫伤、电刀的电流及超声刀的热能引起的喉返神经损伤可在1~2周内好转。如果短期内无好转，一般为切断或者缝扎所致。如声音嘶哑发生在术后1~3个月内，则可能为粘连牵拉喉返神经变形所致。术后3个月以后发生的声音嘶哑，多为肿瘤复发或者淋巴结转移侵犯喉返神经所致。

（2）误吸：进食流质时发生剧烈的呛咳和反复发生的吸入性肺炎。

3. 处理

喉返神经损伤应先明确病因，再进行相应处理。患者如有呛咳症状，应暂停进食，改为营养管鼻饲或者静脉高营养，待声音嘶哑好转后再逐步经口进食，进食顺序应先进干食，逐步过渡到流质。声音嘶哑症状一般一段时间后会好转，但是切断、结扎患者术后不能恢复。

4. 预防

（1）术者必须熟悉喉返神经走行，在食管癌二野或者三野淋巴结清扫时避免损伤喉返神经。

（2）游离奇静脉水平以上食管时，应沿椎前筋膜紧贴食管进行钝性分离以避免损伤左侧喉返神经。

（3）如果胸上段或者颈段食管癌外侵明显，喉返神经被包裹于肿瘤内，最好沿神经走行，小心剥离肿瘤。

（4）清扫双侧喉返神经链淋巴结时，注意对神经的保护，尽量避免损伤。

三、膈疝

（一）原因

（1）重建的膈肌裂孔过大或者太松弛。

（2）膈肌缝合欠佳，边距过小、缝线打结不规范等。

（3）腹内压增高术后腹胀、便秘、尿潴留等可增加腹内压，另外胸外科手术后要鼓励患者咳嗽排痰，也可引起腹内压增高。

（二）临床表现

1. 急性膈疝

大量腹腔内容物如肠、大网膜等疝入胸腔，引起患者呼吸困难、胸闷、腹痛、腹胀和高位肠梗阻征象，胸透和胸片可确诊。如出现肠绞窄、肠坏死，可表现为脉率增快，肠绞痛时间逐渐缩短，中毒症状严重，腹部有压痛、反跳痛。

2. 慢性膈疝

疝入胸腔的脏器为部分肠管或大网膜，但疝入内容物不多，或者为可复性。患者多表现为长期腹胀、胸闷、消化不良等非特异性症状，胸透和胸片可确诊。

（三）处理

1. 急性膈疝

必须马上手术，如判断肠管无坏死可经胸部原切口进胸，将疝入的肠管和大网膜送回腹腔，并封闭膈肌裂孔的过大间隙；如判断肠管有坏死，应开腹并扩大膈肌裂孔，将疝入胸腔的脏器还纳腹腔，切除已坏死的肠管和大网膜。如不能确定疝入肠管是否坏死，可用温盐水纱布湿敷，观察血运情况，如仍不能确定是否坏死，应当按照坏死处理，切除该段肠管并重建。

2. 慢性膈疝

可不必马上手术，但应继续观察。

（四）预防

食管手术凡是涉及膈肌裂孔重建者均应认真对待，重建后的膈肌裂孔的大小应合适，不能过大过松。缝合技术一定要保证，边距不应小于 0.5 cm，打结一定要打方结，剪线时线头可留稍长。术后尽量避免增加腹内压的动作，保持大便通畅，治疗前列腺肥大。

四、吻合口并发症

（一）吻合口瘘

吻合口瘘是食管、贲门手术后的严重并发症，其发生率约在 3%～5%，是造成患者死亡的主要原因之一。随着近年来吻合技术的进步、营养支持的加强，其发生率已经越来越低，而且瘘后发生死亡的风险也降低很多。一般来讲，颈部吻合口瘘发生率最高，胃食管吻合口瘘发生率低于肠食管吻合。

根据时间可分为早期瘘和迟发瘘。吻合口瘘多发生于术后 2～7 天，一般发生于 10 天后的称为迟发瘘。术后 3 日内发生的瘘多与术中吻合有关，1 周以后发生的瘘多与吻合口组织愈合不良有关。瘘发生越早，引发的感染和生理紊乱越重，死亡率越高。

1. 原因

（1）缝合原因：吻合口存在漏缝、针距太宽、打结用力过猛造成组织撕裂、黏膜回缩漏缝等。现在普遍以器械吻合为主，吻合技术原因已经非常少见。

（2）血运障碍：游离胃过程中，误伤胃网膜右血管或者胃右血管，造成胃壁缺血；食管残端游离过长或者残端血运不良。

（3）吻合口张力过大。

（4）吻合口肿瘤残留。

（5）术后吻合口周围感染或者积液。

（6）术后营养不良或者合并糖尿病。

（7）术后胃肠减压不通畅或者拔除胃管致急性胃扩张，吻合口张力过大。

（8）术后过早进食或者过早进食粗硬食物致吻合口裂开。

2. 临床表现

（1）颈部吻合口瘘：可出现颈部皮下气肿、感染、蜂窝织炎。瘘口小可表现为局部红肿、压痛；瘘口大时除局部症状外，尚可有发热、血象增高，有大量脓液、唾液、消化液或者食物从切口流出。如侵袭大血管可造成大出血。感染向下蔓延可引起纵隔感染和气肿。

（2）胸内吻合口瘘：表现为胸闷、气短、胸痛、持续性高热。引流物中除浑浊液体外，可能还有气体逸出；已拔除胸管的患者表现为脓气胸，除高热外还有进行性呼吸困难。血常规示血象增高。胸片表现为患侧液气胸，胸穿可穿出浑浊液体。口服亚甲蓝后引流液呈蓝色，口服造影剂后可见造影剂外漏，可进一步明确瘘口的大小和位置。

（3）胸腔出血：胸腔内血管被消化液腐蚀后破裂出血，甚至出现吻合口主动脉瘘死亡。

（4）吻合口气管瘘：患者出现剧烈呛咳、咳出胃液等，应注意吻合口气管瘘的发生，可口服亚甲蓝或者行纤支镜检查明确诊断。

3. 治疗

治疗的关键是早期诊断、早期治疗。总的原则是充分引流、抗感染和营养支持。绝大部分可通过保守治疗治愈，只有极少部分患者需要二次手术治疗。

（1）充分引流：发现瘘后应立即放置胸腔闭式引流管，最好通过胸部 B 超检查，放置在脓腔相对低位以确保引流通畅，引流管不能太细以免堵塞，如果脓腔分隔应分开纤维隔或分别引流。在引流的同时，可选择敏感抗生素进行胸腔冲洗。

（2）持续胃肠减压：减轻消化液的外漏，减轻胸腔污染，避免胃扩张对吻合口的牵拉。

（3）抑制胃酸的分泌。

（4）抗感染：应根据胸腔积液细菌培养 + 药敏试验选择有效的抗生素。

（5）营养支持：注意维持营养及水、电解质平衡。不仅要给予充足的蛋白质，还要补充碳水化合物以及脂肪。有肠内营养和肠外营养两种，应尽量以肠内营养为主，辅以肠外营养。

（6）鼓励患者咳嗽，促进肺复张。

（7）手术治疗：对于瘘发生时间早，瘘口较大，胸腔感染轻的患者，可考虑二次手术治疗。根据具体情况可选择瘘修补术、吻合口重新切除吻合、食管造口二期重建术等。

4. 预防

（1）积极术前准备，改善全身营养状况，纠正低蛋白血症、水电紊乱和酸碱失衡。食管扩张水肿明显的应用高渗盐水反复冲洗，减轻黏膜水肿。

（2）术中操作仔细、动作轻柔，吻合时胃和食管黏膜对齐，注意保护胃及食管的血运。吻合完毕注意检查切缘是否完整。吻合口可以通过包埋、减张等方法减低张力。

（3）术后处理，应加强咳嗽排痰张肺，应用有效抗生素预防感染，加强营养支持，维持水、电解质平衡。

（二）吻合口出血

1. 原因

（1）吻合技术：吻合时缝合过稀、打结不紧、胃黏膜下止血不彻底等；打结用力过猛、幅度太大撕破食管肌层和胃壁的血管；器械吻合用力过猛，损伤胃黏膜血管等。

（2）吻合口溃疡：胃酸反复侵蚀，形成溃疡，导致黏膜下血管出血。

（3）吻合口感染：吻合口感染侵蚀血管致出血。

2. 临床表现

术后早期胃肠减压引流出大量的鲜红色或暗红色胃液或者出血呕血，说明胃内有活动性出血；严重者可出现休克症状。

3. 治疗

吻合口出血的处理原则与一般上消化道出血的治疗相同。

（1）保守治疗：对出血量少、生命体征平稳的患者可行保守治疗，一般的止血药物有酚磺乙胺、氨甲苯酸、维生素 K_1、氨甲环酸、垂体后叶素、蛇毒巴曲酶等。为避免或减轻胃酸对吻合口的腐蚀和预防应激性溃疡的发生，还可以加用胃酸抑制剂如奥美拉唑、泮托拉唑等。

（2）局部治疗：可口服去甲肾上腺素冰盐水，也可通过胃管反复注入，或者通过胃镜找出出血点，以去甲肾上腺素冰盐水局部反复冲洗，以及在出血处使用凝血酶或止血胶等。

（3）手术治疗：对于保守和局部治疗无效、出血量大、短时间内发生休克的患者应立即行手术探查止血。主要措施是吻合口全层间断缝合。术中止血后一定要通过胃镜检查确保出血停止。

4. 预防

预防吻合口出血主要是术中操作后注意彻底止血，注意缝合针距不能太宽，打结手法要轻柔，术后给予抗感染治疗，维持胃肠减压通畅，使用抑制胃酸药物等。

（三）吻合口主动脉瘘

吻合口主动脉瘘一般发生于胸中下段食管癌切除术后，吻合口靠近主动脉或主动脉弓的患者。此并发症发生率较低，但后果较严重，死亡率几乎 100%。

1. 原因

（1）吻合口瘘：是最常见的原因。发生瘘以后，消化液反复腐蚀主动脉壁和局部感染波及主动脉引起血管壁坏死而导致大出血。

（2）吻合口肿瘤复发：肿瘤于吻合口部位复发，并浸润主动脉，最终引起吻合口和血管的贯通。

2. 临床表现

在发生穿孔前，可有较长时间的胸背疼痛，如果是吻合口肿瘤复发，还伴有吞咽困难。呕血是吻合口主动脉瘘的主要表现。有的最初呕血量较少，随之出现持续性呕血，量不一定多，时断时续，最终出现难以控制的大出血。有的患者直接出现突发大出血，引起窒息或者失血性休克死亡。

3. 治疗

目前尚无有效的抢救措施。少数患者发生大出血后放置主动脉支架可暂时止血，但最终仍难逃大出血的结局。唯一有希望的治疗措施是吻合口主动脉瘘后，先放置主动脉支架，然后择期行主动脉置换术。但大多数瘘的患者身体耐受性差，同时胸腔内感染短时间内难以得到良好控制，无法行此手术治疗。

4. 预防

吻合口主动脉瘘的预防是关键，应尽量避免吻合口和主动脉直接接触以及吻合口处于主动脉弓后，器械吻合后应检查钉子是否外露并加以包埋，肿瘤切除应彻底减少吻合口复发。吻合口主动脉瘘的主要引起原因是吻合口瘘，因此预防吻合口瘘尤为重要。

（四）吻合口狭窄

吻合口狭窄一般发生于术后 4 周以后，主要表现为吞咽困难。一般来说，吻合口直径大于 1 cm 无梗阻症状；0.5～1.0 cm 可进软食或半流质；小于 0.5 cm 只能进流质饮食或饮水。临床上一般将吻合口狭窄分为：0.7～1.0 cm 为轻度；0.3～0.7 cm 为中度；小于 0.3 cm 为重度。

1. 原因

（1）吻合口本身过小：如瘦小患者自身食管较细，吻合口直径则会相应变小；手工吻合时缝线太紧或者边距太宽。

（2）患者有瘢痕体质：吻合口瘢痕形成较严重，使管腔狭窄或者舒张受限。

（3）发生吻合口瘘并发症，愈合后瘢痕形成较严重。

（4）长期反流性食管炎致吻合口肉芽组织增生形成瘢痕。

（5）术后放疗致吻合口周围组织广泛纤维化，收缩造成吻合口直径变小。

（6）吻合口肿瘤复发。

2. 治疗

（1）食管胃镜下扩张术：是目前常用和较有效的一种治疗吻合口良性狭窄的方法。最常用的是沙氏探条扩张器，具体使用方法：表面麻醉后插入纤维胃镜，最好是电子纤维胃镜，以便让助手也能看清楚吻合口情况，判断吻合口内径。经胃镜活检孔送入尖端柔软的引导钢丝直至看到导丝完全通过吻合口为止。然后退出胃镜，注意一边退镜一边往里送导丝，切勿把导丝带出吻合口。根据吻合口大小选择合适的探条，经导丝送入探条进行扩张。扩张应遵循由细到粗的原则，逐步更换探条，一般应扩张至 1.2 cm 以上。一次扩张更换探条不应超过 3 根，若第一次扩张不能达到预期要求则应分次扩张。扩张时及扩张后应密切观察患者有无突发性胸闷、胸痛、气紧、腹痛等表现，若有则需警惕食管、胃甚至肠道穿孔可能。一般扩张术后都有不同程度出血，量少可不予处理，量多则应止血。若反应不重，术后 2 小时即可进食。气囊扩张导管由聚乙烯塑料制成，细的可经内镜活检孔直接插入，粗的则需要用金属导丝引导。当气囊完全进入狭窄部位后充气扩张。一般充气后应持续 30～60 秒，反复操作数次使狭窄部逐渐增宽。吻合口狭窄尽量早期诊断、早期扩张，一般术后 3 个月内治疗效果较好，术后开始治疗时间越迟治疗效果越差。

（2）食管支架：目前使用较为广泛的是记忆合金支架，分为网织型和螺旋型。支架的工作原理是热胀冷缩，即在体外的冷环境下收缩变细以便放入，在体内的热环境下膨胀、固定，对狭窄部位进行支撑、扩张。对于吻合口良性狭窄，一般植入后 2～6 个月可取出。

（3）手术治疗：用于部分全身情况好、梗阻严重而扩张术失败或吻合口肿瘤局部复发的患者。手术方式有：吻合口切开术、造瘘术、吻合口重建和结肠代食管术等。

（4）放疗：适合吻合口肿瘤复发的患者。

（5）其他治疗：激光治疗、冷冻治疗、微波治疗、电化学治疗、胃镜电刀瘢痕切开等。

3. 预防

（1）术中仔细吻合，缝线不能过密，边距不能太宽，黏膜要对合整齐。肿瘤切除应彻底，上下切缘距离病灶至少 5 cm。吻合口直径不能太小，如果食管较细，可将食管残端做成斜切口以增大直径，再与胃吻合。

（2）术后预防吻合口瘘及减少胃食管反流，可加用胃动力药及抑制胃酸药物。

五、术后胃的并发症

（一）胸胃瘘

1. 原因

（1）胸胃残端瘘：术中胃断端漏缝或者缝合不全、缝合器故障是断端瘘的常见原因。

（2）应激性溃疡：手术过程中麻醉不平稳、较长时间低血压、缺氧、术中胃组织及血供损伤较严重、手术时间长、术后严重感染及使用糖皮质激素等均可诱发术后应激性溃疡；一般应激性溃疡直径小于 1 cm，随着术后生命体征趋于平稳、内环境逐步稳定，大多数病例逐渐修复、愈合，少数病例进一步发展，形成胃出血及胃穿孔。

（3）胃壁缺血、坏死：胃的血供非常丰富，一般不会发生胃壁缺血，但是食管、贲门手术中胃左血管、胃网膜左血管及胃短血管均结扎、离断，只有胃网膜右和胃右动脉供应整个胃壁，如果术中误伤胃网膜右或者胃右动脉及其血管弓，有可能会发生胃壁缺血、坏死，形成胃穿孔或胃瘘。另外，胃壁损伤也是胃壁坏死的原因之一。如术中误扎胃壁，特别是处理胃短血管的时候；术中过分牵拉、挤压胃壁造成胃组织挫裂伤，都有造成胃壁坏死穿孔的可能。

（4）消化性溃疡：消化性溃疡是术后远期胃瘘最常见的原因。

2. 临床表现

胃穿孔的症状和体征与吻合口瘘非常相似，不易鉴别。消化道造影检查可明确诊断瘘口的部位及大小。胃镜检查虽也可明确诊断，但一般不作为首选检查项目。

3. 治疗

胃瘘的治疗原则也与吻合口瘘相似，有：充分引流、控制感染、营养支持。

（1）保守治疗：禁饮食、胃肠减压，抑制胃酸分泌，B超定位后于合理位置行胸腔闭式引流，保持胸管引流通畅，选择有效抗生素控制感染，必要时可联合用药，加强营养支持，促进瘘口愈合。绝大多数患者可经保守治疗愈合，恢复正常进食。

（2）手术治疗：适用于少数患者。适应证有：胃器官瘘，胸胃瘘但时间短、感染轻，患者全身状况允许、能耐受再次手术，估计胸胃瘘口较大、保守治疗难以愈合者。

（二）胃动力障碍

1. 原因

（1）迷走神经切断：迷走神经是支配胃的优势神经，具有促进胃的运动、增加胃液分泌的作用。食管切除通常切断左右迷走神经，从而引起胃运动减弱、张力降低、胃内容物排空延迟。

（2）解剖位置变化：正常情况下，胃肠道平滑肌间存在张力感受器，当胃壁张力升高时，感受器发出冲动，通过壁内反射弧促进胃壁肌肉收缩，加速胃排空。胃上提胸腔后，胸腔内的负压环境使胃壁感受器接受刺激减少，从而使胃运动减弱。

（3）体液因素：促胰液素、胃动素、缩胆囊素等具有促进胃壁肌肉运动的作用，手术打击可一过性抑制这类激素的分泌，如同时伴有胃壁缺血、缺氧，使胃壁肌肉对该类激素的反应降低，则胃的运动及胃的排空都会明显减弱。

（4）电解质紊乱、营养不良：低钾血症、低钠血症及营养不良患者的胃动力障碍发生率较高。

（5）不全性机械性幽门梗阻：使胃排空减慢，胃逐渐扩张，胃壁平滑肌逐渐拉长，进而出现胃壁肌肉运动减弱，张力下降。

2. 临床表现

初期主要表现为消化不良，症状加重后可出现进食后胸闷、溢出性呕吐等。胸片检查可见胸胃扩张，胃内有较高液平。上消化道造影检查胃无蠕动或蠕动微弱而不规则。胃镜检查镜头可顺利通过幽门。

胃动力障碍必须与机械性幽门梗阻鉴别，二者在治疗原则上存在较大差异。机械性幽门梗阻的发生时间相对较早，多在停胃肠减压后立即出现胸痛、呕吐等症状，胃镜检查镜头不能通过幽门。

3. 治疗

（1）保守治疗：①放置胃管，行胃肠减压，可以给予高渗盐水以减轻胃壁水肿。②纠正水、电解质紊乱，呕吐大量胃液可导致低钾血症及低氯低钠性碱中毒，及时补充生理盐水及氯化钾。③营养支持。④胃动力药物：吗丁啉、胃复安、西沙比利、莫沙必利等具有增强胃运动、促进胃排空的作用。⑤胃镜幽门扩张，可减轻幽门括约肌痉挛，缓解不全性机械性幽门梗阻。

（2）手术治疗：胃动力障碍手术治疗疗效较差，手术方式多为胃－空肠吻合，但有报道称术后胃排空障碍不但不缓解，反而延迟了胃动力的恢复。因此，选择手术治疗时应慎重。

（三）幽门梗阻

1. 原因

（1）胃扭转：大多数与手术操作有关，吻合时如不注意可导致胃沿纵轴扭转；另外，胃扩张后疝入对侧胸腔也可造成胃扭转。

（2）幽门及幽门管成角畸形：幽门周围游离不充分，特别是幽门后方与胰腺背膜的粘连游离不够，胃上提后幽门管悬吊成角；术中将幽门提于膈肌或膈肌之上而未还纳于腹腔或胸胃扩张后牵引幽门进入胸腔，从而使幽门与十二指肠间形成成角畸形。

（3）幽门括约肌持续痉挛：幽门括约肌痉挛可能与幽门失去神经支配、内分泌调节改变、幽门管周围结构及张力发生变化有关系。

（4）粘连带压迫、大网膜缠绕。

（5）幽门附近肿大淋巴结压迫：多为术后淋巴结肿瘤转移复发所致。

2. 临床表现

（1）时间：病因不同，幽门梗阻发生的时间亦有一定差异。胃扭转出现的症状较早，一般在胃管拔除后即出现。粘连带压迫出现症状稍晚，通常发生在术后 2~4 周。淋巴结肿大或肿瘤复发所致的幽门梗阻则发生时间更晚。

（2）症状：胸闷、胸痛、呕吐咖啡色的胃内容物，呕吐多发生在咳嗽致胸膜腔内压增高的情况下，患者不伴有肠梗阻的症状和体征。

（3）诊断：胸片检查见胃内有较高且宽大的液平，上消化道造影检查见造影剂不能通过幽门，胃内有造影剂存留。胃镜检查不能找到幽门或不能通过幽门。

3. 治疗

一旦确诊为机械性幽门梗阻，应立即手术治疗。单纯保守治疗会使患者全身情况进一步恶化，增加手术的风险。胃扭转的手术治疗可采用复位、固定及梗阻部位以上的胃空肠吻合等方法；幽门周围如有确切的外压因素，松解粘连带、解除外压性病变，多能缓解幽门梗阻症状，如局部粘连致密或肿大的淋巴结处理困难，可采用单纯胃空肠吻合以恢复消化道的通畅。

4. 预防

（1）游离胃时应解剖清楚、操作仔细，尽量减少腹腔不必要的创伤，彻底止血等以减少腹腔粘连。对于肥厚的大网膜可做部分切除，避免大网膜粘连、缠绕。注意充分游离，幽门后方可游离至幽门环下 2~3 cm，必要时可切开十二指肠侧腹膜以减轻幽门部的张力，从而避免幽门因张力成角。常规指压法挤断部分幽门环括约肌。

（2）掌握胃提入胸腔后的正常位置，左胸一切口胃提入胸腔后大弯侧朝向脊柱方向，上腹、右胸两切口手术则是胃大弯朝向纵隔，吻合前应再次确认胃无扭转再继续操作。

（3）吻合口最好选择在胃底最高点，以免大小弯不对称而形成以小弯为轴心的胃扭转。如胃体较大可行缩胃术或胃管成形术。

（4）术中常规放置空肠营养管，不仅有利于术后患者的营养改善，在放置营养管的过程中还有利于及时发现胃扭转，因为在胃扭转患者中营养管很难放过幽门，从而引起术中警觉，并及时处理。

（5）胃的固定：一般将胃与再造膈肌裂孔缝合几针以固定，预防幽门被牵拉入胸腔形成成角畸形。术中如对侧胸膜破裂，可将胃固定在同侧胸腔的壁层胸膜上，一般缝合胃网膜缘或者浆膜 3~4 针即可。

六、乳糜胸

乳糜胸是指胸腔内有过量的淋巴液积聚，通常由胸导管或其主要分支损伤所致。

（一）原因

1. 胸导管在解剖上与食管的关系密切

胸 6 水平以下的胸导管位于主动脉、奇静脉之间，沿脊柱右前方上行，胸 6 水平以上在从脊柱右前方越过主动脉后方向上行走于食管左侧，沿着食管左侧、左锁骨下动脉后方上行。在主动脉弓后和食管上三角区域游离食管时如不熟悉该区域解剖就容易造成胸导管损伤。

2. 食管肿瘤

外侵明显，累及胸导管，游离肿瘤时造成胸导管损伤。

3. 胸导管解剖

胸导管的变异很多，双重或多根者占大约33%。由于变异，解剖食管时容易损伤胸导管及分支，导致术后乳糜胸。

（二）临床表现

乳糜胸诊断并不困难，胸部手术后出现大量胸腔积液，结合胸腔积液乳糜试验检测阳性即可明确诊断。

1. 症状

拔除胸管后出现胸闷、气急、心悸、血压下降、脉搏增快等。胸片、胸部B超检查证实有胸腔积液。带胸管的患者，表现为引流量较一般患者多，且无逐日减少趋势。部分患者表现为引流量减少后再次增多，进食后增多的引流液多为乳白色。典型的乳糜液静置后分三层，上面出现油层，加入乙醚可澄清。反复乳糜液丢失，可造成低蛋白及脂肪、维生素、抗体丢失，造成营养不良。

2. 实验室检查

胸腔积液乳糜试验阳性。

（三）治疗

1. 保守治疗

乳糜胸量较少，小于500 mL/d，患者身体条件较好，无明显衰竭，可考虑先保守治疗。

（1）持续胸腔闭式引流，减轻对肺、纵隔的压迫，使肺复张，改善患者症状。

（2）营养支持和纠正水、电解质紊乱，以胃肠外营养为主，彻底禁食效果较好，即使少量饮水也可增加淋巴引流量。是否完全禁饮食有不同观点，有的主张完全禁饮食，有的主张给予无脂、低脂、高糖、高蛋白食物。

（3）胸膜腔粘连：可用四环素、滑石粉、高渗糖等胸腔内注入促使胸膜腔粘连，对部分患者有较好效果。

2. 手术治疗

（1）手术指征：

①手术后早期即出现大量胸腔积液，超过1 000 mL/d，或者术后一周内累计超过3 500 mL/d。

②患者出现严重脱水、电解质紊乱，血压偏低，脉搏增快，呼吸急促，表情淡漠，胸闷、心累明显，尿量减少。

③患者年龄较大，营养状态较差，即使引流量小于500 mL/d也考虑早日手术治疗，但身体情况能够耐受手术。

（2）手术径路：

①术后1周内主张原切口进胸。此时胸腔粘连轻，纵隔尚未固定，对患者损伤小，进胸容易，易于食管床寻找瘘口及观察结扎后有无再漏液，同时清除胸腔内包裹积液。

②不少学者认为，不管哪侧乳糜胸，均采用右侧开胸，在膈肌上结扎胸导管更可靠和有效。

③手术两周后，最好采用非手术侧进胸。因手术侧胸腔粘连严重，胸胃与纵隔粘连固定，食管床不易显露，寻找瘘口困难，创伤大。

（3）手术方式：

①最常用的手术方式是胸导管结扎术。于膈肌上降主动脉及奇静脉间游离胸导管，辨认无误后妥善结扎。术中注意必须保证膈肌上、低位、粗线结扎、用力适度并避免丝线切割胸导管。术中还应注意避免对胃牵拉过猛，减轻对吻合口的张力，预防吻合口瘘发生。为了便于术中显示胸导管和瘘口，术前2~3小时可口服牛奶200~300 mL或胃管内注入亚甲蓝。

②胸腹腔分流术：对不能耐受再次开胸手术的高危患者，采用单向瓣膜的转流管行胸腹腔转流术。如乳糜胸自愈，数月后可拔除转流管。

③目前胸腔镜微创手术技术发展迅速，大多数胸导管结扎术可在镜下完成。一般经右胸径路，于膈肌上主动脉及奇静脉间游离胸导管，比左胸好显露，以双7#丝线结扎或Hem-O-lock夹闭。

(四）预防

（1）熟悉胸导管在胸腔内不同部位的解剖位置和走向，最易造成胸导管损伤的区域是主动脉弓后、左锁骨下动脉后方、食管上三角区。在上述区域游离食管时应注意仔细操作，避免损伤胸导管。在肿瘤明显外侵、粘连严重以及食管旁肿大淋巴结与肿瘤融合的情况下，游离肿瘤应小束结扎，切断组织应逐一结扎。

（2）术中注意食管游离创面是否有乳白色液体或清亮或淡血性液体溢出，及时发现可及时有效处理。关胸前，常规进行食管床检查，观察有无出血和渗液。

（3）术中预防性结扎胸导管。众多学者认为乳糜胸的预防非常重要，手术时应预先估计到并及时发现胸导管损伤，并主张低位预防性结扎胸导管。许多外科医生在进行广泛淋巴结清扫或后纵隔淋巴结切除时，常规结扎胸导管。低位结扎胸导管方法：在膈肌上 5～6 cm 处胸降主动脉和奇静脉之间寻找胸导管并将胸导管及周围组织一起用粗线结扎，最好用双 7# 丝线，用力不宜过大，避免结扎时造成胸导管损伤。

参考文献

[1] 陈灏珠. 实用心脏病学[M]. 上海：上海科学技术出版社，2016.
[2] 石毓澍. 临床心脏病学讲义[M]. 天津：天津科学技术出版社，2016.
[3] 卫中庆，汪宝林. 外科临床处方手册[M]. 南京：江苏科学技术出版社，2015.
[4] 黄连军. 先天性心脏病介入治疗[M]. 北京：北京大学医学出版社，2015.
[5] 韩锋，程玉才，田志强. 现代心脏病学理论与应用[M]. 石家庄：河北科学技术出版社，2013.
[6] 刘锦纷，孙彦隽. 先天性心脏病外科综合治疗学[M]. 第2版. 上海：世界图书出版社，2016.
[7] 胡大一，马长生. 心脏病学实践2015[M]. 北京：人民卫生出版社，2015.
[8] 刘连科，束永前. 实用食管肿瘤诊疗学[M]. 北京：科学出版社，2015.
[9] 张一心. 临床肿瘤外科学[M]. 北京：科学出版社，2015.
[10] 张海涛. 肿瘤心脏病学[M]. 北京：北京大学医学出版社，2017.
[11] 庄奇新，孟令平. 食管疾病影像学[M]. 上海：上海科学技术出版社，2017.
[12] 姜传福，曾富春，李继军. 常见心胸外科疾病及手术治疗[M]. 西安：西安交通大学出版社，2015.
[13] 胡伟，杨燕君，郭龙辉. 心胸外科综合诊治与手术要点[M]. 长春：吉林科学技术出版社，2015.
[14] 成志国. 临床心胸外科学[M]. 西安：西安交通大学出版社，2014.
[15] 王桦. 支气管炎[M]. 西安：西安交通大学出版社，2017.
[16] 郭志坤. 现代心脏组织学[M]. 北京：人民卫生出版社，2016.
[17] 张文峰. 心脏外科手术精要[M]. 北京：人民卫生出版社，2017.
[18] 李德爱. 心脏外科治疗药物的安全应用[M]. 北京：人民卫生出版社，2017.
[19] 张志东. 现代心脏外科学[M]. 长春：吉林科学技术出版社，2016.
[20] 司逸. 心脏血管外科腔内治疗实用手册[M]. 上海：上海科学技术文献出版社，2016.